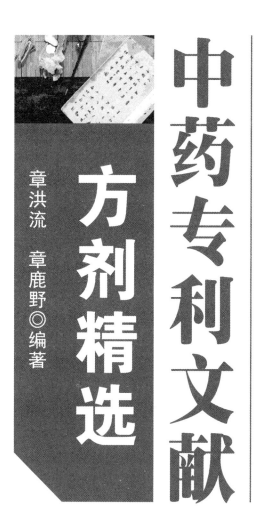

中药专利文献

方剂精选

章洪流　章鹿野◎编著

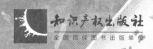

知识产权出版社

全国百佳图书出版单位

内容提要

本书对数以万计的含中药方剂的专利进行了技术筛选，收集了我国中药专利文献中制方简洁、配伍合理、疗效明确的方剂，采取本领域技术人员习惯运用的临床疾病分类方式进行编排，收录了该专利的申请号，该方剂的药物组成、制备方法、用法用量和主治等信息，并对部分方剂采用中药配伍技术进行了深度解析。本书是了解、掌握我国中药专利方剂的重要参考用书。

读者对象：中药新药研发人员、中医临床执业医师、中药方剂研究人员。

责任编辑：卢海鹰　　　　　　　　　责任校对：韩秀天
装帧设计：卢海鹰　　　　　　　　　责任出版：卢运霞

图书在版编目（CIP）数据

中药专利文献方剂精选／章洪流，章鹿野编著. —北京：知识产权出版社，2014.3

ISBN 978 - 7 - 5130 - 2602 - 4

Ⅰ.①中… Ⅱ.①章…②章… Ⅲ.①方剂—专利文献—汇编 Ⅳ.①R289.1

中国版本图书馆 CIP 数据核字（2014）第 030022 号

中药专利文献方剂精选

ZHONGYAO ZHUANLI WENXIAN FANGJI JINGXUAN

章洪流　章鹿野　编著

出版发行：知识产权出版社 有限责任公司		
社　　址：北京市海淀区马甸南村1号	邮　编：100088	
网　　址：http://www.ipph.cn	邮　箱：bjb@cnipr.com	
发行电话：010 - 82000860 转 8101/8102	传　真：010 - 82005070/82000893	
责编电话：010 - 82000860 转 8122		
印　　刷：北京科信印刷有限公司	经　销：各大网络书店、新华书店及相关销售网点	
开　　本：720mm×1000mm　1/16	印　张：18	
版　　次：2014年3月第1版	印　次：2014年3月第1次印刷	
字　　数：327千字	定　价：78.00元	

ISBN 978-7-5130-2602-4

前　言

我国在 2008 年 6 月颁布了《国家知识产权战略纲要》，实施知识产权战略成为我国加快经济发展方式转变，建立创新型国家的重大战略方针。中共十八大又提出创新驱动发展的策略，为进一步提高和加快国家经济发展指出了方向。收集、整理及推广传统中药方剂，不仅有利于保护、传承我国优秀的历史文化，而且及时准确地披露中药专利文献信息，将有效促进社会各界了解并应用这些专利，有利于推动中药产业的创新发展，从而更进一步促进国家经济的发展。

我国中药专利申请已有数万件，形成了一个新的中药方剂宝库。其中有很多中药专利已实现产业化，并产生了很好的经济效益。但是，也有很多能体现中医药简、便、验特点的专利还在这个宝库中"沉睡"，没有被挖掘利用。

中药专利文献中富含大量方剂信息，但是这些信息因存在一些天然不足，比如药物名称不统一，不利于使用者在短时间内快速检索到所需文献。因此，笔者对数以万计的含中药方剂的专利进行了技术筛选，收集了我国中药专利文献中制方简洁、配伍合理、疗效明确的方剂，采取本领域技术人员习惯运用的临床疾病分类方式进行编排，将该专利的申请号，该方剂的药物组成、制备方法、用法用量和主治等信息全部收录，并对部分方剂采用中药配伍技术，进行了深度解析。

本书收录的中药专利文献信息，笔者的筛选标准主要有以下几方面：

（1）选取的药物组方皆选自国家知识产权局公开的专利文献，基本在 10 味药以内；

（2）由于不同的方剂中存在中药名称不统一，汇编时尽量以《中华人民共和国药典》（2005 年版）为准进行统一，以方便读者阅读和研究；

（3）对中药名称中出现炮制和道地药材含义的文字描述，多予以保留，例如炙甘草、怀地黄；

（4）有关药物的用法用量，原专利文献已有记载的予以收录，未记载的不予收录；

（5）对个别独特的组方，采用中药配伍理论加以解析。

　　读者还可通过本书所收录的专利文献的专利申请号在互联网上检索到该专利的说明书、权利要求书等全部文献，以便更进一步深入研究。本书适用于中药新药研发人员、中医临床执业医师、中药方剂研究人员阅读。

　　由于编写时间仓促，错漏之处在所难免，欢迎广大读者批评指正。

编　者

2013 年 12 月

目　录

第一章　心脑血管疾病方剂

一、低血压

1.【申请号】201010573299

【药物组成】黄芪 100g；当归 120g；白术 100g；党参 90g；甘草 90g；陈皮 100g；葛根 90g；熟地黄 90g

【制备方法】由黄芪、白术、党参、当归、熟地黄、陈皮、葛根、甘草经粉碎、过筛、制片而成。

【主治】补血生精、补气健脾、益气生血，用于防治低血压。

【解析】本方君用黄芪、当归益气生血，臣以党参、白术、甘草益气健脾，血随气生，熟地黄、葛根滋肾养血，补血活血。滋补之剂，多有腻碍，故佐以陈皮理气行气，使血随气行，达到补而不腻之目的。纵观全方，益气补血为主，理气活血为辅，可用于防治低血压。

2.【申请号】200910032313

【药物组成】黄芪 10～20；当归 10～20；大枣 10～20；鹿茸 3～5；五味子 10～15。

【制备方法】由黄芪、当归、大枣、鹿茸、五味子制成。

【主治】用于治疗低血压。

3.【申请号】201110237706

【药物组成】黄芪 6～12；党参 3～6；当归 2～4；麦冬 2～4；桂枝 2～4；五味子 2～4；炒白芍 2～4；炙甘草 1～2

【制备方法】将黄芪、党参、当归、麦冬、桂枝、五味子、炒白芍、炙甘草粉碎，制成散剂。

【主治】用于治疗低血压。

4.【申请号】201010520121

【药物组成】人参 6；桂枝 4；柴胡 3；五味子 4；山药 4

【制备方法】将人参、桂枝、柴胡、五味子、山药洗净去杂，粉碎，加水煎煮，过滤，滤液混合，热封，灭菌，包装，即得。

　　【主治】益气升阳、疏通血脉，用于治疗气虚型低血压。

5. 【申请号】200810127959

　　【药物组成】当归25g；五味子25g；甘草25g；茯苓50g

　　【制备方法】将当归、五味子、甘草、茯苓经水煎煮，取汁服用。

　　【主治】用于治疗低血压。

6. 【申请号】200610130801

　　【药物组成】黄精 10～12g；补骨脂 10～12g；熟地黄 10～12g；山茱萸 10～12g；制附片 10～12g；肉桂 8～10g；仙灵脾 8～10g；枸杞子8～10g

　　【制备方法】取黄精、补骨脂、熟地黄、山茱萸、制附片、肉桂、仙灵脾、枸杞子加水煎煮，除去药渣，取药汤即成。

　　【主治】温肾填精、回阳升压，用于治疗低血压。

7. 【申请号】200610130806

　　【药物组成】黄芪 10～12g；白术 10～12g；当归 10～12g；陈皮10～12g；党参 8～10g；熟地黄 8～10g；葛根 8～10g；炙甘草 8～10g

　　【制备方法】取黄芪、白术、当归、陈皮、党参、熟地黄、葛根、炙甘草加水煎煮，除去药渣，取药汤即成。

　　【主治】补益心脾、理气升压，用于治疗心脾两虚型低血压。

8. 【申请号】200610130798

　　【药物组成】黄芪 25～30g；生地黄 18～20g；阿胶 13～15g；党参 10～12g；枸杞子 10～12g；五味子 10～12g；防风 5～6g；炙甘草 5～6g；升麻 3～4g

　　【制备方法】将黄芪、生地黄、党参、枸杞子、五味子、防风、炙甘草、升麻加水煎煮，除去药渣，再将阿胶放入热汤剂中烊化，取药汤即成。

　　【主治】补中益气、温阳升压，用于治疗气虚型低血压。

9. 【申请号】200610130803

　　【药物组成】五味子 20～25g；桂枝 13～15g；肉桂 13～15g；甘草13～15g

　　【制备方法】将五味子、桂枝、肉桂、甘草加水浸泡，煎煮，除去药渣，取药汤即成。

　　【主治】祛寒化湿、温阳升压，用于治疗寒湿型低血压。

10. 【申请号】00136558

　　【药物组成】党参1；甘草1；青皮1；枳实1；韭子1

　　【制备方法】将党参、甘草、青皮、枳实和韭子炒制后粉碎，装胶囊即可。

【主治】用于治疗低血压。

11.【申请号】201110294402

【药物组成】当归 20 ~ 30；驴皮胶 15 ~ 30；熟地黄 15 ~ 18；制何首乌 11 ~ 13

【制备方法】将当归、驴皮胶、熟地黄、制何首乌加水煎煮，即可。

【主治】用于治疗低血压。

12.【申请号】201110358690

【药物组成】党参 30 ~ 40g；黄芪 40 ~ 50g；黄精 30 ~ 40g；炙甘草 10 ~ 15g；当归 10 ~ 15g；五味子 10 ~ 15g

【制备方法】将党参、黄芪、黄精、炙甘草、当归、五味子用水煎煮，取汁，药汁混合，制成汤剂，温开水送服。

【主治】补气养血升压，用于治疗慢性低血压。

二、动脉硬化

1.【申请号】02151507

【药物组成】黄芪 200 ~ 400；地龙 200 ~ 400；土鳖虫 200 ~ 400；蜈蚣 50 ~ 150；全蝎 50 ~ 150；丹参 100 ~ 300；当归 100 ~ 300；川牛膝 100 ~ 300

【制备方法】将黄芪、地龙、土鳖虫用水煎煮，丹参、当归、川牛膝用醇提取，蜈蚣、全蝎直接粉碎，可以做成胶囊、丸剂、糖衣片等剂型。

【主治】用于治疗周围血管血栓性疾病如闭塞性动脉粥样硬化。

【解析】本方黄芪补气生血。丹参、当归活血补血，其中一味丹参，功能四物，为血分疾病常用药物。用地龙、土鳖虫、蜈蚣、全蝎、牛膝活血祛淤，溶栓通脉。全方用药重点在于血栓，选择了治血的药物进行配伍，通过活血祛淤，使淤血去；通过补血活血，使新血生；通过益气补血，使血液能正常运行，不致外溢。

2.【申请号】200410065068

【药物组成】生地黄 10% ~ 20%；麦冬 3% ~ 8%；枸杞子 15% ~ 35%；槐米 10% ~ 30%；栀子 10% ~ 40%；山楂 10% ~ 30%

【制备方法】由生地黄、麦冬、枸杞子、槐米、栀子、山楂制成。

【主治】用于治疗动脉硬化。

3.【申请号】200410021141

【药物组成】柴胡 2 ~ 50g；绞股蓝 10 ~ 60g；山楂 10 ~ 100g；当归 5 ~

80g；酸枣仁 10 ~ 75g

【制备方法】由柴胡、绞股蓝、山楂、当归、酸枣仁制成。

【主治】疏肝清脂、养血活血，用于治疗动脉硬化。

4. 【申请号】200910131374

【药物组成】何首乌 10 ~ 20；三七 5 ~ 15；石菖蒲 5 ~ 15；天麻 10 ~ 20

【制备方法】由何首乌、三七、石菖蒲、天麻制成，还可加入钩藤、白蒺藜、夏枯草、车前子、龙骨、牡蛎、丹参、生地黄、夜交藤、五味子，或炙黄芪、白术、茯苓、熟地黄、仙灵脾、酸枣仁、黄连、阿胶。

【主治】补肾平肝、活血化痰，用于治疗脑动脉粥样硬化。

5. 【申请号】200410027508

【药物组成】水蛭 5 ~ 60；熟大黄 5 ~ 30；青皮 5 ~ 20；肉桂 3 ~ 15

【制备方法】用乙醇提取水蛭、熟大黄，将青皮、肉桂提取挥发油，合并药渣后再水提、醇沉，将以上醇提液、水提液经过滤、浓缩、干燥后，加入挥发油及辅料制成。

【主治】逐淤化痰、扶正补虚，用于治疗动脉粥样硬化。

6. 【申请号】200810147677

【药物组成】淫羊藿 3 ~ 5；桑葚 1 ~ 2；川芎 1 ~ 2；水蛭 0.4 ~ 0.6；姜黄 1.8 ~ 2.2；天麻 0.8 ~ 1.2；灵芝 1.2 ~ 1.8

【制备方法】由淫羊藿、桑葚、川芎、水蛭、姜黄、天麻、灵芝经提取，制成颗粒剂等剂型。

【主治】补肾化淤、软脉健脑，用于治疗大脑动脉粥样硬化。

7. 【申请号】200910183565

【药物组成】杜仲 3 ~ 10；牛膝 3 ~ 10；猕猴桃 10 ~ 30；虎杖 5 ~ 15；昆布 5 ~ 15

【制备方法】将杜仲、牛膝、猕猴桃、虎杖、昆布提取制成颗粒、片剂、胶囊等。

【主治】滋补肝肾、散淤消痰、软坚散结，用于治疗动脉粥样硬化。

三、肺心病

1. 【申请号】200410018562

【药物组成】葶苈子 1 ~ 3；川芎 1 ~ 2

【制备方法】由葶苈子和川芎制成。

【主治】用于治疗肺心病。

【解析】本方用葶苈子清肺、泻肺以祛邪，川芎行气活血以助心脏活力，以舒展正气，可谓扶正祛邪，心肺同治。

2. 【申请号】200810104781

【药物组成】麻黄 0.2 ~ 1.6；车前子 0.3 ~ 2.5；三七 0.3 ~ 2.5；杏仁 0.3 ~ 2.5；灵芝 0.15 ~ 1；白茅根 0.4 ~ 3.2；当归 0.4 ~ 3.2；厚朴 0.2 ~ 1.6；陈皮 0.2 ~ 1.6

【制备方法】将麻黄、车前子、杏仁、白茅根、当归、厚朴、陈皮用水提取，制成浸膏细粉；将三七、灵芝分别研成细粉，与上述浸膏细粉混合，搅拌均匀，可制成各种剂型。

【主治】扶正培本、清宣养肺、活血化淤，用于治疗肺心病。

3. 【申请号】200410015856

【药物组成】黄芪 1 ~ 5 份；葶苈子 1 ~ 5 份；川芎 1 ~ 5 份；瓜蒌皮 1 ~ 5 份

【制备方法】将黄芪、葶苈子、川芎、瓜蒌皮提取后制成合剂、滴丸剂、口服液、片剂、胶囊剂或注射剂。

【主治】用于治疗肺心病。

4. 【申请号】200910093704

【药物组成】玉竹 5 ~ 40；当归 4 ~ 30；麦冬 4 ~ 30；陈皮 4 ~ 30；生地黄 4 ~ 30；灵芝 2 ~ 15；桔梗 4 ~ 30；连翘 4 ~ 30；三七 3 ~ 25

【制备方法】将玉竹、当归、麦冬、陈皮、生地黄、桔梗、连翘用水提取工艺提取，制成浸膏细粉；将灵芝、三七分别研成细粉，与上述浸膏细粉混合，搅拌均匀，制成冲剂、颗粒剂、散剂。

【主治】扶正培本、益气养血、活血化淤、宣肺化痰，用于治疗肺心病。

5. 【申请号】200910019263

【药物组成】炙麻黄 10 ~ 14；射干 10 ~ 14；五味子 13 ~ 17；制半夏 10 ~ 14；紫菀 13 ~ 17；款冬花 13 ~ 17；瓜蒌 28 ~ 32；人参 8 ~ 12；桂枝 8 ~ 12；紫苏子 8 ~ 12

【制备方法】将炙麻黄、射干、五味子、制半夏、紫菀、款冬花、瓜蒌、人参、桂枝、紫苏子除去杂质，用水煎煮，即可。

【主治】用于治疗慢性肺心病。

四、风湿性心脏病

1. 【申请号】200610173321

【药物组成】白茯苓 30～35g；黄芪 15～18g；防己 13～15g；玉竹 8～10g；白术 8～10g

【制备方法】将白茯苓、黄芪、防己、玉竹、白术等加水煎煮，制成汤剂。

【主治】补气健脾、利水渗湿，用于治疗脾气虚弱型风湿性心脏病。

【解析】脾气虚弱型风湿性心脏病，主要是因为脾气虚弱引起心脏疾病，也就是说脾气虚弱为该病之本。脾虚易生湿，湿邪又有困脾之能。故本方立方之本以健脾除湿为主，君用白茯苓健脾利湿，养心安神，臣用黄芪、防己、白术益气健脾，利水渗湿，玉竹为佐使之剂，生津养心。在补脾益气的同时，心脏也能得到滋养。

2. 【申请号】200910028873

【药物组成】紫苏叶 5%～20%；前胡 10%～25%；川楝子 10%～25%；蝉蜕 10%～20%；浙贝母 10%～20%；竹茹 10%～20%；枳壳 10%～25%

【制备方法】由紫苏叶、前胡、川楝子、蝉蜕、浙贝母、竹茹、枳壳制成。

【主治】用于治疗风湿性心脏病。

3. 【申请号】200910028872

【药物组成】柴胡 10%～25%；桔梗 5%～15%；川楝子 10%～20%；黄芩 10%～20%；焦三仙 10%～20%；香附 10%～20%；水红花子 10%～20%

【制备方法】由柴胡、桔梗、川楝子、黄芩、焦三仙、香附、水红花子制成。

【主治】用于治疗风湿性心脏病。

4. 【申请号】200610173339

【药物组成】党参 13～15g；黄芪 13～15g；麦冬 8～10g；当归 8～10g；桂枝 8～10g；附子 8～10g；五味子 5～6g；炙甘草 5～6g

【制备方法】将党参、黄芪、麦冬、当归、桂枝、附子、五味子、炙甘草等加水煎煮，制成汤剂。

【主治】用于治疗风湿性心脏病。

5. 【申请号】200610173333

【药物组成】茯苓 13～15g；白术 13～15g；车前子 10～12g；桂枝 8～

10g；甘草5~6g；制附子3~4g

【制备方法】将茯苓、白术、车前子、桂枝、甘草、制附子等加水煎煮，制成汤剂。

【主治】健脾利水、温通心阳，用于治疗脾虚不运型风湿性心脏病。

6. 【申请号】200910175403

【药物组成】连翘15~25；金银花20~30；防己20~30；木瓜20~30；知母20~30；粳米20~30；生石膏60~120；甘草5~15

【制备方法】将连翘、金银花、防己、木瓜、知母、粳米、生石膏、甘草混合，加水煎煮后提取滤液，滤液混合，灭菌消毒，分装制成口服液。

【主治】清热解毒、祛风胜湿，用于治疗风湿性心脏病。

7. 【申请号】201110092312

【药物组成】桑叶2~4；鬼针草2~4；陈皮1~3；荆花4~6；白棘0.5~2

【制备方法】由桑叶、鬼针草、陈皮、荆花、白棘制成。

【主治】用于治疗风湿性心脏病。

8. 【申请号】200610092919

【药物组成】万年青9~12；薤白7~10；白术6~9；柴胡7~10；茯苓6~9；延胡索6~9；菖蒲4~6

【制备方法】将万年青、薤白、白术、柴胡、茯苓、延胡索、菖蒲煎汤服用即可。

【主治】用于治疗风湿性心脏病。

9. 【申请号】201010106460

【药物组成】桃仁5~20；威灵仙5~20；桑枝20~40；川芎3~20；苦参5~30；桂枝5~20

【制备方法】由桃仁、威灵仙、桑枝、川芎、苦参、桂枝组成。

【主治】用于治疗风湿性心脏病。

10. 【申请号】96120622

【药物组成】穿心莲3~30份；柏子仁4~30份；铁穿心4~30份；石菖蒲5~20份；当归5~20份

【制备方法】将穿心莲、柏子仁、铁穿心、石菖蒲、当归分别烘干、研粉、过筛、混匀后即为散剂，或经压片制成片剂，或经蒸馏提取成针剂。

【主治】用于治疗风湿性心脏病。

11. 【申请号】201010534798

【药物组成】汉防己10~20；竹茹5~10；黄芪10~30；白术8~10；白

茯苓 15 ~ 25

【制备方法】将汉防己、竹茹、黄芪、白术、白茯苓提取，制成胶囊剂、片剂、口服液等。

【主治】舒经、活血、镇咳止痛，用于治疗风湿性心脏病。

12.【申请号】200910015918

【药物组成】防己 12 ~ 16；玉竹 6 ~ 12；黄芪 15 ~ 20；白术 8 ~ 12；茯苓 26 ~ 34

【制备方法】由防己、玉竹、黄芪、白术、茯苓组成；并经过煎煮服用即可。

【主治】祛邪扶正、强心通络、消肿利尿，用于治疗风湿性心脏病。

五、高血压

1.【申请号】200710040667

【药物组成】丹参 9g；白蒺藜 12g；潼蒺藜 12g；泽泻 9g；青葙子 9g

【制备方法】由丹参、白蒺藜、潼蒺藜、泽泻、青葙子经过乙醇提取，合并滤液后，制成颗粒剂。

【主治】用于治疗高血压。

【解析】高血压多责之于肝。本方用白蒺藜、潼蒺藜、青葙子清肝、平肝、养肝，丹参补血、活血、养血，古有功同四物之语，肝肾同源，兼用泽泻淡渗利水以固肾。综观全方，可使肝热得清，肝风得平，肝肾得养。

2.【申请号】200710114239

【药物组成】仙茅 5 ~ 30g；仙灵脾 5 ~ 30g；黄柏 5 ~ 20g；知母 5 ~ 30g；当归 5 ~ 30g；巴戟天 5 ~ 30g

【制备方法】由仙茅、仙灵脾、黄柏、知母、当归、巴戟天制成。

【主治】用于治疗因冲任失调引起的高血压。

3.【申请号】200910166381

【药物组成】罗布麻叶 5g；花生叶 3 ~ 5g；黄瓜藤 15g；丝瓜络 12g；夏枯草 10g

【制备方法】由罗布麻叶、花生叶、黄瓜藤、丝瓜络和夏枯草加水煎煮后取汁服用。

【主治】用于治疗高血压。

4.【申请号】200710013148

【药物组成】土鳖虫 3 ~ 5；地龙 3 ~ 5；石决明 8 ~ 10；天麻 5 ~ 8；麝香

0.5 ~ 1

　　【制备方法】由土鳖虫、地龙、石决明、天麻、麝香组成。

　　【主治】活血通络、潜阳息风，用于治疗高血压。

5.【申请号】200910183564

　　【药物组成】黄精 5 ~ 15；臭梧桐 5 ~ 15；钩藤 2 ~ 15；丹参 5 ~ 15；防己 2 ~ 10

　　【制备方法】将黄精、臭梧桐、钩藤、丹参、防己提取，制成颗粒、片剂、胶囊等。

　　【主治】用于治疗高血压。

6.【申请号】200810194975

　　【药物组成】青葙子 10% ~ 30%；桑寄生 20% ~ 40%；夏枯草 10% ~ 20%；罗布麻 20% ~ 45%；猪毛菜 15% ~ 30%

　　【制备方法】将青葙子、桑寄生、夏枯草、罗布麻、猪毛菜制成颗粒、片剂。

　　【主治】用于治疗高血压。

7.【申请号】201110263863

　　【药物组成】水蛭 4 ~ 6；蜈蚣 8 ~ 12；地龙 16 ~ 24；黄芪 8 ~ 12；天麻 8 ~ 12

　　【制备方法】将水蛭、蜈蚣、地龙、黄芪、天麻粉碎，装胶囊。

　　【主治】平肝潜阳、息风镇痉，用于治疗高血压。

8.【申请号】200810194978

　　【药物组成】夏枯草 25% ~ 40%；桑寄生 10% ~ 30%；菊花 15% ~ 30%；车前子 10% ~ 25%；芹菜根 15% ~ 30%

　　【制备方法】将夏枯草、桑寄生、菊花、车前子、芹菜根制成颗粒、片剂等。

　　【主治】用于治疗高血压。

9.【申请号】200610110229

　　【药物组成】野黄菊 20 ~ 200；蜂窝草 20 ~ 200；车前草 20 ~ 200；石决明 20 ~ 200

　　【制备方法】将野黄菊、蜂窝草、车前草、石决明加水取汁即可。

　　【主治】用于治疗高血压。

10.【申请号】200910248711

　　【药物组成】野菊花 10g；夏枯草 6g；白芍 15g；郁金香 6g；五味子 7g；陈皮 10g

【制备方法】将野菊花、夏枯草、白芍、郁金香、五味子、陈皮加水煎服。

【主治】用于治疗高血压。

11. 【申请号】201010169212

【药物组成】生地黄 50 ~ 70；薄荷 45 ~ 50；丹参 20 ~ 30；五味子 40 ~ 60；葛根 60 ~ 80；桂枝 35 ~ 40

【制备方法】将生地黄、薄荷、丹参、五味子、葛根、桂枝加水煎制，滤渣取汁，药液混合，即可。

【主治】用于治疗高血压。

12. 【申请号】200810011829

【药物组成】青木香 100g；夏枯草 100g；草决明 100g；黄芩 50g；钩藤 50g

【制备方法】将青木香、夏枯草、草决明、黄芩、钩藤干燥，混合粉碎，筛取部分细粉；剩下粗末加水煎煮，过滤，合并滤液，加热浓缩，与上述细粉搅拌混匀，搓揉，过筛，制粒，烘干，得冲剂。

【主治】用于治疗高血压。

13. 【申请号】99101573

【药物组成】山楂叶 4 份；山栀叶 2 份；黄皮叶 2 份；酸味草 2 份

【制备方法】将山楂叶、山栀叶、黄皮叶、酸味草分别粉碎过筛，混合均匀即得。

【主治】用于治疗高血压。

14. 【申请号】93108359

【药物组成】天麻 10% ~ 40%；人参 10% ~ 40%；三七 10% ~ 40%；琥珀 10% ~ 40%

【制备方法】由天麻、人参、三七、琥珀清洗、干燥、碾成粉末，制成散剂、片剂、颗粒剂或胶囊。

【主治】补气活血，行淤息风，用于治疗高血压。

15. 【申请号】200810123746

【药物组成】肝风草 80 ~ 120g；报春花 40 ~ 80g；罗布麻 80 ~ 120g；臭梧桐 120 ~ 200g；土鳖虫 35 ~ 85g；玫瑰花 35 ~ 80g；桑葚 100 ~ 200g

【制备方法】由肝风草、报春花、罗布麻、臭梧桐、土鳖虫、玫瑰花、桑葚烘干，粉碎过筛，混匀消毒制成胶囊。

【主治】滋阴潜阳、平肝息风、活血通络、降低血压，用于治疗高血压。

16. **【申请号】** 200810140611

　　【药物组成】 牡丹皮0.3；野菊花0.3；佩兰0.3；石决明10；忍冬藤0.6；鸡血藤0.6

　　【制备方法】 由牡丹皮、野菊花、佩兰、石决明、忍冬藤、鸡血藤经提取，与辅料混合，用乙醇作为湿润剂制成湿颗粒，干燥，装胶囊，即得。

　　【主治】 清热凉血、清肝降压、活血化淤，用于治疗高血压。

17. **【申请号】** 201010233351

　　【药物组成】 夏枯草200g；青木香120g；草决明100g；钩藤100g

　　【制备方法】 由夏枯草、青木香、草决明、钩藤经粉碎、煎煮、过滤，制成冲剂。

　　【主治】 用于治疗高血压。

18. **【申请号】** 200610107943

　　【药物组成】 山楂25；枸杞子25；怀牛膝25；白茅根20；杜仲5

　　【制备方法】 将山楂、枸杞子、怀牛膝、白茅根、杜仲粉碎，制成袋装茶、丸剂，或者将药材加水提取，制成口服液或丸剂。

　　【主治】 平肝泻火、清心凉血、固肾益阴、温阳化气、舒筋活血、补益肝肾、降压稳压，用于治疗高血压。

19. **【申请号】** 201010279371

　　【药物组成】 莱菔子5%～15%；葛根2%～5%；野菊花2%～5%；决明子2%～5%

　　【制备方法】 由莱菔子、葛根、野菊花、决明子经提取，与辅料制成颗粒剂等剂型。

　　【主治】 平肝潜阳、清肝泻火、清热解毒、降血压，用于治疗肝虚型高血压。

20. **【申请号】** 201010125992

　　【药物组成】 川芎1～2；钩藤1.5～2；麦冬1～1.5

　　【制备方法】 将川芎、钩藤、麦冬提取，制成片剂、胶囊、颗粒剂等。

　　【主治】 平肝息风、养阴活血、降压，用于治疗高血压。

21. **【申请号】** 200510020537

　　【药物组成】 杜仲250～800；益母草250～800；夏枯草120～520；黄芩120～520；钩藤60～250

　　【制备方法】 将杜仲炒制后，和益母草、夏枯草、黄芩、部分钩藤混合，加水煎煮，过滤，常温下静置，使之沉淀，去除上清液，使所剩药液浓缩至流浸膏，加入剩余钩藤细粉，干燥，粉碎，装胶囊即得。

【主治】用于治疗肾虚肝旺之高血压。

22. 【申请号】201110295156

【药物组成】菊花 2 ~ 3；槐花 1 ~ 3；绿茶 1 ~ 2；蜂蜜 2

【制备方法】由菊花、槐花、绿茶、蜂蜜制成。

【主治】用于治疗高血压。

23. 【申请号】200910170299

【药物组成】决明子 20 ~ 150；槐米 10 ~ 100；山楂 10 ~ 100；罗布麻叶 30 ~ 260；杜仲叶 40 ~ 400

【制备方法】将决明子、槐米、山楂、罗布麻叶、杜仲叶提取后，制成胶囊。

【主治】清泻肝火、平抑肝阳，用于治疗高血压、血压偏高属于肝火炽盛、肝阳上亢者。

24. 【申请号】200810050296

【药物组成】干品短果茴芹 8.4；牡蛎 6；石决明 8；珍珠母 2；菊花 2；枸杞子 3；白芍 3；生地黄 3；当归 3

【制备方法】将干品短果茴芹、牡蛎、石决明、珍珠母、菊花、枸杞子、白芍、生地黄、当归粉碎，制成颗粒剂、片剂、胶囊剂等剂型。

【主治】滋补肝肾，用于治疗高血压。

25. 【申请号】200510043320

【药物组成】菊花 100 ~ 200；野马追 20 ~ 25；黄开口 30 ~ 40；葛根 100 ~ 150；大叶钩藤 25 ~ 30

【制备方法】将菊花、野马追、黄开口、葛根、大叶钩藤粉碎，装胶囊即得。

【主治】用于治疗高血压。

26. 【申请号】200810157651

【药物组成】钩藤 900 ~ 1500；玄参 200 ~ 800；黄芪 300 ~ 900；香附 100 ~ 600

【制备方法】由钩藤、玄参、黄芪、香附经提取，制成颗粒剂、胶囊剂、丸剂等剂型。

【主治】清肝益气，用于治疗原发性高血压。

27. 【申请号】200910057305

【药物组成】三七 2；天麻 1；杜仲 1；红景天 1

【制备方法】由三七、天麻、杜仲、红景天经研细，制成丸剂或胶囊。

【主治】用于治疗原发性和继发性高血压。

28. 【申请号】201110372403

　　【药物组成】夏枯草5～20；白芍3～35；葛根6～30；杜仲5～25

　　【制备方法】由夏枯草、白芍、葛根、杜仲制成。

　　【主治】平肝阳、补肝肾，用于治疗肝肾不足、肝阳上亢之高血压。

六、冠心病

1. 【申请号】201010205059

　　【药物组成】益母草5g；川芎5g；夜交藤5g；延胡索5g；郁金5g；丹参5g

　　【制备方法】将益母草、川芎、夜交藤、延胡索、郁金、丹参粉碎即可。

　　【用法用量】用时加黄酒调匀成糊状，涂覆于胶布上，敷于双侧的心俞、督俞和厥阴俞穴位上。

　　【主治】活血养血、祛瘀通络、行气止痛，用于治疗冠心病、心绞痛。

2. 【申请号】201110082692

　　【药物组成】当归1.5～2.5；肉桂0.5～1.5；乌药1.5～2.5；小茴香0.5～1.5；黄芪1.5～2.5；三七1.5～2.5

　　【制备方法】由当归、肉桂、乌药、小茴香、黄芪、三七组成。

　　【主治】用于治疗冠心病、不稳定性心绞痛。

3. 【申请号】01120544

　　【药物组成】黄芪10～25；党参10～20；当归10～20；白术10～20；甘草5～15；茯苓5～15；远志5～15；龙眼肉5～15

　　【制备方法】将黄芪、党参、当归、白术、甘草、茯苓、远志、龙眼肉研成粉末后配制而成。

　　【主治】用于防治冠心病、血管动脉硬化、脑血栓。

4. 【申请号】200710010845

　　【药物组成】党参9～30g；黄芪9～30g；茯苓9～20g；法半夏3～10g；石菖蒲3～10g；川芎3～15g；郁金3～15g；丹参5～15g；绞股蓝9～15g

　　【制备方法】由党参、黄芪、茯苓、法半夏、石菖蒲、川芎、郁金、丹参、绞股蓝制成。

　　【主治】健脾益气、化痰祛瘀，用于治疗动脉粥样硬化引起的痰浊血瘀型冠心病。

5. 【申请号】200910118912

　　【药物组成】黄芪7~97；何首乌6~96；赤芍3~91

　　【制备方法】将黄芪、何首乌、赤芍加水或乙醇提取，浓缩，即得。

　　【主治】用于治疗冠心病。

6. 【申请号】201110048251

　　【药物组成】桃枝1~3；翻白草1~3；麝香0.5~1；白菜根2~5；车前草1~3；八角茴香0.5~1

　　【制备方法】将桃枝、翻白草、麝香、白菜根、车前草、八角茴香粉碎，用水送服。

　　【主治】用于治疗冠心病。

7. 【申请号】97119982

　　【药物组成】徐长卿1.5~30；丹参1.5~30；走马胎1~20；赤芍1.5~30；生三七0.5~10；牛心草2~40；桑寄生1~20

　　【制备方法】将徐长卿、丹参、走马胎、赤芍、生三七、牛心草、桑寄生粉碎或采用水或有机溶剂提取后，按需要制成散剂、合剂、膏剂、丸剂、片剂、颗粒剂、胶囊、口服液和注射剂。

　　【主治】益气、理气、活血、通络，用于治疗冠心病。

8. 【申请号】95100615

　　【药物组成】川芎25g；冰片5g；苏合香2.5g；丹参25g；麝香0.1g

　　【制备方法】将川芎、丹参加入食用酒浸泡15天，过滤，滤液加入苏合香、麝香再溶1天，过滤，滤液加入冰片溶化，装入滴剂瓶中即可。

　　【主治】活血化淤、芳香通窍，用于治疗冠心病、心绞痛。

9. 【申请号】201010301162

　　【药物组成】三七30~300；川芎90~900；红花30~300；丹参15~150；泽泻15~150；刺五加浸膏粉7~70

　　【制备方法】将三七、川芎、红花、丹参、泽泻、刺五加浸膏粉提取，制成滴丸、糖衣片、薄膜包衣片、咀嚼片、泡腾片、分散片、软胶囊、颗粒剂。

　　【主治】用于治疗冠心病、心绞痛。

10. 【申请号】97104187

　　【药物组成】蜈蚣6~15份；全蝎10~20份；人参10~20份；水蛭20~30份；土鳖虫10~20份；蝉蜕10~20份；赤芍5~15份；冰片2~10份

　　【制备方法】将人参用乙醇提取，过滤，滤液进行回收乙醇，得提取液备用；将药渣与赤芍一起用水提取，过滤，滤液浓缩，加入上面的人参提取液，混匀，烘干，研成细粉；再加入冰片粉末和将蜈蚣、全蝎、水蛭、土鳖虫、蝉蜕混合在一起研成的细粉，混匀，装入胶囊即可。

【主治】用于治疗冠心病、心绞痛。

11. 【申请号】02146248

【药物组成】川芎 2~4 份；赤芍 2~4 份；桃仁 2~4 份；红花 1~3 份；柴胡 1 份；枳壳 1~3 份

【制备方法】将川芎、赤芍、桃仁、红花、柴胡、枳壳等中药用水提取，提取物过滤，浓缩，干燥，制成胶囊，或片剂、口服液、丸剂、散剂、颗粒剂、丹剂、膏剂等剂型。

【主治】用于心血淤阻型冠心病、心绞痛的治疗。

12. 【申请号】200910301239

【药物组成】杜仲 6~30；大枣 8~40；熟地黄 10~50；党参 8~40

【制备方法】由杜仲、大枣、熟地黄、党参组成，还可包括人参、枸杞子、苍术、桃仁、当归身、当归尾、大红袍。

【主治】用于治疗冠心病。

13. 【申请号】200610027103

【药物组成】潞党参 0~6g；女贞子 0~6g；桑枝 10~16g；甘菊花 0~6g；蔓荆子 6~12g；红枣 0~6g；杭白芍 0~6g；炒天虫 10~16g；牡丹皮 6~12g

【制备方法】由潞党参、女贞子、桑枝、甘菊花、蔓荆子、红枣、杭白芍、炒天虫、牡丹皮组成，粉碎成细末后炼蜜为丸。

【主治】用于治疗冠心病。

14. 【申请号】200510016788

【药物组成】人参 135g；黄芪 225g；黄精 225g；麦冬 150g；丹参 225g；苦参 150g；甘草 75g

【制备方法】将人参、丹参粉碎；将黄芪、黄精、麦冬、苦参、炙甘草用水提取，共同制成胶囊剂。

【主治】益气养阴、活血化淤，用于辅助治疗气阴两虚兼血淤证的冠心病。

15. 【申请号】200610019086

【药物组成】西洋参 80~120g；三七 80~120g；琥珀 40~60g；菖蒲 20~40g；甘松 40~60g

【制备方法】将西洋参、三七、琥珀、菖蒲、甘松，经炮制烤干，研细，装胶囊制成。

【主治】补气通络,用于治疗冠心病。

16. 【申请号】03117102

【药物组成】血竭150g;枫香脂800g;丹参1000g

【制备方法】将血竭、枫香脂、丹参经提取和精制,获得有效成分含量较高的提取物,将这一提取物与聚乙二醇4000或聚乙二醇6000熔溶,混匀,制成滴丸,干燥,即得。

【主治】用于治疗胸痹心痛等病证。

17. 【申请号】00131822

【药物组成】人参30%;虻虫10%;水蛭10%;延胡索20%;川芎20%;肉桂10%

【制备方法】将人参、虻虫、水蛭、延胡索、川芎、肉桂共研细末,制成水丸而成。

【主治】益气活血、温阳通痹,用于治疗冠状动脉粥样硬化所造成心肌缺血性反应、冠心病。

18. 【申请号】200910235869

【药物组成】女贞子4~30;灵芝2~1;三七3~20;麦冬4~30;生地黄4~30;当归4~30;丹参4~30

【制备方法】由女贞子、灵芝、三七、麦冬、生地黄、当归、丹参组成。

【主治】扶正培本,滋阴养血,活血通脉,可以治疗冠心病。

19. 【申请号】02156914

【药物组成】黄芪10~20份;党参4~6份;桂枝1~2份;甘草1~2份;丹参4~6份;延胡索4~10份;降香1~2份;三七1~2份

【制备方法】由黄芪、党参、桂枝、甘草、丹参、延胡索、降香、三七组成。

【主治】用于治疗冠心病。

20. 【申请号】201010274937

【药物组成】太子参10~20;茯苓5~15;远志5~15;丹参5~15;麦冬6~9;桃仁5~15;红花5~15

【制备方法】由太子参、茯苓、远志、丹参、麦冬、桃仁、红花组成;并经过煎煮取汁即可。

【主治】用于治疗冠心病。

21. 【申请号】200410012205

【药物组成】:制水蛭1.5~4;制乳香2~3.5;制没药2~3.5;麻黄1~

3.5；制蚯蚓 3~6；川芎 5~8.5；杏仁 2~3.5

【制备方法】由制水蛭、制乳香、制没药、麻黄、制蚯蚓、川芎、杏仁制成，还可加入黄连、天麻、山楂、菊花、丹参、银杏叶。

【主治】用于治疗冠心病、脑血栓、脑梗死。

22.【申请号】03117771

【药物组成】龙血树 1；三七 0.137；冰片 0.0076

【制备方法】将龙血树和三七进行粉碎、提取后混合，加微量冰片粉制成胶囊剂、散剂、片剂、口服液等剂型。

【主治】活血化淤，通窍止痛，用于治疗心血淤阻所致胸痹心痛，胸闷刺痛等冠心病、心绞痛。

23.【申请号】02115959

【药物组成】红参 10%~60%；川芎 15%~70%；水蛭 10%~45%；苏合香 0.5%~10%；冰片 0.1%~3%

【制备方法】将红参、川芎、水蛭、苏合香、冰片按一定的方法和比例制成软胶囊。

【主治】益气化淤、通脉止痛，用于治疗冠心病、心绞痛。

24.【申请号】200310123660

【药物组成】丹参 2；牡丹皮 1

【制备方法】将丹参和牡丹皮通过超临界萃取得到脂溶性成分丹参酮和牡丹皮酚；丹参酮采用羟丙基 BETA－环糊精包合，将牡丹皮酚采用浓硫酸磺化成磺酸盐。制成注射液，粉针剂和冻干粉针剂。

【主治】用于治疗冠心病、心绞痛。

25.【申请号】200710056102

【药物组成】丹参 40~80；三七 30~70；冰片 30~70；合欢藤 200~300；木香 30~70；苏合香 8~15

【制备方法】取部分合欢藤，加水煎煮，浓缩成稠膏；取丹参、三七、木香和剩余合欢藤，粉成粗粉，与上述稠膏混匀，干燥，粉碎成细粉；将冰片研细，拌入上述细粉，过筛，混匀；加入苏合香，混匀，加入淀粉，喷入乙醇，过 16 目筛制成颗粒，干燥，装胶囊即可。

【主治】用于预防和治疗冠心病、心绞痛。

26.【申请号】01138925

【药物组成】三七 3kg；淫羊藿 6.7kg

【制备方法】以三七、淫羊藿为原料，提取制成三七总皂甙和淫羊藿总黄酮，加入适量淀粉制成胶囊剂。

【主治】活血化淤、温阳通痹，用于治疗冠心病、心绞痛。

七、静脉曲张

1.【申请号】200710113360

【药物组成】法半夏3~6g；生地黄3~6g；莱菔子3~6g；代赭石3~6g；栀子6~10g；碧玉散6~10g；石络藤6~10g；贯众3~6g；白茅根6~10g；红花6~10g

【制备方法】由法半夏、生地黄、莱菔子、代赭石、栀子、碧玉散、石络藤、贯众、白茅根、红花经煎煮制成颗粒剂、胶囊剂、水煎剂等剂型，内服即可。

【主治】疏风通络、活血化淤，用于治疗下肢静脉曲张。

2.【申请号】200610115336

【药物组成】茵陈25~30g；佛手9~12g；荔枝核9~12g；黄皮核9~12g；萆薢9~12g；川楝子9~12g；青皮7~9g；甘草4~6g

【制备方法】将茵陈、佛手、荔枝核、黄皮核、萆薢、川楝子、青皮、甘草加水煎汤服用即可。

【主治】疏肝散结、清热利湿，用于治疗湿热下注型精索静脉曲张。

3.【申请号】201010185303

【药物组成】灵芝15%~25%；川芎10%~20%；丹参15%~30%；黄芪15%~30%；党参15%~30%；甘草10%~20%

【制备方法】由灵芝、川芎、丹参、黄芪、党参、甘草经萃取、浸泡、提纯、灭菌、均质等工艺制成。

【主治】用于治疗静脉曲张。

4.【申请号】200610069309

【药物组成】红花10g；白芷15g；草乌5g；黄芪30g；丹参10g；乳香10g；川芎10g；独活15g；土茯苓30g

【制备方法】将红花、白芷、草乌、黄芪、丹参、乳香、川芎、独活、土茯苓用白酒浸泡而成。

【用法用量】将药酒直接涂于患处即可。

【主治】用于治疗静脉曲张、静脉炎。

5.【申请号】200610045313

【药物组成】杏仁2~5；木鳖子13~19；白胡椒0.1~0.6；公鸡胆汁

10 ~ 15

【制备方法】将杏仁、木鳖子、白胡椒粉碎，与公鸡胆汁混合均匀制成。

【主治】用于治疗脉管炎、静脉炎、静脉曲张、老烂腿。

6.【申请号】201010274854

【药物组成】红花 10 ~ 20；川芎 7 ~ 15；牛膝 2 ~ 8；乳香 5 ~ 10；没药 5 ~ 10；当归尾 3 ~ 6；醋莪术 2 ~ 7

【制备方法】由红花、川芎、牛膝、乳香、没药、当归尾、醋莪术组成。

【用法用量】使用时通过足浴刺激脚部穴位。

【主治】疏通经络、活血益气、舒筋壮骨，用于预防和辅助治疗静脉曲张，并可治疗足部皲裂症状。

7.【申请号】200710113568

【药物组成】红花 12g；丹参 15g；金银花 12g；枯矾 3g；扁担杆子 20g；黄酒 1000ml

【制备方法】由红花、丹参、金银花、枯矾、扁担杆子经过水煎，黄酒冲服。

【用法用量】使用时配合三棱针或银针，将胀痛的粗静脉和血淤静脉疙瘩点刺出血。

【主治】用于治疗静脉曲张、脉管炎。

8.【申请号】200710115033

【药物组成】黄豆粉 80% ~ 85%；木瓜粉 7% ~ 8%；没药粉 2.5% ~ 4.5%；土茯苓粉 3% ~ 5.5%；紫草粉 2.5% ~ 3.5%

【制备方法】将黄豆粉、木瓜粉、没药粉、土茯苓粉、紫草粉粉碎，混合，制成粉剂。

【用法用量】使用时加入硫酸镁溶液混合调至成糊状，外敷患处。

【主治】用于治疗肢体静脉血栓形成、静脉炎。

八、脉管炎

1.【申请号】200610172308

【药物组成】白芷 100；防风 20 ~ 180；细辛 20 ~ 180；花椒 10 ~ 110

【制备方法】由白芷、防风、细辛、花椒提取后制成搽剂、软膏剂、凝胶剂等剂型。

【主治】用于治疗血栓闭塞性脉管炎。

2. 【申请号】99115064

【药物组成】虎杖 10～30；黄连 10～20；珍珠粉 5～15；白及 5～15；血竭 5～15；冰片 1～5；白芷 5～10

【制备方法】由虎杖、黄连、珍珠粉、白及、血竭、冰片、白芷制成粉剂和药膏。

【主治】用于治疗脉管炎、坏疽、溃疡、外伤、烫伤。

3. 【申请号】200410072690

【药物组成】丹参 20～30；鸡血藤 20～30；乳香 2～6；没药 2～6；郁金 5～15

【制备方法】将丹参、鸡血藤、乳香、没药、郁金粉碎成细粉，用水提取等预处理后，再按比例混合制成片剂、胶囊剂等剂型。

【主治】活血化淤、通经活络，用于治疗脉管炎、硬皮病及动脉硬化性下肢血管闭塞症。

4. 【申请号】200310113455

【药物组成】轻粉 30～80；槐花 30～50；桃仁 55～75；巴豆 5～8；麝香 8～12；蜂房 67～100

【制备方法】将轻粉、槐花、桃仁、巴豆、麝香、蜂房研细，加入载体或赋形剂制成各种剂型。

【主治】用于治疗血栓闭塞性脉管炎、动脉硬化闭塞症。

5. 【申请号】200810151619

【药物组成】益母草 60～100；紫草 10～15；赤芍 10～15；牡丹皮 10～15；紫花地丁 20～30；生甘草 20～30

【制备方法】由益母草、紫草、赤芍、牡丹皮、紫花地丁、生甘草制成。也可加牛角片、生石膏、柴胡、生大黄或制大黄、黄芩、黄柏、广角、三七、牛黄等。

【主治】清营凉血、活血化淤，用于治疗急性血栓性静脉炎。

6. 【申请号】201010272439

【药物组成】地榆炭 40～80；连翘 30～60；大黄 30～60；儿茶 40～80；冰片 40～60 份

【制备方法】将地榆炭、连翘、大黄、儿茶、冰片粉碎，用香油调配成均匀的糊状。

【用法用量】使用时外敷在静脉注射处，再进行化疗。

【主治】用于防治化疗药物所致静脉炎。

7. 【申请号】201110200992

　　【药物组成】三七 50g；大黄 50g；延胡索 50g；丹参 100g

　　【制备方法】将三七、大黄、延胡索、丹参干燥后破碎，加入乙醇混匀，浸泡，取上清液，合并上清液，过滤，滤液中再加入丙三醇混匀即可。

　　【用法用量】使用时将药液浸透纱布，敷于患处，再用塑料薄膜覆盖后用胶布固定，或者在输液时或输液后，将药液涂于针眼周围皮肤处。

　　【主治】用于防治化疗药物引起的静脉炎。

8. 【申请号】200710150955

　　【药物组成】红花 5～30；白芥子 30～80；大黄 20～50；芒硝 30～80

　　【制备方法】将红花、白芥子、大黄、芒硝研末，用食醋搅拌，炒热。

　　【主治】用于治疗静脉炎，特别是输液引起的非感染性静脉炎。

9. 【申请号】200910083701

　　【药物组成】水蛭 3～25；三七 3～25；生地黄 4～30；血竭 3～25；当归 4～30；灵芝 2～15；牛膝 4～30

　　【制备方法】由水蛭、三七、生地黄、血竭、当归、灵芝、牛膝经过粉碎，制成颗粒剂、散剂、胶囊剂等剂型。

　　【主治】扶正培本、益气养血、活血化淤、通络止痛，用于治疗血栓闭塞性脉管炎。

10. 【申请号】200610145559

　　【药物组成】杏仁 20%～30%；松香 20%～30%；大葱 20%～30%；白豆 20%～30%

　　【制备方法】将杏仁、松香、大葱、白豆共同炒制后，粉碎。

　　【用法用量】使用时外涂于患处。

　　【主治】用于治疗脉管炎。

11. 【申请号】200610016093

　　【药物组成】生黄芪 20～40；当归 20～40；白芍 10～30；木香 10～20；茯苓 10～20；桂枝 10～20

　　【制备方法】将生黄芪、当归、白芍、木香、茯苓、桂枝制成单味酒剂，混合，加水煎煮即得。

　　【主治】温经通络，用于治疗血栓闭塞性脉管炎。

12. 【申请号】201110170168

　　【药物组成】松香 36g；水蛭 30g；全蝎 24g；鹿角胶 30g

　　【制备方法】将松香、水蛭、全蝎、鹿角胶研成细末，包装即得。

【主治】用于治疗淤血型血栓闭塞性脉管炎。

九、脑梗死

1. 【申请号】200810013867

【药物组成】黄芪 40g；水蛭 6g；制何首乌 20g；怀牛膝 15g；丹参 30g；益母草 15g；地龙 15g；天麻 10g；钩藤 10g；葱白 1 根

【制备方法】将黄芪、水蛭、制何首乌、怀牛膝、丹参、益母草、地龙、天麻、钩藤、葱白粉碎混均，制成颗粒冲剂。

【主治】补气祛邪、滋养肝肾、破血逐淤、疏通脑脉，用于治疗急性脑梗死。

【解析】本方用黄芪补气行血，促进血液循环，水蛭、地龙、怀牛膝破血祛淤，使梗死之脉中的血液恢复运行，丹参、益母草活血利水，改善血液质量，天麻、钩藤、何首乌滋肝养肾，生精养脑，葱白为引，引药上行。诸药合用，攻补兼施，可达活血祛淤，疏通脑脉之效。

2. 【申请号】201010274242

【药物组成】生川乌 80g～120g；五灵脂 100g～140g；威灵仙 130g～170g

【制备方法】将生川乌、五灵脂和威灵仙小火焙黄，研成细末。

【用法用量】男士用盐汤或盐水服下，女士用当归煎汤服下。

【主治】用于治疗脑梗死。

3. 【申请号】200710013954

【药物组成】黄花 30；地龙 13～17；当归尾 10～14；川芎 10～14；赤芍 10～14；丹参 17～23；鸡血藤 17～23；桃仁 8～12；红花 8～12；胆南星 8～12；石菖蒲 8～12；水蛭 5～7；全蝎 5～7

【制备方法】将黄花、地龙、当归尾、川芎、赤芍、丹参、鸡血藤、桃仁、红花、胆南星、石菖蒲、水蛭、全蝎经常规煎煮，滤过，灌装制成。

【主治】益气活血、化淤通脉，用于治疗脑梗死。

4. 【申请号】02153515

【药物组成】熊胆粉 0.3～10 份；三七 4～130 份；天麻 20～640 份；丹参 17～575 份；天竺黄 10～385 份；酒大黄 7～255 份

【制备方法】将熊胆粉、三七、天麻、丹参、天竺黄、酒大黄经粉碎或溶剂提取、浓缩、混匀等步骤制备成胶囊剂、颗粒剂、片剂、水丸剂、注射剂、软膏剂、喷雾剂。

【主治】用于治疗脑梗死。

十、脑萎缩

1. 【申请号】201010291229

　　【药物组成】桑枝 150～250g；槐枝 150～250g；艾蒿 80～120g

　　【制备方法】由桑枝、槐枝、艾蒿经熬制，洗头，按摩即可。

　　【主治】用于治疗轻度脑萎缩。

2. 【申请号】00123228

　　【药物组成】叶底珠 70～100 份；石菖蒲 25～40 份；天麻 35～50 份；丹参 35～50 份；麝香 0.2～0.7 份

　　【制备方法】将叶底珠用水煮法提取叶秋碱，与经干燥、粉碎、过筛的石菖蒲、天麻、丹参药粉及麝香混合、搅拌均匀、制粒、打片、包糖衣即为成品。

　　【主治】用于治疗脑萎缩、阿尔茨海默病、脑动脉硬化、脑软化、皮层下动脉硬化性脑病。

3. 【申请号】94114002

　　【药物组成】天麻 5%～15%；水蛭 2%～8%；当归 10%～40%；川芎 10%～40%；赤芍 15%～35%

　　【制备方法】将天麻、水蛭、当归、川芎、赤芍经粉碎、提取制成药粉、药液两种形式，药粉用药液搅拌、混合、泛丸、干燥、灭菌制成丸剂。

　　【主治】用于治疗及防脑萎缩、脑梗死、阿尔茨海默病。

十一、脑血栓

1. 【申请号】201010533498

　　【药物组成】生水蛭 6～10；生地黄龙 4～8；麝香 0.1～0.5；蜂蜜 0.5～1

　　【制备方法】将生水蛭、生地黄龙、麝香研磨成粉末状的散剂。

　　【用法用量】使用时加入蜂蜜调和成黏稠状直接贴敷患者肚脐部。

　　【主治】活血化淤、通经舒络，用于治疗脑血栓、脑梗死。

2. 【申请号】200910032318

　　【药物组成】黄芪 20～30；当归 10～20；白芍 10～20；路路通 15～25；肉桂 10～20

【制备方法】由黄芪、当归、白芍、路路通、肉桂制成。

【主治】用于治疗脑血栓。

3.【申请号】201110352576

【药物组成】当归8g；水蛭6g；全蝎6g；怀牛膝15g；胆南星10g；丹参20g；益母草15g；地龙8g；红花12g；天麻10g

【制备方法】将当归、水蛭、全蝎、怀牛膝、胆南星、丹参、益母草、地龙、红花、天麻加水煎煮，捞渣过滤，制成汤剂。

【主治】补气祛邪、滋养肝肾、破血逐淤、活血通络、疏通脑脉，用于治疗脑血栓。

4.【申请号】200810237671

【药物组成】乳香20～60；没药20～60；牛膝20～60；麻黄20～60；苍术20～60；僵蚕20～60；甘草20～60；全蝎20～60；马钱子200～600

【制备方法】由乳香、没药、牛膝、麻黄、苍术、僵蚕、甘草、全蝎、马钱子组成；并经过粉碎，制成胶囊剂或丸剂。

【用法用量】祛风湿、通经络、化痰、化淤，用于治疗因脑血栓引起的肢体活动不灵活、感觉迟钝、失语等症状。

十二、脑炎

1.【申请号】201010191691

【药物组成】大青叶3～5g；金银花3～5g；板蓝根5～7g；野菊花7～9g；贯众3～5g

【制备方法】将大青叶、金银花、板蓝根、野菊花、贯众制成口服液，当茶饮。

【主治】用于预防流行性脑膜炎。

【解析】方中大青叶、金银花、板蓝根、野菊花和贯众都具有很好的清热解毒，现代药理学研究证实，各药有很好的抗菌抗炎、抗病毒作用。

2.【申请号】200810197293

【药物组成】金银花10%～20%；连翘8%～10%；黄芩4%～8%；栀子5%～8%；生石膏20%～35%；板蓝根15%～20%；滁菊花3%～7%；蚤休8%～12%；甘草2%～5%

【制备方法】由金银花、连翘、黄芩、栀子、生石膏、板蓝根、滁菊花、蚤休、甘草制成。

【主治】清热解毒、镇惊息风，用于治疗流行性乙型脑炎。

3. 【申请号】200710133201

【药物组成】石膏 50g；银花 20g；白菊花 20g；连翘 30g；板蓝根 30g；滑石 30g；通草 3g；青黛 3g；川贝母 6g；甘草 6g

【制备方法】由石膏、银花、白菊花、连翘、板蓝根、滑石、通草、青黛、川贝母、甘草加水煎服；若热退身凉加沙参、麦冬、花粉、玉竹、生扁豆。

【主治】用于治疗轻度乙型脑炎。

4. 【申请号】200710133099

【药物组成】连翘 30g；大青叶 30g；佩兰 10g；丹参 10g；青蒿 10g；菖蒲 8g；薄荷 6g；生大黄 4g；熟大黄 4g；黄连 3g

【制备方法】由连翘、大青叶、佩兰、丹参、青蒿、菖蒲、薄荷、生大黄、熟大黄、黄连加水煎汤后服用；若发热 40 度以上持续不退，加犀角粉；惊厥抽风重加羚羊角粉、人工牛黄，鼻饲服。

【主治】用于治疗乙型脑炎。

5. 【申请号】200710133100

【药物组成】生石膏 40g；生地黄 10g；犀角 6g；黄连 5g；甘草 5g；竹叶 5g；栀子 8g；桔梗 8g

【制备方法】将生石膏、生地黄、黄连、甘草、竹叶、栀子、桔梗加水煎汤，犀角磨汁兑服用；若抽搐、牙关紧闭加全蝎、钩藤；痰多加天竺黄、人工牛黄；面色紫暗或皮肤发斑加牡丹皮。

【主治】用于治疗乙型脑炎。

6. 【申请号】200910015723

【药物组成】生荷叶 4～6g；大青叶 40～60g；冬瓜 400～600g；白茅根 130～170g；蒲公英 80～120g

【制备方法】由生荷叶、大青叶、冬瓜、白茅根、蒲公英经水煎煮服用。

【主治】用于预防乙型脑炎。

十三、心功能不全

1. 【申请号】02131178

【药物组成】党参浸膏 1 份；黄芪浸膏 1 份；花粉 4 份

【制备方法】将党参和黄芪分别用水提取，浓缩，制成浸膏，与蜜源花粉混合，制成片剂。

　　【主治】用于治疗心功能不全。

2. 【申请号】200910158292

　　【药物组成】甘草40；生地黄20；黑芝麻15；人参20；麦冬30；阿胶20；桂枝20；生姜20；大枣20

　　【制备方法】将甘草、生地黄、黑芝麻、人参、麦冬、阿胶、桂枝、生姜、大枣制成口服液、丸剂、胶囊。

　　【主治】益气补中、清热凉血、温通经脉，用于防治心功能不全。

3. 【申请号】201010184304

　　【药物组成】黄芪10～30；丹参10～20；附子5～15；玄参10～15；银花10～20；甘草5～15

　　【制备方法】将黄芪、丹参、附子、玄参、银花、甘草提取后制成颗粒剂。

　　【主治】益气温阳、活血解毒，用于治疗冠心病、心功能不全。

4. 【申请号】200910227537

　　【药物组成】人参5～15；附子3～15；川芎3～10；丹参5～15；三七3～10；黄芪10～60；水蛭1.5～3；当归5～15

　　【制备方法】由人参、附子、川芎、丹参、三七、黄芪、水蛭、当归加水煎煮制成汤剂、蜜丸或胶囊剂。

　　【主治】益气温阳、活血通络，用于辅助治疗左心功能不全。

十四、心肌缺血

1. 【申请号】200610104847

　　【药物组成】丹参提取物1；川芎挥发油4；黄芪提取物2

　　【制备方法】将丹参、川芎、黄芪分别乙醇提取，提取的有效部位混合，加辅料制成胶囊剂。

　　【主治】用于治疗心肌缺血。

　　【解析】本方用丹参、川芎补血活血，黄芪益气生血，能有效改善心肌缺血。

2. 【申请号】200510017818

　　【药物组成】瓜蒌20%；薤白20%；姜半夏10%；陈皮8%；丹参20%；枳实8%；厚朴10%；桂枝4%

【制备方法】将瓜蒌、薤白、姜半夏、陈皮、丹参、枳实、厚朴、桂枝水煎煮，浸泡，过滤，制成口服液。

【主治】用于治疗心肌缺血。

3.【申请号】200710061596

【药物组成】红花 0.4~0.8；没药 0.4~0.8；乳香 0.4~0.8；全蝎 1.0~1.4；血竭 0.2~0.4；冬虫夏草 0.4~0.8；龙脑 0.4~0.8

【制备方法】由红花、没药、乳香、全蝎、血竭、冬虫夏草、龙脑制成丸剂。

【主治】温助心阳、宣通脉络、行血活血、化淤通络，用于治疗心肌缺血、心绞痛、心肌梗死等。

4.【申请号】201010559672

【药物组成】淫羊藿提取物 1~5；葛根提取物 1~5；黄芪提取物 1~5；山楂叶提取物 0.5~2；三七提取物 0.1~0.3；桂枝提取物 0.3~0.7

【制备方法】由淫羊藿、葛根、黄芪、山楂叶、三七、桂枝经提取、纯化等工艺，制成提取物，最后制成片剂或胶囊剂。

【主治】用于治疗心肌缺血。

5.【申请号】03125289

【药物组成】川芎 350~650 份；降香 350~650 份；缬草 900~1700 份；三七提取物 33~99 份

【制备方法】将川芎、降香提取挥发油；药渣水提取、浓缩；缬草提取油；再和三七提取物共同制成软胶囊等剂型。

【主治】行气止痛、活血化淤，用于治疗急慢性心肌缺血性疾病。

十五、心肌炎

1.【申请号】201010274140

【药物组成】五指毛桃 15%~50%；黄芪 15%~50%；麦冬 5%~25%；五味子 5%~25%；红景天 5%~25%；郁金 5%~25%；炙甘草 5%~10%

【制备方法】由五指毛桃、黄芪、麦冬、五味子、红景天、郁金、炙甘草经水提取，制成颗粒剂、片剂、胶囊剂。

【主治】活血行气、补气生津、养血安神，用于防治病毒性心肌炎。

2.【申请号】200710103195

【药物组成】人参 80~120g；沙参 80~120g；制珍珠 30~60g；朱砂 20g；

琥珀 30~60g；三七 100~200g；苦参 150~250g

【制备方法】由人参、沙参、制珍珠、朱砂、琥珀、三七、苦参粉碎成细末，把蜂蜜放入锅内熬炼去水分，然后加入原料粉末，搅拌均匀后出锅，再制成蜜丸。

【主治】用于治疗病毒性心肌炎。

3. 【申请号】200610173340

【药物组成】丹参 13~15g；赤芍 13~15g；麦冬 13~15g；党参8~10g；五味子 8~10g；郁金 8~10g；红花 8~10g

【制备方法】将丹参、赤芍、麦冬、党参、五味子、郁金、红花加水煎煮，制成汤剂。

【主治】用于治疗气滞型病毒性心肌炎。

4. 【申请号】200310123996

【药物组成】西洋参 1%~10%；苦参 1%~50%；丹参 1%~20%；桂枝 1%~20%；槲寄生 1%~50%；山楂 1%~40%；甘草 1%~20%

【制备方法】将西洋参粉碎，与苦参、丹参、桂枝、槲寄生、山楂、甘草的提取物制成片剂、胶囊剂、颗粒剂等剂型。

【主治】益气养阴、解毒定悸，用于治疗病毒性心肌炎。

5. 【申请号】200410006322

【药物组成】苦参 1；红景天 1；黄芪 2

【制备方法】由黄芪与红景天用水煎煮得提取液后，浓缩成浸膏，再将苦参用乙醇回流提取，减压浓缩成浸膏，将上述两浸膏合并后干燥制备而成。

【主治】用于治疗病毒性心肌炎。

6. 【申请号】200910028884

【药物组成】金银花 10%~25%；连翘 5%~15%；生地黄 10%~20%；淡豆豉 5%~15%；珍珠母 10%~20%；大黄 5%~15%；柴胡 5%~25%；生龙骨 5%~20%

【制备方法】由金银花、连翘、生地黄、淡豆豉、珍珠母、大黄、柴胡、生龙骨制成。

【主治】用于治疗心肌炎。

7. 【申请号】200910028883

【药物组成】玉竹 5%~15%；鬼箭羽 10%~15%；葶苈子 10%~25%；淡豆豉 5%~20%；水牛角 5%~15%；郁金 5%~25%；柴胡 5%~20%；川芎 5%~20%

【制备方法】由玉竹、鬼箭羽、葶苈子、淡豆豉、水牛角、郁金、柴胡、川芎制成。

【主治】用于治疗心肌炎。

十六、心律不齐

1.【申请号】200510018005

【药物组成】苦参3～9；丹参3～12；甘松2～6；茯苓3～10；炙甘草3～8；干姜1～6；磁石3～9

【制备方法】将苦参、炙甘草用磁石的水提取液浸泡，煎煮，溶液过滤后浓缩成膏，加入粉碎的干姜、丹参、甘松、茯苓混匀，干燥，粉碎成细粉，制成胶囊。

【主治】用于治疗心律失常。

2.【申请号】01106437

【药物组成】黄连20%；甘松45%；山楂35%

【制备方法】将半量黄连粉碎；将甘松提取浑发油，药渣与剩余黄连及山楂一起提取流浸膏后，干燥，粉成细粉；把上述挥发油喷到细粉，混匀制成胶囊而成。

【主治】用于治疗快速心律失常。

3.【申请号】200610027117

【药物组成】野菊花0～6g；蝉蜕0～6g；潞党参10～15g；莲子0～6g；黄芩10～6g；橘红6～12g；山药20～30g；熟地黄0～6g；麦冬10～15g

【制备方法】由野菊花、蝉蜕、潞党参、莲子、黄芩、橘红、山药、熟地黄、麦冬组成，粉碎加工成粉末，炼蜜为丸，温开水送服。

【主治】用于治疗心律不齐。

4.【申请号】200810102188

【药物组成】麦冬0.22～2.1；枸杞子0.3～2.2；三七0.28～2.4；灵芝0.14～0.96；独活0.25～2.2；三颗针0.28～2.4；当归0.32～2.6；五味子0.25～2.2

【制备方法】将麦冬、枸杞子、独活、三颗针、当归、五味子经常规水提取工艺提取，制成浸膏细粉，加入三七、灵芝的细粉混匀，制成颗粒剂、散剂等。

【主治】扶正培本、益气养血、活血化淤、养心通脉，用于治疗心律不齐。

5. 【申请号】200810151377

【药物组成】丹参 10～20；檀香 10～20；砂仁 10～20；枳实 10～20；瓜蒌皮 10～20；薤白 10～20；桂枝 10～20；党参 10～20

【制备方法】将丹参、檀香、砂仁、枳实、瓜蒌皮、薤白、桂枝、党参加水煎煮而成。还可选择加入黄芪、川芎、当归、山茱萸、附子、法半夏、天南星、菖蒲、桃仁、红花、五灵脂、延胡索、降香、酸枣仁、百合、紫苏叶。

【主治】温通心阳、祛寒除湿、化痰行淤，用于治疗心悸、窦性心律不齐。

6. 【申请号】200610159779

【药物组成】党参 557.8～2231.2；黄芪 446.2～1784.8；远志 371.9～1487.4；桑葚 371.9～1487.4；川芎 186.0～743.8

【制备方法】由党参、黄芪、远志、桑葚、川芎组成。

【主治】用于治疗心悸。

7. 【申请号】200710133058

【药物组成】炙黄芪 30g；生地黄 12g；太子参 12g；麦冬 10g；玉竹 10g；郁金 10g；降香 10g；丹参 15g；五味子 6g

【制备方法】将炙黄芪、生地黄、太子参、麦冬、玉竹、郁金、降香、丹参、五味子加水煎服。

【主治】用于治疗心悸，特别是心悸不适、动辄气促、形体消瘦、神疲乏力、口干口渴、舌淡少津、脉细弱或结代。

8. 【申请号】200810140575

【药物组成】炙黄芪 10%；川芎 20%；全瓜蒌 15%；薤白 15%；制半夏 10%；生山楂 10%；冬虫夏草 20%

【制备方法】由炙黄芪、川芎、全瓜蒌、薤白、制半夏、生山楂、冬虫夏草组成；并经过提取，浓缩，制成浸膏，然后干燥，粉碎，杀菌，装入胶囊，即成。

【主治】用于治疗房室传导阻滞。

9. 【申请号】200910175368

【药物组成】三叶藤橘 35～85；千年健 30～80；党参 25～75；丹参 20～70；郁金 10～40；香附 15～60；赤芍 15～60；茯苓 25～70

【制备方法】由三叶藤橘、千年健、党参、丹参、郁金、香附、赤芍、茯苓组成。

【主治】用于治疗房室传导阻滞。

10.【申请号】201010227706

【药物组成】附子10g；黄芪20g；当归20g；川芎15g；丹参20g；细辛10g

【制备方法】由附子、黄芪、当归、川芎、丹参、细辛组成；并过煎煮、过滤即可。

【主治】用于治疗心动过缓。

11.【申请号】200810103572

【药物组成】地锦草0.4~2.8；仙鹤草0.3~2.2；三七0.3~2.2；远志0.3~2.2；当归0.4~2.8；灵芝0.15~1；郁金0.3~2.2；生地黄0.4~2.8

【制备方法】由地锦草、仙鹤草、三七、远志、当归、灵芝、郁金、生地黄组成；并经过提取，制成颗粒剂、散剂、胶囊剂。

【主治】扶正培本、益气养血、活血化淤、养血宁心，用于治疗心律过速、心脏病。

十七、心衰

1.【申请号】200710013118

【药物组成】力参5~7；五味子2~4；麦冬11~13；三七2~4；附子2~4；益母草14~16

【制备方法】将力参、五味子、麦冬、三七、附子、益母草研磨成粉末，过筛，装入胶囊即可。

【主治】补心气、助心阳，用于治疗心衰。

【解析】本方用力参、五味子、麦冬益气生津，三七活血通脉，附子和益母草温阳利水，力参与附子优势具有回阳救逆的参附汤。诸药合用，有很好的补心气、助心阳、通血脉，促进心脏功能恢复。

2.【申请号】200610075621

【药物组成】人参80~100g；血竭25~35g；麦冬110~130g；五味子50~70g；藏红花20~40g；桂枝90~110g；白芍110~130g；大枣20~40枚；炙甘草50~70g

【制备方法】将人参、血竭、麦冬、五味子、藏红花、桂枝、白芍、大枣、炙甘草经水洗，晾干，炮制，称重，水煎，沉淀，醇沉，浸膏，烘干，粉碎，按常规方法制成胶囊。

【主治】益气温阳、通脉固脱，用于治疗心衰。

3.【申请号】201110407531

【药物组成】淡附片 10 ~ 15；生黄芪 20 ~ 40；鹿角片 15 ~ 20；葶苈子 20 ~ 30；生白芍 10 ~ 15

【制备方法】由淡附片、生黄芪、鹿角片、葶苈子、生白芍组成。还可加入白茯苓、桃仁。

【主治】温阳利水、养阴，用于治疗心衰。

4.【申请号】200510023552

【药物组成】党参 4 ~ 6；黄芪 7 ~ 9；白芍 3 ~ 6；制附子 3 ~ 6；毛冬青 7 ~ 9；车前子 4 ~ 6；葶苈子 4 ~ 6；肉桂 0.4 ~ 0.9；女贞子 4 ~ 9；桂枝 2 ~ 5

【制备方法】将党参、黄芪、白芍、制附子、毛冬青、车前子、葶苈子、肉桂、女贞子、桂枝用水煎煮提取，提取物加辅料制成颗粒、软胶囊、片剂等剂型。

【主治】用于治疗心衰。

5.【申请号】200910057608

【药物组成】黄芪 19.35% ~ 63.16%；红景天 4.65% ~ 20.34%；降香 14.63% ~ 46.15%；防己 7.5% ~ 29.03%；肉桂 1.64% ~ 15%

【制备方法】由黄芪，红景天，降香，防己和肉桂组成。

【主治】用于治疗气虚血淤的心衰。

十八、痔疮

1.【申请号】93106587

【药物组成】樟丹 1；冰片 0.8 ~ 1.5

【制备方法】樟丹和冰片分别粉碎成细粉，按比例混合搅拌均匀即可。

【主治】用于治疗内痔、外痔。

【解析】樟丹、冰片具有很好的清热解毒、消肿止痛的作用。适用于痔疮的热、痛、胀症状明显者。

2.【申请号】200710114726

【药物组成】硫黄 10g；雄黄 10g；樟脑 3g；黄柏 20g；赤芍 20g；土茯苓 30g；白芷 15g

【制备方法】将硫黄、雄黄、樟脑、黄柏、赤芍、土茯苓和白芷水煎外用即可。

【主治】止痛、拔毒祛湿、去腐生肌，用于治疗痔疮。

3.【申请号】01137224

【药物组成】苦参 16～24g；乌梅肉 4.6～6.9g；射干 10.6～15.9g；火麻仁 10.6～15.9g；五倍子 10.6～15.9g；炮山甲 10.6～15.9g；煅牡蛎 32～48g

【制备方法】将苦参、乌梅肉、射干、火麻仁烘干、粉碎后与五倍子粉、炮山甲粉、煅牡蛎粉、蜂蜜制成丸剂。

【主治】清热解毒、活血祛淤、润肠通便、软坚散结、收涩固脱、止血定痛，用于治疗痔疮。

4.【申请号】201010556068

【药物组成】冰片 10%～60%；三七 5%～30%；川芎 5%～30%；炉甘石 10%～60%

【制备方法】由冰片、三七、川芎和炉甘石组成，还可以包括珍珠粉、狗脊、防己和当归，将组合物制成粉剂或放入透气贴中。

【用法用量】使用时外敷患处。

【主治】用于治疗痔疮。

5.【申请号】200610065857

【药物组成】蓖麻籽油 20～60ml；芦荟汁 10～40ml；叶下珍珠草汁 6～20ml；散血草汁 4～10ml

【制备方法】由蓖麻籽油、芦荟汁、叶下珍珠草汁和散血草汁组成。其制备过程包括：选取上述四种中草药材，进行清洗，然后分别榨汁提纯，可制成液态或固态，包装成袋装、盒装、瓶装。

【主治】用于治疗痔疮。

6.【申请号】200810228494

【药物组成】赤芍 10～30；雄黄 20～30；浮萍 10～20；仙鹤草 5～15；麻油 15～30

【制备方法】将赤芍、雄黄、浮萍、仙鹤草研成原料加入麻油搅拌而成。

【主治】用于治疗痔疮。

7.【申请号】200910067396

【药物组成】大黄 8～12；煅石膏 8～12；黄芩 16～24；冰片 16～24；三七 12～17；麝香 1～3；甘草 16～24；牛黄 80～120

【制备方法】将大黄、煅石膏、黄芩、冰片、三七、麝香、甘草、牛黄分别粉碎，过筛，混合均匀，用紫外线照射，加水煎熬，冷却，即可。

【主治】用于治疗痔疮。

8. 【申请号】201010235956

【药物组成】白矾100g；朱砂3g；砒霜3g；轻粉2g；雄黄3g

【制备方法】将白矾置容器内煅熔后，加入砒霜搅匀，取出与朱砂、轻粉、雄黄共研为极细末，密闭贮存，即可。

【主治】用于治疗痔疮。

9. 【申请号】200810229542

【药物组成】鸟毛灰40；狗毛灰40；稻草纸灰20

【制备方法】将鸟毛灰、狗毛灰、稻草纸灰混合均匀，即可。

【主治】用于治疗痔疮。

10. 【申请号】200510020973

【药物组成】麝香1~5；芒硝5~15；甘草5~15；儿茶2~8

【制备方法】将麝香、芒硝、甘草、儿茶煎煮后制成膏剂、栓剂、粉剂等剂型。

【主治】用于治疗痔疮。

11. 【申请号】200410034916

【药物组成】大黄18~22；蒺藜18~22；功劳木38~42；白芷18~22；冰片0.8~1.2；猪胆汁1.8~2.2

【制备方法】将一半量白芷粉碎；另一半与蒺藜、功劳木加水煎煮二次，滤过，合并滤液；大黄加水煎煮二次，滤过，合并滤液；合并上述两种滤液，加入猪胆汁浓缩成稠膏，再加入白芷细粉，混匀，干燥，制粒；冰片用适量乙醇溶解，喷入干颗粒中，混匀，装入胶囊，即得。

【主治】清热解毒，凉血止血，祛风消肿，用于治疗痔疮。

12. 【申请号】98124661

【药物组成】血竭5~10；蜈蚣7条；栀子5~10g；黄连5~10g；大黄5~10g；马钱子5~20g；五倍子5~10g；儿茶5~10g；冰片3~8g

【制备方法】将生马钱子用水浸泡、切片与甘草一同加水煮，取出马钱子用豆油炸；黄连炒；上述二味与血竭、蜈蚣、栀子、大黄、五倍子、儿茶一同研末，加入冰片后再研，用食用黄豆油调匀制成膏剂。

【主治】止痛解毒、清热消肿、攻坚散结、止血活血、化淤通络，用于治疗内痔、外痔、混合痔等各类型痔疮。

13. 【申请号】92111747

【药物组成】龙骨；海螵蛸；乳香；没药；轻粉；木鳖；赤石脂；冰片；蛇床子；白及；滑石；麝香

【制备方法】由龙骨、海螵蛸、乳香、没药、轻粉、木鳖、赤石脂、冰片、蛇床子、白及、滑石制成混合药末，再制成药袋。亦可在药袋中加入麝香。

【用法用量】治疗时将药裤贴身穿着，使药袋对着肛门部位。

【主治】用于治疗痔疮。

14. 【申请号】99122924

【药物组成】冰片 0.1~0.5g；田螺

【制备方法】将冰片注入到洗净的田螺内，收集田螺内流出的液体即可。

【主治】用于治疗痔疮。

15. 【申请号】201110209984

【药物组成】黄柏 6~10；黄连 5~10；冰片 5~10

【制备方法】由黄柏、黄连和冰片混合均匀，研磨成 80~100 目的细粉，杀菌消毒后包装制成。

【主治】用于治疗痔疮。

16. 【申请号】00110037

【药物组成】五倍子 80~320g；白矾 25~100g；冰片 10~40g

【制备方法】由五倍子、白矾、冰片和栓剂基质制成栓剂，或与软膏基质制成软膏。

【主治】用于治疗或缓解内痔、外痔、混合痔。

17. 【申请号】99107929

【药物组成】白矾 25；猪胆 25；刺猬皮 25；地榆炭 12.5；冰片 12.5

【制备方法】将白矾打碎，装入猪胆内，干燥后研成细面，备用，将刺猬皮在瓦上焙干，与地榆炭、冰片共同研成细面，与上述备用细面混匀即可。

【用法用量】使用时，用淡盐水温洗患处，用药棉蘸少许香油，再蘸上药面擦抹患处，然后塞入肛门即可。

【主治】用于治疗痔疮。

18. 【申请号】98112401

【药物组成】樟脑 30%~35%；硼砂 30%~35%；冰片 30%~35%

【制备方法】将樟脑、硼砂、冰片按比例称量，研磨成粉状，混合在一起搅匀制成痔疮散。

【主治】止血、镇痛、消肿、去淤、化腐、生肌，用于治疗痔疮。

19. 【申请号】02159081

【药物组成】熊胆粉 3 份；冰片 6 份；猪胆粉 4 份

【制备方法】将新鲜猪胆汁纱布滤过，离心，取上清液，低温干燥成猪胆粉。将熊胆粉，猪胆粉和冰片，加蒸馏水混匀，倒入已溶化并冷却的赋形剂聚乙二醇溶液中，所述的聚乙二醇包括分子量为1500的聚乙二醇、分子量为6000的聚乙二醇。搅匀，立即浇模，冷却成型，制粒，脱模即得外用栓剂。也可制成膏剂、洗剂。

【主治】止血、去腐生肌，用于治疗各种痔疮。

20.【申请号】200910000907

【药物组成】白蔹660g；槐花330g；五倍子165g；黑豆100g；猪胆膏50g

【制备方法】由白蔹、槐花、五倍子、黑豆、猪胆膏组成；经过提取，制成包衣片剂。

【主治】用于治疗痔疮。

21.【申请号】95101834

【药物组成】大青叶6%～12%；大黄7%～13%；野蒜6%～12%；白矾0.1%～0.5%；黄芩7～13%；生姜2%～8%；灵芝7%～11.5%；红糖10%～20%

【制备方法】将大青叶、大黄、野蒜、白矾、黄芩、生姜、灵芝、红糖碾成粉末，与白酒置砂锅中加清水煎煮提取，熬至黑红色膏状即成。

【主治】用于治疗痔疮。

第二章 消化系统疾病方剂

一、便秘

1.【申请号】201010105580

【药物组成】麻仁 9~12g；生大黄 3~9g；赤芍 2~8g；当归 2~8g；熟地黄 6~12g；桃仁 2~8g

【制备方法】由麻仁、生大黄、赤芍、当归、熟地黄和桃仁组成，将以上各药加水煎成 100 毫升汤剂。

【用法用量】治疗时口服每日 2 次，每次 50 毫升，7 天一个疗程。

【主治】用于治疗便秘。

【解析】本方用赤芍、当归、熟地黄、桃仁、麻仁补血活血，润肠通便，大黄荡涤肠胃，推陈致新，泻下力强，现代药理学研究证实具有很好的促进肠蠕动作用。诸药合用，可治便秘。

2.【申请号】200810157555

【药物组成】陈皮 40g；番泻叶 5g；芒硝 10g；大黄 7.5g；芦荟 5g；冬瓜皮 15g

【制备方法】由陈皮、番泻叶、芒硝、大黄、芦荟、冬瓜皮组成。将上述中药原料加水煎制，捞渣，即成。

【主治】用于治疗便秘。

3.【申请号】201010507733

【药物组成】大黄 8.8g；附子 11g；细辛 6.6g；干姜 11g；人参 6.6g；甘草 6.6g；麻仁 11g；桃仁 11g

【制备方法】将大黄、附子、细辛、干姜、人参、甘草、麻仁、桃仁加水煎煮而成。

【主治】用于治疗便秘。

4.【申请号】201010111445

【药物组成】决明子 10~15g；火麻仁 10~20g；肉苁蓉 10~15g；当归

10~20g；瓜蒌仁 10~20g

【制备方法】将肉苁蓉、当归、决明子、火麻仁、瓜蒌仁粉碎成粉，消毒，装入胶囊，密闭保存，即可。

【主治】用于治疗便秘。

5. 【申请号】200910019267

【药物组成】桃仁 6~15g；枳实 6~20g；川牛膝 6~20g；决明子 10~30g；芦荟 6~15g

【制备方法】将桃仁、枳实、川牛膝、决明子、芦荟除去杂质，用水煎煮，即可。

【主治】用于治疗顽固性便秘。

6. 【申请号】200910074927

【药物组成】党参 1~3；吴茱萸 1~3；大黄 2~6；甘草 1~3

【制备方法】由党参、吴茱萸、大黄、甘草组成，并混合粉碎成细粉，制成散剂。

【主治】用于治疗小儿热积便秘。

7. 【申请号】200710131297

【药物组成】肉苁蓉 12g；黄精 10g；枳壳 6g；厚朴 3g

【制备方法】将肉苁蓉、黄精、枳壳、厚朴煎汤服用即可。

【主治】用于治疗婴幼儿便秘。

8. 【申请号】200610130192

【药物组成】麻仁 9~15；杏仁 3~10；瓜蒌 12~30

【制备方法】将麻仁、杏仁、瓜蒌用 CO_2 超临界萃取，分馏塔分馏获取所需馏分；或将配方中各成分都经纳米分散设备制成纳米药浆，加入应有的透皮吸收促进剂，压敏胶，进入盘旋式低温干燥涂布机，涂布后，制成贴剂。

【主治】用于治疗便秘。

9. 【申请号】02117303

【药物组成】大黄 0.01~10；番泻叶 0.01~10；肉苁蓉 0.01~10；当归 0.01~10

【制备方法】由大黄、番泻叶、肉苁蓉、当归组成。还可另外加入芒硝、郁李仁、火麻仁。将上述药物粉碎过筛，可制成胶囊、片剂、丸剂、颗粒剂、散剂。

【主治】用于治疗便秘。

10. 【申请号】200410058198

【药物组成】大黄 20g；火麻仁 20g；郁李仁 20g；芒硝 20g

【制备方法】由大黄、火麻仁、郁李仁、芒硝制备而成。

【主治】用于治疗顽固性便秘。

11. 【申请号】200910109529

【药物组成】制大黄 0.1~5；西洋参 0.1~1；生地黄 0.1~2；枳壳 0.1~2

【制备方法】由制大黄、西洋参、生地黄、枳壳组成；并经过提取、浓缩、喷雾干燥等工艺，制成颗粒剂、胶囊剂、片剂等剂型。

【主治】泻热、润燥、补益，用于治疗便秘。

12. 【申请号】200710035657

【药物组成】大黄 3~8g；冰片 1~3g；食盐 2~6g；生姜汁适量

【制备方法】将大黄、冰片、食盐分别磨粉，过筛，混合均匀；取鲜生姜，榨汁；将上述粉末放入生姜汁中浸泡；灌瓶、封装、杀菌即可。

【用法用量】使用时，将该药物放在肚脐中，隔姜片艾灸。

【主治】用于治疗便秘。

13. 【申请号】201010502158

【药物组成】肉苁蓉 10~25；莱菔子 10~20；决明子 10~20；白术 10~25

【制备方法】将肉苁蓉、莱菔子、决明子、白术提取，制成软胶囊剂、胶囊剂等。

【主治】润肠通便，用于治疗中老年便秘。

14. 【申请号】02136219

【药物组成】郁李仁 1；火麻仁 1~10；芦荟粉 0.1~0.2

【制备方法】将郁李仁、火麻仁煎煮、浓缩与芦荟粉烘干、粉碎制成胶囊。

【主治】润肠通便，用于治疗便秘如老年性便秘、习惯性便秘等。

15. 【申请号】200510109555

【药物组成】玉米蜂花粉 30~70；芦荟 10~20；炒决明子 15~45

【制备方法】取玉米蜂花粉、炒决明子和芦荟，洗净，粉碎，过筛，混合均匀，装胶囊或制成其他制剂均可。

【主治】润肠通便，用于治疗习惯性便秘和老年便秘。

16. 【申请号】200710131309

【药物组成】丹参 10g；生白术 15g；枳实 20g；麻仁 24g

【制备方法】将丹参、生白术、枳实、麻仁加水煎服。气虚者加党参、黄芪；血虚者加当归、熟地黄；阴虚者加麦冬、玄参；阳虚者加肉苁蓉；便秘甚者加苦杏仁、瓜蒌仁；腹痛者加生白芍、生甘草；会阴下坠感者加柴胡、升麻；兼有痔疮出血者加槐米。

【主治】用于治疗便秘，特别是慢性功能性便秘。

17. 【申请号】200910062287

　　【药物组成】何首乌 90～110；白术 90～110；花粉 30～35

　　【制备方法】将何首乌、白术加水煎煮，煎煮液浓缩，加乙醇搅拌，过滤得上清液；将花粉加水煮沸，离心过滤得滤液；将上述两种溶液合并，加入甜菊素及苯甲酸钠溶液，煮沸，离心过滤，制成口服液。

　　【主治】补阴血、益脾气、润肠通便，用于治疗便秘。

18. 【申请号】201010547908

　　【药物组成】生地黄 15g；金银花 6g；麦冬 12g；石斛 12g；大黄 6g；女贞子 9g；白术 9g

　　【制备方法】将生地黄、金银花、麦冬、石斛、大黄、女贞子、白术水煎，制成合剂。

　　【主治】养阴增液、润肠通便，用于治疗便秘。

19. 【申请号】201110317780

　　【药物组成】芦荟 335～1005；当归 134～402；麦冬 134～402；枳壳 67～201

　　【制备方法】将芦荟与切碎后的麦冬、当归、枳壳混合，加纯化水加热浸提，过滤，合并滤液，浓缩，干燥，粉碎过筛，灌装胶囊，制成胶囊剂，还可制成颗粒剂、片剂。

　　【主治】用于治疗便秘。

20. 【申请号】200810102955

　　【药物组成】肉苁蓉 8～15；何首乌 5～10；枳实 3～9；蜂蜜 2～8

　　【制备方法】将肉苁蓉、何首乌、枳实、蜂蜜粉碎成细粉，过筛，混匀，装胶囊，或制成其他制剂，也可经提取后制成。

　　【主治】健脾益肾、润肠通便，用于治疗虚证便秘。

21. 【申请号】200610121189

　　【药物组成】决明子 10～12g；肉苁蓉 10～12g

　　【制备方法】由决明子、肉苁蓉制成。

　　【主治】清肝补肾、润肠通便，用于治疗老年性便秘。

22. 【申请号】201110410282

　　【药物组成】威灵仙 10～50；金银花 10～50；肉苁蓉 1～30；生大黄 1～10

【制备方法】将威灵仙、金银花、肉苁蓉、生大黄加入水中加热，过滤，滤液浓缩，冷却，即得汤剂，还可制成片剂、胶囊剂。

【主治】用于治疗老年习惯性便秘。

23. 【申请号】200810234915

　　【药物组成】大黄 5 ~ 7；猪胆粉 1 ~ 3

　　【制备方法】由大黄和猪胆粉制成。

　　【主治】用于治疗老年性便秘和习惯性便秘。

24. 【申请号】200610131663

　　【药物组成】决明子 5 ~ 180；西洋参 3 ~ 80；玄参 1 ~ 70

　　【制备方法】将决明子、西洋参、玄参用水或乙醇提取，加辅料制成颗粒即可。

　　【主治】润肠通便、滋阴清热，用于治疗老年性便秘、习惯性便秘。

二、肠梗阻

1. 【申请号】201010256758

　　【药物组成】大黄 10 ~ 15g；芒硝 6 ~ 10g；枳实 10 ~ 15g；厚朴 10 ~ 15g；桃仁 10 ~ 15g；瓜蒌仁 10 ~ 15g；杏仁 6 ~ 10g；甘草 3 ~ 8g

　　【制备方法】将大黄、芒硝、枳实、厚朴、桃仁、瓜蒌仁、杏仁、甘草加水煎服。

　　【主治】用于治疗肠梗阻。

2. 【申请号】200710132349

　　【药物组成】番泻叶 10g；芒硝 15g；大黄 10g；桃仁 15g；赤芍 10g；厚朴 10g；木香 10g；乌药 10g；炒莱菔子 20g

　　【制备方法】将番泻叶、大黄、桃仁、赤芍、厚朴、木香、乌药、炒莱菔子加水煎取药液，兑入芒硝，将药液保留灌肠。

　　【主治】用于治疗肠梗阻。

3. 【申请号】200710132618

　　【药物组成】乌梅 30g；大黄 30g；干姜 20g；蜂蜜 100g

　　【制备方法】将乌梅、大黄、干姜、蜂蜜煎煮服用。

　　【主治】用于治疗蛔虫性肠梗阻。

4. 【申请号】03119664

　　【药物组成】芒硝 200g；莱菔子 2000g；甘草 12g

【制备方法】将芒硝、莱菔子、甘草混合，加水煎煮，滤液加入辅料，按常规的中药制剂方法制成丸剂、散剂、片剂、胶囊剂、口服液等。

【主治】宽肠理气、通里攻下，用于治疗肠梗阻。

5. 【申请号】200610161271

【药物组成】大黄 1~20g；桃仁 2~20g；芒硝 2~20g；红花 1~20g；延胡索 2~30g；莱菔子 2~20g

【制备方法】将大黄、桃仁、芒硝、红花、延胡索、莱菔子粉碎成粗粉，合并混匀加入乙醇回流提取，提取液滤过，滤液回收乙醇后浓缩得浸膏，减压干燥，粉碎成细粉；用常规的制剂方法制成颗粒剂、胶囊剂、片剂、丸剂、糖浆剂、口服液、栓剂或喷雾剂。

【主治】用于预防和治疗腹腔术后肠黏连，肠梗阻。

6. 【申请号】200910180755

【药物组成】炒枳壳 30；沉香 10；川芎 10；草果 6；大黄 15；牵牛子 15；蜂蜜 50

【制备方法】将炒枳壳、沉香、川芎、草果、大黄、牵牛子、蜂蜜制成丸剂、粉剂、片剂等。

【主治】行滞消胀、清热泻火、泻下攻积、滑肠通便，用于治疗老年肠梗阻。

7. 【申请号】200710132730

【药物组成】附子 9g；炒山楂 9g；细辛 6g；大黄 15g；代赭石 30g；炒莱菔子 30g；枳壳 12g；厚朴 12g

【制备方法】由附子、炒山楂、细辛、大黄、代赭石、炒莱菔子、枳壳、厚朴等组成。

【主治】用于治疗淤结型肠梗阻。

三、肠炎

1. 【申请号】201110199841

【药物组成】红参 1~2；椿根皮 1~2；红藤 1~2；大枣 1~2；薏苡仁 1~2

【制备方法】将红参、椿根皮、红藤、大枣、薏苡仁提取，制成颗粒剂、片剂、胶囊剂等。

【主治】用于治疗肠易激惹综合征。

2. 【申请号】200410079592

【药物组成】草血竭 25%~40%；岩陀 20%~30%；老鹳草 20%~30%；

苍术12%~30%

【制备方法】将草血竭粉碎过筛；将苍术、岩陀、老鹳草拣选、洗净、烘干、粉碎，提取、浓缩，经混匀、制粒、烘干，制成成品。

【主治】祛淤生新、收敛固涩、止血、止泻止痢、升清降浊健脾和胃，用于治疗肠炎腹泻。

3. 【申请号】99117567

【药物组成】天麻8；制附子3；炮山甲3；制马钱子10；桂枝1

【制备方法】由天麻、制附子、炮山甲、制马钱子、桂枝经制粉、称量、混合拌匀、装囊制成。

【主治】活血通络、消炎止痛，用于治疗慢性腹泻，过敏性肠炎、久年不愈的肠炎泻痢等慢性肠道疾病。

4. 【申请号】200510016675

【药物组成】酸浆籽70%~90%；炙甘草30%~10%

【制备方法】将酸浆籽、炙甘草分别粉碎，混合均匀，制粒，装胶囊。

【主治】用于治疗痢疾、肠炎。

5. 【申请号】200610117753

【药物组成】苦参10~15g；黄连3~6g；木香3~6g；干姜3~9g

【制备方法】由苦参、黄连、木香、干姜组成。

【主治】用于治疗非特异性溃疡结肠炎。

6. 【申请号】03135872

【药物组成】雪胆12g；薯莨12g；川黄连6g；广香6g；甘草3g

【制备方法】将雪胆、薯莨、川黄连、广香、甘草经干燥，粉碎，消毒，装胶囊即得。

【主治】用于治疗肠炎、痢疾。

7. 【申请号】02138972

【药物组成】丁香4%~10%；山楂炭25%~35%；铁苋菜25%~35%；石榴皮25%~35%；炮姜2.5%~3.5%

【制备方法】将丁香、山楂炭、铁苋菜、石榴皮和炮姜经磨粉、过筛、煎煮、浓缩、制粒、烘干、装胶囊、铝塑包装、灭菌、装箱等工序而制成成品。

【主治】用于治疗各种肠炎，特别是轮状病毒性肠炎。

8. 【申请号】200910163476

【药物组成】炒苍术5；血三七7；回头草9；牛儿草7

【制备方法】将炒苍术、血三七、回头草、牛儿草提取，制成颗粒剂、胶囊剂、片剂。

【主治】用于治疗肠炎、慢性结肠炎。

9.【申请号】200410079667

【药物组成】薄荷素油1；白芍/赤芍80～180

【制备方法】由薄荷素油和白芍/赤芍制成。

【主治】疏肝解郁、调气止泻，用于治疗腹泻型肠易激综合征。

10.【申请号】200710138955

【药物组成】马齿苋40～50g；生大蒜13～15g

【制备方法】将马齿苋煎熬去渣取汁，再将生大蒜捣成泥状，泥入汁中搅匀即得。

【主治】清热解毒、暖胃行气，用于治疗急性肠炎。

11.【申请号】200710116347

【药物组成】地锦草25～35；黄毛耳草25～35；盘柱南五味子15～25；枳壳5～15；凤尾草35～45

【制备方法】将地锦草、黄毛耳草、盘柱南五味子、枳壳、凤尾草加水煎服。还可加入诃子肉。

【主治】用于治疗急性肠炎。

12.【申请号】200810139682

【药物组成】大枣10～12g；生姜10～15g；毛桃5～8g；拳参6～10g；生地黄10～15g；黄芪6～10g

【制备方法】将大枣、生姜、毛桃、拳参、生地黄、黄芪洗净，带皮核的去除皮核，蒸熟后捣烂成泥，搅拌均匀，制成药丸。

【用法用量】使用时取药丸放在神阙穴，用伤湿止痛膏贴在外面。

【主治】用于治疗慢性肠炎、急性肠炎。

13.【申请号】201010278766

【药物组成】干姜10～15；毛姜4～12；黄芪20～40；当归10～15；赤石脂15～25；白术15～25

【制备方法】将干姜、毛姜、黄芪、当归、赤石脂、白术按常规煎制方式制成药剂。

【主治】用于治疗慢性肠炎。

14.【申请号】200810079464

【药物组成】猪苓6～15；桑枝25～50；党参25～30；白茅根30～45

【制备方法】由猪苓、桑枝、党参、白茅根经过煎煮，制成合剂。

【主治】补中益气、健脾益肺、利水渗湿、祛风通络，用于治疗慢性肠炎、便秘或腹泻。

15. 【申请号】200410039432

【药物组成】五倍子 115~155；肉豆蔻 115~155；红参 20~40；鹿角霜 40~52；乌梅 135~165；诃子 135~165

【制备方法】将五倍子、肉豆蔻、红参、鹿角霜、乌梅、诃子，或再加入苍术、茯苓、木香为原料，分别以水提取，提取挥发油用 BETA－环糊精包合、碎成细粉等工艺制备。

【主治】用于治疗肠易激综合征。

四、胆道蛔虫症

1. 【申请号】03145646

【药物组成】萹蓄 50g；柴胡 10g；食醋 100g

【制备方法】将萹蓄、柴胡、食醋加若干水煎熬而成。

【主治】用于治疗胆道蛔虫症、蛔虫腹痛症。

2. 【申请号】200710138963

【药物组成】川黄连 8~10g；黄芩 8~10g；乌梅 8~10g；槟榔 8~10g；五味子 4~6g

【制备方法】由川黄连、黄芩、乌梅、槟榔、五味子组成，经煎熬去药渣得汤剂。

【主治】清热解毒、敛肺杀虫，用于治疗热毒型胆道蛔虫症。

3. 【申请号】200710138947

【药物组成】生黄芩 8~10g；五味子 8~10g；乌梅 8~10g；槟榔 18~20g；食醋 20~25g

【制备方法】由生黄芩、五味子、乌梅、槟榔、食醋组成，经研成药粉，调成糊状。

【主治】清热解毒、敛肺杀虫，用于治疗胆道蛔虫症。

4. 【申请号】200710138532

【药物组成】乌梅 13~15g；川楝子 13~15g；使君子 8~10g；槟榔 8~10g；黄芩 8~10g；黄连 8~10g；金钱草 8~10g；花椒 4~5g

【制备方法】由乌梅、川楝子、使君子、槟榔、黄芩、黄连、金钱草、花椒组成，经煎煮、去渣，得汤剂。

【主治】清热除湿、利胆杀虫，用于治疗湿热型胆道蛔虫症。

5. 【申请号】200710138540

【药物组成】柴胡 13～15g；枳实 13～15g；茵陈 18～20g；黄芩18～20g；白芍 50～60g；半夏 8～10g；川楝子 8～10g；大枣 8～10g

【制备方法】由柴胡、枳实、茵陈、黄芩、白芍、半夏、川楝子、大枣组成，经煎煮、去渣、得汤剂。

【主治】清热解毒、养血柔肝、升阳解郁、利胆杀虫，用于治疗肝气郁结型胆道蛔虫症。

6. 【申请号】200710138546

【药物组成】乌梅 25～30g；土黄连 20～25g；茵陈 18～20g；川楝子 13～15g；郁金 13～15g；五灵脂 8～10g；藿香 8～10g；广木香8～10g

【制备方法】，由乌梅、土黄连、茵陈、川楝子、郁金、五灵脂、藿香、广木香组成，经煎煮、去渣、得汤剂。

【主治】清热解毒、活血散淤、行气止痛、利胆杀虫，用于治疗气滞血淤型胆道蛔虫症。

五、胆囊炎

1. 【申请号】201110364261

【药物组成】柴胡 5～7；黄芩 13～17；大黄 8～12

【制备方法】由柴胡、黄芩、大黄制成，还可添加茵陈、金钱草、郁金、鸡内金、枳实、半夏、白芍、甘草。

【主治】用于治疗胆囊炎。

【解析】柴胡入肝胆经，能清热，疏肝，解郁，黄芩可直入胆经，清热泻火解毒，大黄清热泻火。诸药合用，可使肝气顺，胆热去。

2. 【申请号】200710054333

【药物组成】甘草 1%～10%；大黄 20%～80%；乙醇 10%～70%

【制备方法】将大黄、甘草粉碎，加入乙醇混合，和适当的基质制成外用膏剂，贴于穴位。

【主治】用于治疗胆囊炎。

3. 【申请号】03156469

【药物组成】茵陈 3g；栀子 3g；厚朴 3g；大黄 5g；麦芽 3g；矾石 5g

【制备方法】将茵陈、栀子、厚朴、大黄、麦芽、矾石共同研细末，装胶囊即得。

【主治】用于治疗胆囊炎。

4. 【申请号】**201010239296**

【药物组成】银花 25～35；连翘 10～20；板蓝根 25～35；生大黄 8～15；黄芩 10～20；半夏 8～15；木香 8～15；牡丹皮 8～15；赤芍 8～15

【制备方法】由银花、连翘、板蓝根、生大黄、黄芩、半夏、木香、牡丹皮和赤芍组成，将组合物制成各种需要的口服制剂。

【主治】清热解毒、健脾和胃，用于治疗湿热型胆囊炎。

5. 【申请号】**201110339878**

【药物组成】黄连 100～150；栀子 80～120

【制备方法】将黄连、栀子烘干，研极细粉，猪胆汁或羊胆汁制，过筛，按常规方法制成口服制剂，即得。

【主治】用于治疗胆囊炎。

6. 【申请号】**201010192655**

【药物组成】延胡索 10～15g；板蓝根 15～20g；龙胆 10～15g；枳壳 10～15g；甘草 15～20g；丹参 10～15g；黄芩 15～20g；郁金 10～15g；白芍 10～15g

【制备方法】将延胡索、板蓝根、龙胆、枳壳、甘草、丹参、黄芩、郁金、白芍用水煎煮，即可。

【主治】用于治疗胆囊炎。

7. 【申请号】**96117405**

【药物组成】穿心莲 868g；苦木 868g；溪黄草 868g

【制备方法】用碱水法提取穿心莲；用醋酸乙酯渗漉法提取苦木；用水煮法提取溪黄草，三种提取液分别浓缩制成稠膏后再混合，制成片剂、胶囊剂、颗粒剂、冲剂等。

【主治】用于治疗胆囊炎。

8. 【申请号】**201010531769**

【药物组成】柴胡 10；郁金 8；豆蔻 10；鸡内金 6；半夏 6；山药 15；茵陈 6；续断 6；延胡索 10；麦冬 10

【制备方法】由柴胡、郁金、豆蔻、鸡内金、半夏、山药、茵陈、续断、延胡索、麦冬组成，经过清洗、干燥、粉碎，过筛，制成散剂装胶囊。

【主治】用于治疗胆囊炎。

9. 【申请号】**200910176574**

【药物组成】姜黄 9；金钱草 9；黄连 3；延胡索 6；郁金 6；炙甘草 6

【制备方法】由姜黄、金钱草、黄连、延胡索、郁金、炙甘草组成。

【主治】破血行气、泻火解毒、利尿通淋、凉血活血，用于治疗胆囊炎。

10. 【申请号】00103074

【药物组成】郁金100g；粉牡丹皮150g；赤芍100g；茵陈150g；蒲公英160g；鸡内金150g；金银花150g

【制备方法】由郁金、粉牡丹皮、赤芍、茵陈、蒲公英、鸡内金、金银花组成，经筛选、称量、煎煮、灌装等常规方法制备而成。

【主治】用于治疗胆囊炎。

11. 【申请号】94112565

【药物组成】枳壳5～10g；大黄5～15g；薏苡仁5～10g；郁金10～15g；当归10～20g；茵陈5～10g；延胡索5～15g

【制备方法】将枳壳、大黄、薏苡仁、郁金、当归、茵陈、延胡索经过处理后，用文火煎服。

【用法用量】早晚各服药一次。

【主治】用于治疗胆囊炎、胆道炎、胆结石。

12. 【申请号】01108160

【药物组成】毛茛300g；粉防己200g

【制备方法】采摘新鲜的毛茛与粉防己的根，洗净，晒至疲软，按3：2的比例混合、捣烂即为成品药剂。

【主治】用于治疗胆囊炎、胆管炎。

13. 【申请号】97106954

【药物组成】猪胆汁5～7份；白矾3～5份；郁金9～11份；黄芩4～6份；银硝3～5份

【制备方法】将新鲜猪胆汁蒸馏、浓缩、研粉，再与研成粉状的白矾、郁金、黄芩、银硝混匀，装入胶囊即可。

【主治】疏肝理气、止痛、活血化淤、开郁通络、消炎利胆，用于治疗急慢性胆囊炎、胆道炎。

14. 【申请号】200310125173

【药物组成】牛胆粉0.2～3.0；连钱草10～60；姜黄10～30；大黄3～20；陈皮5～50；威灵仙5～60；荜橙茄5～60；小茴香3～30

【制备方法】将牛胆粉、连钱草、姜黄、大黄、陈皮、威灵仙、荜橙茄和小茴香，除去杂质，超微粉碎成细粉过400～1800目筛，混合均匀，灭菌，熟化，灌装胶囊。也可以将上述药物用水提取，提取物干燥，粉碎，制成胶囊。

【主治】用于治疗胆囊炎、胆结石。

15. 【申请号】**94107356**

【药物组成】威灵仙 5.8～6.4g；金钱草 1.0～1.8g；枳实 0.8～1.2g；鸡内金 0.8～1.6g

【制备方法】由威灵仙、金钱草、枳实、鸡内金经乙醇浸提、浓缩后，加入食糖、白酒而成。

【主治】用于治疗胆囊炎、胆结石、胆总管结石、肝内结石、肝胆管泥沙样结石、胆绞痛。

16. 【申请号】**200910191548**

【药物组成】金钱草 1～4；绵茵陈 1

【制备方法】将金钱草和绵茵陈水提醇沉，纯化，加入载体，制成颗粒、片剂、胶囊等。

【主治】用于治疗胆囊术后综合征、单纯性胆囊炎。

17. 【申请号】**03117559**

【药物组成】结石草 2000～3500g；鹅不食草 100～200g；延胡索 100～200g

【制备方法】将结石草、鹅不食草、延胡索为辅粉碎或提取，制成片剂、胶囊剂、口服液、注射剂、颗粒剂、丸剂等剂型。

【主治】利胆排石、活血止痛，用于治疗胆囊炎、胆石症。

18. 【申请号】**03111382**

【药物组成】厚朴 19～25 份；山楂片 20～30 份；大黄 20～30 份；茵陈 25～35 份

【制备方法】将厚朴、山楂片、大黄、茵陈粉碎后制成片剂、胶囊剂、冲剂和丸剂。

【主治】清热、利胆、退黄、补气、消食，用于胆囊炎、胆石症及肝炎和脂肪肝的治疗。

19. 【申请号】**03118310**

【药物组成】结石草 5400～25000g；鹅不食草 300～1400g；延胡索 300～1400g

【制备方法】将结石草、鹅不食草、延胡索全部或部分加水煎煮，部分粉碎成细粉，制成颗粒。

【主治】利胆排石、活血止痛，用于治疗肝胆湿热蕴结所致的胆囊炎、胆石症。

20. 【申请号】01118702

【药物组成】熊胆70%；青叶胆浸膏干粉30%

【制备方法】将熊胆粉和青叶胆浸膏干粉混合，过筛，灭菌，制成丸剂。

【主治】用于治疗胆囊炎、急慢性肝炎、黄胆型肝炎、乙型肝炎、脂肪肝。

21. 【申请号】201010560654

【药物组成】姜黄9；金钱草9；黄连3；延胡索6；郁金6；炙甘草6

【制备方法】由姜黄、金钱草、黄连、延胡索、郁金、炙甘草组成。

【主治】破血行气、泻火解毒、利尿通淋、凉血活血，用于治疗胆囊炎。

22. 【申请号】200310107721

【药物组成】黄芩38~45g；制独角莲28~35g；厚朴13~16g；郁金13~16g

【制备方法】将黄芩、制独角莲、厚朴、郁金加工制成胶囊剂、片剂均可。

【主治】用于治疗胆囊炎、慢性阑尾炎、慢性胰腺炎。

23. 【申请号】201010542799

【药物组成】蒲公英10~20；鸡内金5~10；柴胡5~10；山楂5~10；虎杖1~5；猪苦胆1~5；甘草1~5

【制备方法】将蒲公英、鸡内金、柴胡、山楂、虎杖、猪苦胆、甘草相互串料均匀，粉碎过筛，制成大水丸，还可制成粉剂、胶囊剂。

【主治】疏肝通降、利胆和胃、清热除湿、行气止痛，用于治疗胆囊炎。

24. 【申请号】97103282

【药物组成】金钱草22.5；海金砂5.6；郁金5.6；鸡内金5.6；木香5.6；香附5.6；延胡索5.6；川楝子5.6；白芍6.7；竹茹6.7；焦三仙6.7；甘草3.4；砂仁5.6；蒲公英9.0

【制备方法】由金钱草、海金砂、郁金、鸡内金和木香、香附、延胡索、川楝子、竹茹、焦三仙、甘草、白芍、砂仁、蒲公英辅药按重量百分比配伍而成，可制成丸剂、片剂、水丸。

【主治】疏肝利胆、和湿化中，用于治疗胆囊炎。

25. 【申请号】200810015069

【药物组成】丹参20~30；白芷15~25；牡丹皮15~25；夏枯草10~15；钩藤8~15；菊花10~15

【制备方法】由丹参、白芷、牡丹皮、夏枯草、钩藤、菊花组成；并经过粉碎，制成胶囊剂。

【主治】祛淤通络、解痉止痛，用于治疗胆囊炎。

26.【申请号】201010278758

【药物组成】生地黄 10~15；何首乌 6~12；枸杞子 6~12；茵陈 25~35；虎杖 20~40

【制备方法】由生地黄、何首乌、枸杞子、茵陈和虎杖加水煎煮后取汁服用。

【主治】用于治疗慢性胆囊炎。

六、肝损伤

1.【申请号】201110414775

【药物组成】红花籽油 35~45；葛根提取物 3~9；丹参提取物 3~9；大豆浓缩磷脂 20~30

【制备方法】由红花籽油、葛根提取物、丹参提取物、大豆浓缩磷脂组成。

【主治】用于治疗各类肝损伤。

2.【申请号】200810104723

【药物组成】葛根 10~15；甘草 10~15

【制备方法】由葛根和甘草提取分离制成，还可以加薄荷、赤芍。

【主治】用于治疗酒精性肝损伤。

3.【申请号】200510017392

【药物组成】橄榄 20%~23%；枳椇子 16%~19%；葛花 9%~12%；白茅根 16%~19%；山楂 9%~12%；乌梅 9%~12%；陈皮 9%~12%

【制备方法】用橄榄、枳椇子、葛花、白茅根、山楂、乌梅和陈皮经水煎、浓缩、干燥、造粒制成。

【主治】用于防治酒精性肝损伤。

4.【申请号】201110110586

【药物组成】葛根 3；葛花 1；菊花 2；溪黄草 2；栀子；枳椇子 3；砂仁 2

【制备方法】将葛根、葛花、菊花、溪黄草、栀子、枳椇子、砂仁提取，制成丸剂、散剂、颗粒剂等。

【主治】用于防治酒精性肝损伤。

5.【申请号】201010137206

【药物组成】拐枣 50；葛根 20；炙甘草 10；葛花 20

【制备方法】将拐枣、葛根、炙甘草、葛花加入蒸馏水蒸煮，过滤，浓缩提取液，加入蜂蜜或安赛蜜，杀菌消毒，无菌灌装，即可。

【主治】用于防治酒精性肝损伤。

6. 【申请号】200610083811

【药物组成】水芹 50% ~ 60%；葛花 30% ~ 40%；甘草 10% ~ 20%

【制备方法】将水芹、葛花、甘草粉碎后制成泡腾片、颗粒冲剂、胶囊剂、口服液、咀嚼片剂或口含片剂、饮料六种剂型。

【主治】用于防治酒精性肝损伤。

7. 【申请号】20111035025

【药物组成】枳椇子 5 ~ 10；银杏叶 5 ~ 15；香榧果 1 ~ 10

【制备方法】由枳椇子、银杏叶、香榧果组成。

【主治】用于防治酒精性肝损伤。

8. 【申请号】201010595857

【药物组成】灵芝 8 ~ 16；葛根 10 ~ 20；枳椇子 6 ~ 12；枸杞子 4 ~ 12；玉米肽 0.5 ~ 1

【制备方法】由灵芝、葛根、枳椇子、枸杞子、玉米肽组成。

【主治】用于防治酒精性肝损伤。

9. 【申请号】201010220861

【药物组成】绿豆 25 ~ 45；梨浓缩汁 10 ~ 30；葛花 0.01 ~ 0.05

【制备方法】由绿豆、梨浓缩汁、葛花等组成；并经过常规方法，制成绿豆梨汁饮料。

【主治】解酒毒、醒酒保肝、滋阴清热、利尿排毒，用于防治酒精性肝损伤。

10. 【申请号】201110129986

【药物组成】砂仁 15 ~ 25g；青皮 15 ~ 25g；葛根 20 ~ 30g；甜叶菊 20 ~ 30g；白芍 10 ~ 20g；绞股蓝 15 ~ 20g；白蔻 10 ~ 20g

【制备方法】由砂仁、青皮、葛根、甜叶菊、白芍、绞股蓝、白蔻组成；并经过冲泡或取汁液，制成饮料。

【主治】生津止渴、消渴解暑、清热利尿，用于防治酒精性肝损伤。

11. 【申请号】200710040221

【药物组成】葛根 50g；生姜 30g；橘皮 25g；蜂蜜 15g

【制备方法】将葛根、生姜、橘皮焙干，研磨成粉，加入盐、蜂蜜调制黏结成丸，还可用蛋清黏结成丸。

【主治】清热解毒，用于防治酒精性肝损伤。

12. 【申请号】200410010749

【药物组成】葛根 1 ~ 50；桑葚 1 ~ 40；橄榄 1 ~ 35；红糖 1 ~ 45

【制备方法】由葛根、桑葚、橄榄、红糖经过对原料的煎煮、过滤、浓缩、干燥、粉碎、混料而制成。

【主治】用于防治酒精性肝损伤。

13. 【申请号】200910061279

【药物组成】枳椇子 20 ~ 80；葛根 5 ~ 32；五味子 3 ~ 30

【制备方法】由枳椇子、葛根、五味子组成；并经过提取，制成片剂、咀嚼片、胶囊剂等剂型。

【主治】清热利湿、化淤解毒，用于治疗酒精性肝损伤和脂肪肝。

七、肝纤维化

1. 【申请号】200710093918

【药物组成】人参 10 ~ 15；黄芪 10 ~ 15；佛手 10 ~ 15；桃仁 10 ~ 15；白芍 10 ~ 15

【制备方法】将人参、黄芪、佛手、桃仁、白芍水提醇沉，取上清液浓缩，干燥，制成颗粒剂。

【主治】用于治疗肝纤维化。

2. 【申请号】200610027787

【药物组成】人参 10 ~ 15；白术 15 ~ 25；牡蛎 15 ~ 25；三棱 10 ~ 15；莪术 10 ~ 15；白芍 10 ~ 15

【制备方法】由人参、白术、牡蛎、三棱、莪术和白芍组成。

【主治】用于治疗肝纤维化。

3. 【申请号】200610027788

【药物组成】人参 10 ~ 15；黄芪 10 ~ 15；佛手 10 ~ 15；桃仁 10 ~ 15；鳖甲 10 ~ 15；白芍 10 ~ 15

【制备方法】由人参、黄芪、佛手、桃仁、鳖甲和白芍组成。

【主治】用于治疗肝纤维化。

4. 【申请号】201110117576

【药物组成】三七 1 ~ 3；老鹳草 4 ~ 6；五味子 2 ~ 4；茜草 3 ~ 5

【制备方法】由三七、老鹳草、五味子、茜草组成；并经过提取，制成口服液、颗粒剂、片剂等剂型。

　　【主治】活血通络，化淤散结，用于治疗肝纤维化。

5.【申请号】200610000500

　　【药物组成】黄芪5~25；丹参1~2；甘草1~4

　　【制备方法】由黄芪、丹参组成；还可加甘草。

　　【主治】用于治疗肝纤维化。

6.【申请号】201110245058

　　【药物组成】龙胆1；黄芪1；鸡血藤1；红花1；当归1

　　【制备方法】将龙胆、黄芪、鸡血藤、红花、当归经过水煎煮提取，浓缩制备而成。

　　【主治】用于防治肝纤维化。

7.【申请号】201110379598

　　【药物组成】茵陈3；白术6；附子1.5；干姜1.5；炙甘草3；肉桂1

　　【制备方法】将茵陈、白术、附子、干姜、炙甘草、肉桂用水煎煮，合并煎煮液，浓缩，加入辅料，制成片剂、糖衣片剂、薄膜衣片剂。

　　【主治】用于治疗肝纤维化。

8.【申请号】03119759

　　【药物组成】丹参提取物77g；赤芍提取物33g

　　【制备方法】将丹参用水提取，加明胶沉淀后，用醋酸乙酯萃取；将赤芍用乙醇提取，加明胶沉淀后，滤液过大孔树脂柱，收集乙醇洗脱液；将上述提取物混合，加辅料，制成片剂、粒剂、粉剂、胶囊、口服液等剂型。

　　【主治】用于治疗肝纤维化。

9.【申请号】200910192147

　　【药物组成】柴胡5~40；黄芩5~40；姜黄5~40；法半夏5~40；炙甘草5~40；人参5~40；生姜5~40

　　【制备方法】由柴胡、黄芩、姜黄、法半夏、炙甘草、人参、生姜组成；并经过提取，制备而成。

　　【主治】益气化淤、清热解毒、健脾益气，用于治疗肝纤维化和肝硬化。

八、肝炎

1.【申请号】201110304318

　　【药物组成】龙葵10~20；柴胡6~10；白花蛇舌草20~40；垂盆草20~

40；女贞子 10 ~ 14；焦栀子 7 ~ 11；甘草 3 ~ 7

【制备方法】将龙葵、柴胡、白花蛇舌草、垂盆草、女贞子、焦栀子、甘草经水提醇沉，干燥，添加辅料制成各种制剂。

【主治】清热解毒、调和脾胃，用于治疗慢性乙型肝炎。

【解析】方中龙葵、白花蛇舌草、垂盆草清热解毒，有很好的抗乙肝病毒作用，柴胡、栀子疏肝清热，女贞子滋阴养肝，甘草健脾护胃，调和诸药。

2.【申请号】200710077739

【药物组成】钩藤 40 ~ 63；火炭母草 5 ~ 8；苍耳子 5 ~ 8；虎杖 5 ~ 10；黄柏 5 ~ 8；桑寄生 5 ~ 13；黄玉米 11 ~ 14

【制备方法】由钩藤、火炭母草、苍耳子，虎杖、黄柏、桑寄生、黄玉米组成。

【主治】化浊、祛湿、健脾、疏肝调气、育肝养肝，用于治疗肝炎。

3.【申请号】200610017173

【药物组成】返魂草 700 ~ 1300；郁金 35 ~ 65；蒸制黄精 35 ~ 65；白芍 10.5 ~ 19.5；生麦芽 70 ~ 130

【制备方法】将返魂草、郁金、蒸制黄精、白芍、生麦芽加水煎煮，煎液滤过，滤液浓缩成稠膏，再加入辅料，混合制成颗粒剂、胶囊剂等。

【主治】疏肝理气、清热解毒，用于治疗甲型肝炎、乙型肝炎及各种慢性肝炎。

4.【申请号】200510090722

【药物组成】叶下珠 3 ~ 4；苦参 1 ~ 2；甘草 1 ~ 2；人参茎叶总皂苷 0.04 ~ 0.06

【制备方法】将叶下珠、苦参、甘草的提取物与人参茎叶总皂苷、药用辅料混合，制备成包括片剂、胶囊剂、颗粒剂、软胶囊剂、滴丸剂、口服液、缓释片剂、缓释胶囊剂的口服制剂。

【主治】清肝解毒、益气健脾，用于治疗慢性病毒性肝炎。

5.【申请号】201010565925

【药物组成】鱼腥草 6 ~ 18；白术 5 ~ 15；灵芝 6 ~ 18；三七 3 ~ 9；丹参 6 ~ 18；茵陈 6 ~ 18；青皮 5 ~ 15

【制备方法】由鱼腥草、白术、灵芝、三七、丹参、茵陈、青皮制成。

【主治】扶正培本，益气养血，清热解毒，活血化瘀止痛，用于治疗慢性肝炎。

6.【申请号】200480005758

【药物组成】南瓜子 50%；红花 20%；车前草 15%；忍冬 15%

【制备方法】将南瓜子、红花、车前草及忍冬用水提取，提取物过滤后浓缩，制成颗粒等剂型。

【主治】用于治疗丙型肝炎。

7. 【申请号】200510052370

【药物组成】熊胆粉 2 ~ 6；姜黄 10 ~ 25；龙胆 10 ~ 25；诃子 2 ~ 15

【制备方法】将龙胆用水提取；将诃子、姜黄粉碎成细粉，与前述药粉充分混匀；加入熊胆粉混合均匀，干燥，粉碎，制成所需剂型。还可包括木香、大黄、茵陈、夏枯草。

【主治】用于治疗病毒性肝炎，包括甲型、乙型、丙型、丁型和戊型。

8. 【申请号】201110374727

【药物组成】积雪草 10 ~ 30；金银花 10 ~ 30；茵陈 10 ~ 30；龙胆 10 ~ 30；党参 10 ~ 30

【制备方法】由积雪草、金银花、茵陈、龙胆、党参组成。

【主治】清热利湿、芳香化浊、调气活血，用于治疗传染性肝炎。

9. 【申请号】03102816

【药物组成】马蹄金 10 ~ 50 份；麦冬 8 ~ 40 份；筋骨草 8 ~ 35 份；五爪龙 15 ~ 60 份

【制备方法】将马蹄金、麦冬、筋骨草、五爪龙按组分量配、经清洗灭菌处理，捣成药泥，装袋贴于脐部。如没有马蹄金，可以用遍地金或积雪草代替，还可以增加食盐。

【主治】清热解毒、健脾利尿、平肝退黄、活血化淤、凉血解郁，用于治疗病毒性肝炎。

10. 【申请号】201010214680

【药物组成】鸭脚艾 15 ~ 45g；牛尾蒿 15 ~ 30g；蜂蜜 10 ~ 30g

【制备方法】将鸭脚艾、牛尾蒿、蜂蜜加水煮成汤药。

【主治】用于治疗肝炎。

11. 【申请号】201010238227

【药物组成】黄芩 5 ~ 15；五味子 5 ~ 15；茵陈 5 ~ 15；虎杖 10 ~ 20；生黄芪 10 ~ 30；丹参 10 ~ 30

【制备方法】由黄芩、五味子、茵陈、虎杖、生黄芪、丹参组成；并熬制成汤剂或粉碎制成片剂。

【主治】用于治疗肝炎。

12. 【申请号】91106266

【药物组成】黑矾 0.5 ~ 1.5g；大枣 6 ~ 10g；丹参 4 ~ 8g；当归 5 ~ 8g；黄

芪 5 ~ 8g；神曲 4g；五味子 3g

【制备方法】由黑矾、大枣、丹参、当归、黄芪、神曲、五味子混合组成，可制成散剂，蜜丸或片剂。

【主治】用于治肝炎。

13.【申请号】93114819

【药物组成】茵陈 1；花椒 1；黑胡椒 1；黄菊花 1；桃仁 1；黑矾 1；大枣 1；生姜 1

【制备方法】由茵陈、花椒、黑胡椒、黄菊花、桃仁、黑矾、大枣、生姜制成水丸，也可制成其他常规丸剂。

【主治】用于治疗黄疸型肝炎。

14.【申请号】200410010707

【药物组成】柴胡 240 ~ 360g；茵陈 240 ~ 360g；板蓝根 240 ~ 360g；五味子 250 ~ 380g；猪胆粉 15 ~ 25g；云芝多糖 15 ~ 25g

【制备方法】由柴胡、茵陈、板蓝根、五味子、猪胆粉、云芝多糖等按比例制成。

【主治】用于治疗肝炎、病毒性肝炎。

15.【申请号】93111102

【药物组成】蜈蚣 10 条；穿山甲 10g；海金砂 25g；白花蛇舌草 20g；丹参 40g；莪术 30g

【制备方法】将蜈蚣、穿山甲、海金砂、白花蛇舌草、丹参、莪术碾成细末后，提取有效成分，混合即成。

【主治】用于治疗各种肝炎。

16.【申请号】200610051122

【药物组成】蓝靛 15 ~ 25g；柿树根皮 20 ~ 30g；刺梨根 20 ~ 40g；云芝 20 ~ 30g；毛草龙 15 ~ 30g

【制备方法】将蓝靛、柿树根皮、刺梨根、云芝、毛草龙洗净晒干，粉碎，混匀，恒温干燥，紫外线灭菌，最后分装，用其炖鸡，即可。

【主治】用于治疗甲型肝炎、乙型肝炎。

17.【申请号】200510062331

【药物组成】青叶胆 74.5% ~ 91.0%；熊胆粉 15.5% ~ 18.9%

【制备方法】将青叶胆水提醇沉或乙醇提取，浓缩得浸膏，将浸膏与熊胆粉粉碎，混匀，加入熔融的滴丸基质，搅匀，滴入冷却剂中，干燥，制成珍熊胆滴丸。

【主治】清热解毒，疏肝利胆，用于治疗急性肝炎、慢性肝炎、胆囊炎。

18. 【申请号】201010526530

　　【药物组成】云芝 1~4g；桑黄 1~4g；木蹄 1~4g；平盖灵芝 1~4g

　　【制备方法】将云芝、桑黄、木蹄、平盖灵芝干燥，低温下超微细粉碎，包装，即可。

　　【主治】用于治疗急性肝炎、慢性肝炎。

19. 【申请号】200610164310

　　【药物组成】竹黄 5~30；树舌 5~50；木蹄 5~50

　　【制备方法】将竹黄、树舌、木蹄加水煎煮，制成汤剂。

　　【主治】用于治疗急性肝炎、慢性肝炎。

20. 【申请号】200710050363

　　【药物组成】顶头马兰 15g；白花蛇舌草 15g；栀子花根 15g；半枝莲 15g；天胡荽 15g；垂盆草 15g

　　【制备方法】将顶头马兰、白花蛇舌草、栀子花根、半枝莲、天胡荽、垂盆草提取后制成胶囊剂。

　　【主治】用于治疗病毒性乙型肝炎、肝纤维化、乙型肝炎。

21. 【申请号】201010511981

　　【药物组成】夏枯草 30；金钱草 15~20；丹参 15~20；银花 20~25；蒲公英 20~25；浙贝母 10~15

　　【制备方法】由夏枯草、金钱草、丹参、银花、蒲公英、浙贝母组成。

　　【主治】用于治疗黄疸型肝炎。

22. 【申请号】92110222

　　【药物组成】大黄丹根 33%~36%；小黄丹草 4%~6%；山栀子根 27%~32%；山苍子根 23%~27%；淡竹叶 4%~6%

　　【制备方法】由大黄丹根、小黄丹草、山栀子根、山苍子根、淡竹叶用水煎煮而成。

　　【主治】清热解毒、利湿退黄，用于治疗慢性肝炎、肝硬化腹水。

23. 【申请号】201010552234

　　【药物组成】泥鳅 5 条；陈皮 10g；艾叶 5g；当归 8g；人参 2g；生姜少许

　　【制备方法】将泥鳅洗净，烘干，加冰糖、陈皮、艾叶、当归、人参碾成末，然后加入生姜，兑水服用。

　　【主治】用于治疗慢性肝炎。

24. 【申请号】200610152951

　　【药物组成】叶下珠 1~100；苦豆子 1~100；甘草 1~100

【制备方法】由叶下珠、苦豆子、甘草制成。

【主治】用于治疗乙型病毒性肝炎。

25.【申请号】200310111646

【药物组成】蟛蜞菊200~600g；黄芪250~850g；水辣蓼花10~60g

【制备方法】将蟛蜞菊、黄芪、水辣蓼花粉碎，混匀即得，也可制成丸剂、片剂或胶囊，或制成水煎剂。

【主治】用于治疗乙型肝炎。

26.【申请号】200610164305

【药物组成】桑黄5~50；树舌5~85

【制备方法】将桑黄、树舌加水煎煮，制成汤剂。

【主治】用于治疗乙型肝炎。

九、肝硬化腹水

1.【申请号】200710016384

【药物组成】猫眼草1500g；萱草根1500g；葱白1500g；葱子粉30g；干蟾粉20g

【制备方法】由猫眼草、萱草根、葱白水煎除渣，加葱子粉，熬膏致拔丝，再加干蟾粉，摊在布上。

【用法用量】使用时贴脐周围，宽布系在腰上。

【主治】用于治疗肝硬化及腹水和全身性水肿。

2.【申请号】200910235498

【药物组成】丹参4~30；生地黄4~30；三七3~20；茜草4~30；灵芝2~15；当归3~25

【制备方法】由丹参、生地黄、三七、茜草、灵芝、当归制成。

【主治】扶正培本，益气养血，活血化淤，育阴养肝、软坚散结，用于治疗肝硬化。

3.【申请号】201010599440

【药物组成】车前子6；灵芝9；当归9；三七4；桑葚9；鳖甲9

【制备方法】由车前子、灵芝、当归、三七、桑葚、鳖甲加工制成。

【主治】扶正培本、益气养血、养肝柔肝、软坚散结、活血化淤止痛，用于治疗肝硬化。

4.【申请号】200610164304

【药物组成】红缘层孔菌5~50；赤芝5~50；云芝5~50

【制备方法】将红缘层孔菌、赤芝、云芝加水煎煮，制成汤剂。

【主治】用于治疗肝硬化。

5.【申请号】200710131357

【药物组成】当归40g；川芎20g；黄芪20g；薏苡仁20g；柴胡10g；泽兰叶20g；郁金20g；三七粉3g

【制备方法】由当归、川芎、黄芪、薏苡仁、柴胡、泽兰叶、郁金、三七粉组成，经传统炮制方法制成。

【主治】用于治疗早期肝硬化。

6.【申请号】201010190761

【药物组成】香附15～20g；赤芍15～25g；五味子15～20g；当归12～18g；大青叶8～14g；枳实10～12g；山慈菇20～30g

【制备方法】将香附、赤芍、五味子、当归、大青叶、枳实、山慈菇用水煎服，也可制成粉剂、片剂等。

【主治】用于治疗肝硬化。

7.【申请号】200910020199

【药物组成】三七90～150；丹参90～150；连翘60～102；栀子60～120；白术100～180；生山楂150～200；厚朴60～120；五味子60～120；甘草60～120

【制备方法】由三七、丹参、连翘、栀子、白术、生山楂、厚朴、五味子、甘草组成；并经过粉碎制备而成。

【主治】活血化淤、清热利湿、醒脾健胃，用于治疗肝硬化。

8.【申请号】200610027786

【药物组成】生地黄10～15；沙参10～15；麦冬10～15；川楝子10～15；枸杞子10～15；柴胡10～15；赤芍10～15

【制备方法】由生地黄、沙参、麦冬、川楝子、枸杞子、柴胡和赤芍组成。

【主治】用于治疗肝硬化。

9.【申请号】96117437

【药物组成】琥珀10～30；大枣10～30；泽兰10～30；丹参10～30；胡桃10～30；蜂蜡10～30；白蜜10～30；鳖甲10～30

【制备方法】由琥珀、大枣、泽兰、丹参、胡桃、蜂蜡、白蜜、鳖甲组成。

【主治】用于治疗肝硬化。

10. 【申请号】02110312

【药物组成】麻黄 5~7 份；透骨草 3~9 份；松萝茶 4~9 份；大枣 10~20 份；琐琐葡萄 3~10 份

【制备方法】将麻黄、透骨草、松萝茶、大枣和琐琐葡萄用水提取，制成汤剂、片剂、散剂、口服液。

【主治】用于治疗肝硬化、肝腹水。

11. 【申请号】96102500

【药物组成】神曲 15g；麦芽 15g；木通 15g；槟榔 15g；丁香 15g；甘遂 15g；麝香 3 份；荞麦面 1500

【制备方法】神曲、麦芽、木通、槟榔、丁香、甘遂、麝香、荞麦面制成细末，拌匀制成药丸，蒸熟即得。

【主治】用于治疗肝硬化腹水。

12. 【申请号】201010124362

【药物组成】山楂面 23~27g；山楂核 8~12g；水牛角 1~3g；大黄 1~3g；硝石 1~3g；香附 1~5g

【制备方法】由山楂面、山楂核、水牛角、大黄、硝石、香附组成；并经过白酒浸泡、焙干后研成细末即可。

【主治】用于治疗慢性肝炎引发的肝硬化、肝纤维化、肝硬化引发的腹水。

十、肛周疾病

1. 【申请号】200710130862

【药物组成】诃子 3~10；石菖蒲 2~8；制草乌 1.5~8；木香 0.5~5；麝香 0.3~1

【制备方法】将诃子、石菖蒲、制草乌、木香、麝香分别粉碎成细粉，混匀，加入基质，用常规方法制成栓剂。

【主治】清热消肿、通络散淤、止血涩肠，用于治疗肛门疾病。

2. 【申请号】200310109126

【药物组成】（江子油；穿山甲；僵蚕；米壳；芫花；三七；雄黄）5g；川乌 30g；白及 30g

【制备方法】将医用丝线或棉线放在江子油、穿山甲、僵蚕、米壳、芫花、三七、雄黄、川乌、白及中煎煮、浸泡制成药线，缠绕在橡皮筋上制成挂线。

　　【主治】用于治疗肛瘘。

3.【申请号】200510015104

　　【药物组成】穿山甲 35 ~ 45；乳香 17 ~ 23；没药 17 ~ 23；白及 13 ~ 17；冰片 4 ~ 6

　　【制备方法】将穿山甲、乳香、没药、白及、冰片粉碎，混合制成。

　　【主治】清热凉血、消肿排脓、散血化淤、化腐生肌，用于治疗肛瘘。

4.【申请号】201010554311

　　【药物组成】胡黄连 50 ~ 70；穿山甲 10 ~ 20；石决明 10 ~ 20；槐米 10 ~ 20；僵蚕 10 ~ 30；苍术 10 ~ 20；大黄 5 ~ 15；麝香 0.4 ~ 0.8；刺猬皮 20 ~ 40

　　【制备方法】由胡黄连、穿山甲、石决明、槐米、僵蚕、苍术、大黄、麝香、刺猬皮组成；并经过粉碎，制成胶囊剂、片剂等剂型。

　　【主治】健脾胃除湿热、清热泻火、利湿热通六腑，用于治疗肛瘘。

5.【申请号】200910144149

　　【药物组成】炒穿山甲 3 ~ 6；皂角刺 6 ~ 10；胡黄连 10 ~ 15；炒刺猬皮 5 ~ 9；槐米 10 ~ 15；守宫 3 ~ 6；蝼蛄 1 ~ 3；白蔹 10 ~ 15

　　【制备方法】将炒穿山甲、皂角刺、胡黄连、炒刺猬皮、槐米、守宫、蝼蛄、白蔹清洗烘干，研成细面，过筛，消毒，分装成胶丸。

　　【主治】清热解毒、透托排脓、软坚散结、活血化淤、收敛生肌，用于治疗肛瘘。

6.【申请号】200710301026

　　【药物组成】熟石膏 60g；禹粮石 60g；地榆 30g；儿茶 30g；何首乌 20g；炙黄芪 20g；冰片 10g

　　【制备方法】由熟石膏、禹粮石、地榆、儿茶、何首乌、炙黄芪、冰片组成。将上述中药放入煎药锅内，加水浸泡，用文火煎，滤去药渣，取药汁即成。

　　【用法用量】使用时将药汁加热至沸，趁热先熏洗患处，待药汁温度降至 45℃ 左右时开始坐浴清洗。

　　【主治】补气养血、消肿生肌，用于治疗肛裂。

7.【申请号】02103645

　　【药物组成】雄黄 10g；乳香 15g；白矾 60g；血竭 30g；没药 15g；麝香 50g；珍珠 30g；象皮 60g；冰片 10g

　　【制备方法】由雄黄、乳香、白矾、血竭、没药、麝香、珍珠、象皮、冰片制成。

【主治】活血化淤、祛腐拔毒、化管消痔、消肿生肌、止血止痛，用于治疗瘘管、痔核、肛裂、肛周瘙痒。

8.【申请号】96118215

【药物组成】怀山药 10 份；胡黄连 10 份；炒僵蚕 5 份；炮穿山甲 5 份；煅石决明 5 份；炒槐花 5 份；青黛 4 份

【制备方法】将怀山药、胡黄连、炒僵蚕、炮穿山甲、煅石决明、炒槐花、青黛研磨成粉，加蜂蜜制成蜜丸。

【用法用量】服用时用清米汤送服。

【主治】健脾益气、清热燥湿、祛腐生新，用于治疗各种类型的肛漏。

9.【申请号】97106005

【药物组成】生半夏 10～20；地榆 60～80；地骨皮 30～45

【制备方法】由生半夏、地榆、地骨皮经加工后加入石蜡，蜂蜡基质制成。

【主治】用于治疗肛瘘。

10.【申请号】02153421

【药物组成】京红粉 3～6；血竭 5～10；冰片 3～5；糯米 30～60

【制备方法】将糯米熬成糊状，血竭、冰片粉碎成细粉，与京红粉一起放入糯米中，倒入放置有棉线的模具内，制成药捻。

【主治】用于治疗肛瘘。

11.【申请号】201010571928

【药物组成】牡蛎 10g；炉甘石 15g；苦参 15g；黄柏 10g；荨麻 15g；冰片 20g；花椒 10g

【制备方法】由牡蛎、炉甘石、苦参、黄柏、荨麻、冰片、花椒碾成粉末。

【用法用量】使用时将上述药材研磨成粉末后加入清水少许，均匀涂抹至肛门周围即可，每日一次，涂抹后待其半小时后洗净即可。

【主治】用于治疗肛门湿疹。

12.【申请号】200610067730

【药物组成】黄柏 12～15g；土荆皮 12～15g；蛇床子 12～15g；苦参 12～15g；白矾 12～15g；五倍子 25～30g

【制备方法】将黄柏、土荆皮、蛇床子、苦参、白矾、五倍子用水浸泡，煎煮制成。

【主治】清热泻火燥湿,用于治疗肛门湿疹。

13.【申请号】200610067737

【药物组成】金银花 25~30g;蒲公英 25~30g;马齿苋 25~30g;芒硝 20~25g;红花 15~20g;川芎 15~20g;大黄 15~20g;黄柏 15~20g

【制备方法】将金银花、蒲公英、马齿苋、芒硝、红花、川芎、大黄、黄柏混合,用水煎煮制成。

【主治】清热解毒、祛淤化脓,用于治疗肛周脓肿。

十一、阑尾炎

1.【申请号】201010224936

【药物组成】大黄 13~18;金银花 12~17;芒硝 10~15;夏枯草 14~19;地丁草 7~12;马鞭草 8~13

【制备方法】由大黄、金银花、芒硝、夏枯草、地丁草、马鞭草经干燥、粉碎、过筛后,用蜂蜜调和制成膏剂。

【主治】用于治疗急性阑尾炎。

2.【申请号】02109373

【药物组成】甘草 10g;芒硝 10g;大黄 15g;大蒜 15g;米醋 50g

【制备方法】取甘草、芒硝粉碎加水煎煮,过滤去渣,加入捣碎的大黄、大蒜及米醋,加热,制成外用膏药。

【用法用量】使用时贴于阑尾炎压痛点处。

【主治】用于急慢性阑尾炎。

3.【申请号】200910015181

【药物组成】芒硝 10g;毛茛 20g;冰片 5g;桃仁 6g;大蒜 1 枚

【制备方法】由芒硝、毛茛、冰片、桃仁、独头大蒜组成;并将药物粉碎,加入蒜泥,搅拌均匀使用即可。

【主治】用于治疗阑尾炎。

4.【申请号】200510134722

【药物组成】金银花 50~100g;莱菔子 30~80g;蒲公英 20~70g;冬瓜子 15~50g;红糖 15~30g

【制备方法】将金银花、莱菔子、蒲公英、冬瓜子先加水煎煮,再加入红糖煎,即得。

【主治】用于治疗阑尾炎。

5. 【申请号】201110132177

　　【药物组成】蒲公英 30g；仙鹤草 20g；桃仁 15g；大黄 10g；薏苡仁 15g；忍冬藤 10g

　　【制备方法】将蒲公英、仙鹤草、桃仁、大黄、薏苡仁、忍冬藤加水煎煮，合并药液，即可。

　　【主治】用于治疗阑尾炎。

6. 【申请号】200710025957

　　【药物组成】败酱草 5 ~ 15；地胆草 40 ~ 60；油桐子 40 ~ 60；酢浆草 40 ~ 60；鸡眼草 40 ~ 60

　　【制备方法】取败酱草、地胆草、油桐子、酢浆草、鸡眼草，筛选去除杂质，洗净、切碎，放在一起加适量水浸泡 24 ~ 30 小时，再将其煮沸，继续煎煮 20 ~ 30 分钟后滤出药液即得。

　　【主治】用于治疗阑尾炎。

7. 【申请号】200710055350

　　【药物组成】蒲公英 15 ~ 20；半枝莲 12 ~ 15；黄柏 10 ~ 15；海金砂 12 ~ 15；远志 9 ~ 12

　　【制备方法】由蒲公英、半枝莲、黄柏、海金砂、远志组成；其制备方法是将上述药物粉碎制成胶囊剂或提取后制成口服液。

　　【主治】用于治疗阑尾炎。

8. 【申请号】200810139596

　　【药物组成】牡丹皮 9g；赤芍 6g；红花 6g；桃仁 6g；大黄 9g；败酱草 25g；甘草 3g；蒲公英 15g；瓜蒌 15g

　　【制备方法】将牡丹皮、赤芍、红花、桃仁、大黄、败酱草、甘草、蒲公英、瓜蒌加水煎煮而成。

　　【主治】用于治疗阑尾炎。

9. 【申请号】96107729

　　【药物组成】大黄 15% ~ 30%；皂角刺 25% ~ 50%；金银花 15% ~ 30%；败酱草 15% ~ 30%

　　【制备方法】将皂角刺、金银花、败酱草用水煎 2 次，过滤，浓缩，浓缩液和大黄末制成片剂或散剂。

　　【主治】清热解毒、活血祛淤、消肿排脓、荡涤积滞，用于治疗急性阑尾炎、坏症性阑尾炎、阑尾脓肿。

十二、痢疾

1.【申请号】201010246988

【药物组成】艾叶 15~18g；水杨枝叶 15~18g；赤石脂 13~15g；石榴皮 13~15g

【制备方法】将艾叶、水杨枝叶、赤石脂、石榴皮加水煎煮而成。

【主治】理气化湿、涩肠止痢，用于治疗久痢。

【解析】方中艾叶温经散寒止痢，水杨枝叶化湿止痢，赤石脂、石榴皮收敛酸涩，固肠止痢。

2.【申请号】200810100651

【药物组成】当归 13~15g；仙鹤草 13~15g；三匹叶 18~20g；地瓜根 18~20g；女儿红根 18~20g；木棉根 25~30g

【制备方法】将当归、仙鹤草、三匹叶、地瓜根、女儿红根、木棉根等加水煎煮，取药汁即可。

【主治】清热利湿、止血止痢，用于治疗赤白痢疾。

3.【申请号】201010246987

【药物组成】地瓜根 18~20g；木棉根 25~30g；三颗针 9~12g；仙鹤草 9~12g；墨旱莲 9~12g

【制备方法】将地瓜根、木棉根、三颗针、仙鹤草、墨旱莲加水浸泡，煎熬，滤去药渣，取药汁，即可。

【主治】清热利湿、止血止痢，用于治疗赤白痢疾。

4.【申请号】200810100646

【药物组成】苦参 13~15g；黄芩 13~15g；龙胆 13~15g；木黄连 9~12g；鱼腥草 9~12g；八月札 9~12g

【制备方法】由苦参、黄芩、龙胆、木黄连、鱼腥草、八月札制成。

【主治】清热健脾、燥湿止痢，用于治疗湿热泻痢。

5.【申请号】201010247011

【药物组成】肉豆蔻 9~12g；荜茇 9~12g；砂仁 9~12g；艾纳香 15~18g；花椒 4~5g

【制备方法】由肉豆蔻、荜茇、砂仁、艾纳香、花椒经过煎汤服用即可。

【主治】温中散寒、固肠止痢，用于治疗冷痢。

6.【申请号】200710133067

【药物组成】白头翁 30g；黄连 5g；木香 6g；金银花 15g；甘草 5g

【制备方法】将白头翁、黄连、木香、金银花、甘草加水煎服。

【主治】用于治疗痢疾，特别是湿热痢。

7.【申请号】03125101

【药物组成】白头翁 15% ~ 25%；黄柏 10% ~ 24%；黄连 8% ~ 20%；秦皮 9% ~ 18%；牡丹皮 2% ~ 15%；木香 3% ~ 15%；白芍 2% ~ 15%；甘草 3% ~ 15%

【制备方法】将白头翁、黄柏、黄连、秦皮、牡丹皮、木香、白芍、甘草煎煮，去渣取汁，将所得中药汁蒸发浓缩后，再经干燥、筛选后制成片剂或胶囊剂。

【主治】用于治疗细菌性痢疾。

8.【申请号】201010247002

【药物组成】地锦草 13 ~ 15g；风箱树根 13 ~ 15g；冬青叶 8 ~ 10g；鸡血七 8 ~ 10g

【制备方法】由地锦草、风箱树根、冬青叶和鸡血七加水煎煮后取汁服用。

【主治】清热解毒、除湿止痢，用于治疗菌痢。

9.【申请号】200910230024

【药物组成】生薏苡仁 70 ~ 150；乌梅 10 ~ 20；白头翁 20 ~ 50；马齿苋 20 ~ 50；白扁豆 20 ~ 50；黄连 5 ~ 15

【制备方法】将生薏苡仁、乌梅、白头翁、马齿苋、白扁豆、黄连用水煎煮，即可。

【主治】用于治疗细菌性痢疾。

10.【申请号】94101706

【药物组成】蔓萝藤根 50 ~ 70；薄叶莲 20 ~ 30；红花木梓根皮 10 ~ 20；仙人掌 5 ~ 10

【制备方法】将蔓萝藤根、薄叶莲、红花木梓根皮、仙人掌用水洗净，切片，风干，粉碎，过筛，包装后得到散剂；或将粉碎后的原料浸泡、过滤、将滤液离心分离、浓缩、过滤即得口服液。

【主治】用于治疗恶性痢疾、细菌性痢疾以及中毒性痢疾。

11.【申请号】200810194727

【药物组成】白头翁 20% ~ 35%；黄芩 15% ~ 30%；葛根 15% ~ 25%；连翘 20% ~ 30%

【制备方法】由白头翁、黄芩、葛根、连翘为原料制成。

【主治】用来治疗细菌性痢疾。

十三、胃炎、胃溃疡

1. 【申请号】200910229349

【药物组成】吴茱萸 3～6g；党参 10～15g；茯苓 10～15g；白术9～12g；炮干姜9～12g；炙甘草 3～6g

【制备方法】将吴茱萸、党参、茯苓、白术、炮干姜、炙甘草粉碎，制成丸剂。

【主治】温健脾胃，用于治疗慢性胃炎。

2. 【申请号】200610153526

【药物组成】红参131；香茶菜 2500；枳壳 250

【制备方法】将香茶菜加水煎煮，过滤，取滤液备用；将枳壳用麸皮进行炒制，加水煎煮，过滤，将滤液加入香茶菜提取液，浓缩成膏状，加入红参的细粉及辅料，干燥，制成制剂。

【主治】用于治疗慢性萎缩性胃炎或伴肠上皮化生、异型增生。

3. 【申请号】200510036222

【药物组成】穿心莲868g；溪黄草868g；苦木868g

【制备方法】将穿心莲、苦木用乙醇提取，提取物与溪黄草的水提取物混合，制成软胶囊剂。

【主治】清热、祛湿、利胆，用于治疗胆汁返流性胃炎。

4. 【申请号】201110287443

【药物组成】黄精 10～20；柴胡 6～12；枳壳 10～20；赭石 20～40

【制备方法】将黄精、柴胡、枳壳、赭石加水煎煮而成。还可加入黄连或吴茱萸。

【主治】疏肝和胃，用于治疗酸碱混合反流性食管炎。

5. 【申请号】201010260423

【药物组成】仙鹤草30g；天葵子28g；枳壳34g；藿香43g；余甘子16g；藏木香25g；水剑草38g

【制备方法】由仙鹤草、天葵子、枳壳、藿香、余甘子、藏木香、水剑草组成。

【主治】用于治疗胃溃疡。

6. 【申请号】200910230916

【药物组成】生白芍 15～45；白及 12～36；白蔹 5～15；三七 3～9；黄连

7~21；甘草5~15

　　【制备方法】由生白芍、白及、白蔹、三七、黄连、甘草。

　　【主治】调和肝脾、散淤止痛、清热消肿、收敛止血，用于治疗慢性胃炎。

7.【申请号】200610042689

　　【药物组成】陇马陆100~556；白屈菜80~476；白及20~253

　　【制备方法】将陇马陆、白屈菜、白及，或者再加入白术、黄芪、白花蛇舌草，制成任何一种常用内服剂型。

　　【主治】行气消胀、活血止痛、寒热平调、温中理气、清热止血、收敛止血，用于治疗慢性萎缩性胃炎。

8.【申请号】200910228558

　　【药物组成】藿香5~30；猴头菌50~100；苦木1~50；竹茹1~35；生姜5~25；穿心莲5~35；鲜橘皮5~25

　　【制备方法】将藿香、猴头菌、竹茹、苦木、穿心莲、鲜橘皮用乙醇和水进行提取，分别浓缩成浸膏，加水使成混悬液，用乙醇和水提取，再用乙酸乙酯和正丁醇分别萃取，萃取液浓缩成提取物，与生姜及药用辅料混合，制成片剂、胶囊剂、颗粒剂。

　　【主治】用于治疗急性胃肠炎。

9.【申请号】200910064597

　　【药物组成】马齿苋50；野荞菜50；白萝卜20；干姜10

　　【制备方法】由马齿苋、野荞菜、白萝卜、干姜经过粉碎，制成散剂即可。

　　【主治】用于治疗急性胃肠炎。

10.【申请号】201010259426

　　【药物组成】厚朴5~15；黄连2~7；石菖蒲2~7；半夏2~7；淡豆豉5~15；焦山栀5~15；芦根70~90；旋覆花5~15；藿香5~15；竹茹10~20

　　【制备方法】由厚朴、黄连、石菖蒲、半夏、淡豆豉、焦山栀、芦根、旋覆花、藿香、竹茹组成；并经过粉碎、混合，制成蜜丸。

　　【主治】用于治疗急慢性胃炎。

11.【申请号】200910218229

　　【药物组成】雪莲0.3~1；白地榆3~9；红地榆3~9；云木香3~9；杨梅树皮3~9；云黄连1~5

　　【制备方法】由雪莲、白地榆、红地榆、兰木香、杨梅树皮、云黄连组成；并经过过筛、粉碎或提取，制成片剂、丸剂、胶囊剂等各种剂型。

【主治】用于治疗急性或慢性胃炎及肠炎等各种类型的胃肠疾病。

12. 【申请号】200310107473

【药物组成】白芍5；当归3；沙参3；枸杞子3；川楝子3；砂仁2；丝瓜络3；川芎2；丹参3；香橼3；甘草2

【制备方法】将白芍、当归、沙参、枸杞子、川楝子、砂仁、丝瓜络、川芎、丹参、香橼、甘草用水浸半小时后，水煎提取，制成口服液。

【主治】用于治疗慢性萎缩性胃炎。

13. 【申请号】200810211632

【药物组成】西洋参10～100g；金石斛20～80g；白木耳20～60g；香菇10～100g；五灵脂10～50g；赤灵芝10～50g

【制备方法】将香菇、金石斛、白木耳、赤灵芝加水煎煮后滤汁，合并滤液，浓缩至稠糊；再将西洋参、五灵脂研为细末后与上述稠糊调和干燥研为细末，装入胶囊，即可。

【主治】益气健脾、化淤行滞，用于治疗慢性萎缩性胃炎。

14. 【申请号】200810196645

【药物组成】柴胡5%～10%；陈皮5%～10%；党参5%～10%；炒粳米70%～85%

【制备方法】将柴胡、陈皮、党参、炒粳米放水同煮，即可。

【主治】用于治疗慢性胃炎。

15. 【申请号】02159273

【药物组成】柴胡3；香附3；苏梗3；佛手3；丹参3；白芍5；蒲公英5；延胡索3；甘草2

【制备方法】将柴胡、香附、苏梗、佛手、丹参、白芍、蒲公英、延胡索、甘草用水浸泡，蒸馏，加入糖类制成。

【主治】柔肝安胃、和中通络，用于治疗慢性胃炎。

16. 【申请号】200610071258

【药物组成】陈皮500g；香橼500g；瓦楞子500g；黄芩500g；郁金500g；延胡索500g；白芍300g；甘草60g

【制备方法】将陈皮、香橼、瓦楞子、黄芩、郁金、延胡索、白芍、甘草粉碎，制成胶囊。

【主治】健脾益胃、疏肝解郁、行气止痛、平酸止吐，用于治疗胃溃疡、十二指肠球部溃疡、糜烂性胃炎、上消化道出血。

17. 【申请号】200510072461

　　【药物组成】沉香 0.4 ~ 0.6；五灵脂 0.4 ~ 0.6；救必应 0.8 ~ 1.2；甘草 0.7 ~ 1.2

　　【制备方法】由沉香、五灵脂、救必应、甘草制成。

　　【主治】用于治疗胃溃疡、十二指肠球部溃疡、浅表性胃窦炎。

18. 【申请号】92104027

　　【药物组成】五味子 12g；党参 12g；丹参 10g；黄芪 15g；白术 10g；白芍 8g；炙甘草 6g

　　【制备方法】由五味子、党参、丹参、黄芪、白术、白芍、炙甘草经水煎煮、过滤得煎煮液，反复三次，合并三次所得的煎煮液，减压浓缩冷却至室温，加糊精粉搅拌制成软材、过筛，将筛后的湿颗干燥数小时得到成品。

　　【主治】用于治疗萎缩性胃炎及癌前病变。

19. 【申请号】03158368

　　【药物组成】黄芪 1.5 ~ 6；党参 1 ~ 4；白术 1 ~ 4；仙鹤草 1 ~ 4

　　【制备方法】由黄芪、党参、白术、仙鹤草制成，还可以加入黄芩、丹参、白芍、枳壳、檀香、甘草。

　　【主治】健脾和胃、益气活血，用于慢性胃炎、脾胃气虚、胃络淤滞症。

20. 【申请号】95113755

　　【药物组成】桦灵芝；人头七；猴头菇；冬虫夏草；桦黄；石耳；石龙衣；胎盘

　　【制备方法】将桦灵芝、人头七、猴头菇、冬虫夏草、桦黄、石耳、石龙衣和动物胎盘经烘干或晒干，粉碎后用 800 目的筛过筛，分装胶囊即可。

　　【主治】用于治疗萎缩性胃炎和萎缩性胃炎肠腺化生病，浅表性胃炎、胆汁返流性胃炎、胃溃疡、十二指肠溃疡。

21. 【申请号】201110283202

　　【药物组成】高良姜 13% ~ 15%；香附 17% ~ 19%；枳实 14% ~ 16%；厚朴 11% ~ 13%；延胡索 15% ~ 17%；五灵脂 15% ~ 17%

　　【制备方法】将香附和食用醋放入锅内炒干；将枳实和麸子放入锅内炒干；将厚朴和食用姜汁放入锅内炒干；将延胡索、五灵脂和食用醋放入锅内炒干；将上述步骤中的所有炒干后的成分与高良姜一同粉成药面，然后装胶囊，即得。

　　【主治】用于治疗胃痛、胃胀、食欲不振、胃脘隐痛。

22. 【申请号】200710012027

　　【药物组成】良姜 1000g；山楂 600g；麦芽 500g；神曲 300g；紫苏子 150g

【制备方法】将良姜、山楂、麦芽、神曲共放入干燥箱内干燥，再加工成细粉；再将紫苏子用泥瓦焙焦也加工成细粉后，共同放一起搅拌均匀即可。

【主治】用于治疗胃溃疡。

十四、消化不良

1.【申请号】201110259190

【药物组成】党参 5～30；炒白术 5～20；茯苓 5～20；炙甘草 2～10；姜厚朴 5～20；木香 5～20；砂仁 1～10；醋延胡索 5～30；法半夏 3～10

【制备方法】将党参、炒白术、茯苓、炙甘草、砂仁、醋延胡索、姜厚朴、木香、法半夏提取，制成汤剂、颗粒剂等。

【主治】用于治疗功能性消化不良。

2.【申请号】201110224846

【药物组成】党参 15～25；炒白术 10～20；干姜 5～15；炙甘草 2.5～7.5；紫苏梗 5～15；姜厚朴 5～15；炒神曲 10～20；荜茇 5～15；制香附 5～15

【制备方法】将党参、炒白术、干姜、炙甘草、紫苏梗、姜厚朴、炒神曲、荜茇、制香附提取，制成汤剂、颗粒剂。

【主治】用于治疗功能性消化不良。

3.【申请号】200910163804

【药物组成】陈皮 36%～64%；枳壳 36%～64%

【制备方法】将陈皮用乙醇回流提取，合并滤液，回收乙醇并浓缩，加乙醇静置，滤过，回收乙醇，浓缩，即可。

【主治】用于治疗功能性消化不良。

4.【申请号】200610020197

【药物组成】广藿香 2；黄连 1；豆蔻 1；石菖蒲 1.5；茵陈 2；厚朴 2；茯苓 2；法半夏 1.5

【制备方法】取广藿香、黄连、豆蔻、石菖蒲、茵陈、厚朴、法半夏、茯苓，按常规方法制成胶囊、片剂、散剂等。

【主治】用于治疗湿热蕴脾证和功能性消化不良。

5.【申请号】200410081575

【药物组成】白术 20～30；鸡内金 20～30；山楂 20～30；甘草 20～30；蚕蛹 20～30

【制备方法】将白术、鸡内金、山楂、甘草、蚕蛹等配伍制成。

【主治】健脾开胃，化积行滞，消导清热，用于治疗小儿消化不良。

6. 【申请号】200810194856

【药物组成】党参 10%～20%；山楂 10%～25%；麦芽 5%～15%；苍术 5%～20%；陈皮 5%～10%；莱菔子 5%～15%；鸡内金 5%～15%；焦三仙 10%～20%

【制备方法】由党参、山楂、麦芽、苍术、陈皮、莱菔子、鸡内金、焦三仙制成。

【主治】用于治疗小儿消化不良。

7. 【申请号】200810099911

【药物组成】干姜 30g；黄连 60g；山楂 60g；大黄 30g；巴豆 20g

【制备方法】将干姜、黄连、山楂、大黄、巴豆粉碎，制成丸剂。

【主治】调和寒热、消食化积，用于治疗小儿消化不良。

8. 【申请号】200910081265

【药物组成】焦山楂 9～12g；焦麦芽 9～15g；橘皮 3～6g；鸡内金 3～9g

【制备方法】将焦山楂、焦麦芽、橘皮加乙醇提取，浓缩，干燥，粉碎成粉，加入粉碎后的鸡内金混匀，再加入辅料，制成口服剂型。

【主治】用于治疗消化不良。

9. 【申请号】200710065086

【药物组成】黄芪 20～120；白术 10～100；陈皮 10～100；麦冬 10～100；黄芩 10～100；山楂 10～100；莱菔子 10～100；茯苓 10～100；甘草 10～60

【制备方法】将黄芪、白术、陈皮、麦冬、黄芩、山楂、莱菔子、茯苓、甘草等加水煎煮，煎液滤过，滤液浓缩至清膏，制成药物。

【主治】健脾益胃、理气消食，用于治疗小儿厌食。

10. 【申请号】200710024012

【药物组成】皂荚 50g；怀山药 250g；薏苡仁 250g；鸡内金 150g；芡实 150g；扁豆 150g；粳米 6000g

【制备方法】由皂荚、怀山药、薏苡仁、鸡内金、芡实、扁豆、粳米制成。

【主治】用于治疗小儿厌食症。

十五、泄泻

1. 【申请号】03127187

　　【药物组成】泽泻 20~25；滑石 30~35；薏苡仁 13~18；山药15~18；芡实 12~16；葛根 5~7；人参 8~12；栗子 12~13；白头翁7~9

　　【制备方法】将泽泻、滑石、薏苡仁、山药、芡实、葛根、人参、栗子、白头翁用常规的中药工艺，制成丸剂、胶囊剂等。

　　【主治】用于治疗腹泻。

2. 【申请号】201010257175

　　【药物组成】赤石脂 10；干姜 3；粳米 10

　　【制备方法】将赤石脂、粳米加蒸馏水煎煮，制成赤石脂－粳米超微粉；干姜萃取后得挥发油，然后用 BETA－环糊精包合，制成干姜挥发油 BETA－环糊精包合物；混合上述超微粉和包合物，加入药用辅料，制粒，压片得到中药咀嚼片。

　　【主治】用于治疗腹泻。

3. 【申请号】200910043607

　　【药物组成】花椒 3~5；艾叶 1~3；干姜 1~3；赤石脂 2~4；乌梅 5~9；黄连 3~5；黄芩 4~8；槟榔 5~9

　　【制备方法】由花椒、艾叶、干姜、赤石脂、乌梅、黄连、黄芩、槟榔组成。其制备方法为：将赤石脂加水浸泡后煎煮；加入其他药材和水，煎煮，煎液过滤浓缩，制成口服剂型。

　　【主治】用于治疗腹泻。

4. 【申请号】200810194853

　　【药物组成】炒苍术 15%~30%；肉豆蔻 15%~30%；木香 10%~25%；五味子 10%~30%；樟脑 3%~5%

　　【制备方法】由炒苍术、肉豆蔻、木香、五味子、樟脑组成。

　　【主治】用于治疗腹泻。

5. 【申请号】200610069643

　　【药物组成】白芍 1~50；黄芪 0.6~60；薏苡仁 0.1~100；茯苓 0.1~80；冬瓜皮 0.5~70

　　【制备方法】将白芍、黄芪、薏苡仁、茯苓、冬瓜皮加水煮，取滤液。

　　【主治】用于治疗脾胃虚寒引起的腹泻。

6. 【申请号】200710195649

【药物组成】米壳 80～200g；五倍子 20～50g；神曲 10～40g；黄连 10～50g；防风 5～45g；白头翁 5～50g

【制备方法】将米壳、五倍子、神曲、黄连、防风、白头翁等粉碎、加水提取得浸膏，制成水丸。

【主治】用于治疗腹泻。

7. 【申请号】201010172940

【药物组成】酢浆草 20g；马齿苋 20g；铁马鞭 20g；臭青蒿 20g；牛筋草 20g

【制备方法】将酢浆草、马齿苋、铁马鞭、臭青蒿、牛筋草用水煎煮，即可。

【主治】用于治疗恶性腹泻。

8. 【申请号】201010190771

【药物组成】厚朴 12～20g；白术 20～40g；苏木 30～50g；神曲15～20g；穿心莲 40～50g；五倍子 40～60g

【制备方法】将厚朴、白术、苏木、神曲、穿心莲、五倍子粉碎，混合均匀，加水搅拌均匀，制成丸剂，也可制成散剂、片剂。

【主治】用于治疗腹泻。

9. 【申请号】201110271241

【药物组成】黄连 2～5；黄芩 3～6；防风 4～8；炒葛根 2～5：竹茹 1～5；茯苓 2～7；银花 2～7；连翘 2～5

【制备方法】将黄连、黄芩、防风、炒葛根、竹茹、茯苓、银花、连翘加水熬煮，过滤，取上清液混合均匀，灭菌，即可。

【主治】用于治疗外感风寒内伤湿热泄泻。

10. 【申请号】201110166164

【药物组成】乌梅 15～20；粳米 10～12；莲子 5～8；补骨脂 5～10

【制备方法】将乌梅、粳米、莲子、补骨脂加水煎煮，即可。

【主治】温肾健脾、泻肝补脾、固肠止泻，用于治疗腹泻。

11. 【申请号】201110316191

【药物组成】吴茱萸 3～6；香附 3～6；白术 2～5；小麦 4～10；白芍 1～3；五味子 1～2

【制备方法】将吴茱萸、香附、白术、小麦、白芍、五味子混合，用水煎服。

【主治】用于治疗腹泻。

12. 【申请号】201010570469

　　【药物组成】五倍子20g；吴茱萸10g；干姜20g

　　【制备方法】将五倍子、吴茱萸、干姜研磨成粉，用醋调合，即可。

　　【主治】温中驱寒、燥湿下气，用于治疗小儿腹泻。

13. 【申请号】200710133527

　　【药物组成】干姜2g；车前子3g；丁香1g；肉桂2g

　　【制备方法】由干姜、车前子、丁香、肉桂研末。

　　【用法用量】使用时将其吹入脐中，固定即可。

　　【主治】用于治疗小儿寒泻。

14. 【申请号】200810015317

　　【药物组成】桑叶6～12；川芎6～12；艾叶7～13；甘松8～14；延胡索7～12

　　【制备方法】由桑叶、川芎、艾叶、甘松、延胡索组成；并经过提取，制成片剂、颗粒剂、胶囊剂。

　　【主治】用于治疗腹泻。

15. 【申请号】201010544337

　　【药物组成】丁香1～20g；肉桂1～20g；樟脑1～20g；云木香1～20g；胡椒粉10～40g；肉豆蔻10～40g

　　【制备方法】由丁香、肉桂、樟脑、云木香、胡椒粉、肉豆蔻组成，并经过粉碎、混合均匀，制成贴剂。

　　【用法用量】使用时贴于肚脐。

　　【主治】用于治疗腹泻。

16. 【申请号】95209994

　　【药物组成】苦参；木香；蜂蜜

　　【制备方法】将由苦参、木香、蜂蜜熬制成的凝固状药膏固定于胶布中央，再由硬质透明保护膜封闭即成。

　　【用法用量】使用时将药膏对准肚脐眼。

　　【主治】用于治疗腹泻。

17. 【申请号】200710095916

　　【药物组成】陈皮油1；丁香油0.1～10

　　【制备方法】由陈皮中提取出的陈皮油及丁香中提取出的丁香油混合制成。

【主治】用于治疗腹泻型肠易激综合征。

18.【申请号】200510020713

【药物组成】焦白术 400~600；炮姜 200~300；车前草 400~600

【制备方法】将焦白术、炮姜、车前草加水煎煮，滤过，滤液静置，吸取上清液，滤过，浓缩后加热使沸腾，在浓缩液中依次加入白糖，植物树胶或动物胶或海藻胶，搅拌待冷后，灌装制成成品。

【主治】用于治疗腹泻。

19.【申请号】201010186824

【药物组成】陈皮 4；吴茱萸 1；砂仁 2；胡椒 2

【制备方法】由陈皮、吴茱萸、砂仁、胡椒组成；并经过提取，制成巴布剂、颗粒剂、胶囊剂等剂型。

【主治】用于治疗腹泻，尤其是小儿腹泻。

20.【申请号】200610068402

【药物组成】肿节风 5~25；石榴皮 5~25；炮姜炭 2~20

【制备方法】由肿节风、石榴皮、炮姜炭组成。将上述药材水提醇沉，制成制剂。

【主治】祛毒敛肠、温脾止泻，用于治疗小儿腹泻，尤其是小儿秋季腹泻。

十六、胰腺炎

1.【申请号】200910180924

【药物组成】制龙骨 50；制牡蛎 50；生白芍 15；广木香 15；川黄连 15；麦冬 15；炙黄芪 15；延胡索 15；五味子 15

【制备方法】由制龙骨、制牡蛎、生白芍、广木香、川黄连、麦冬、炙黄芪、延胡索、五味子制成。

【主治】平肝潜阳、养血敛阴、清热燥湿、益卫固表，用于治疗急性胰腺炎。

2.【申请号】201010239265

【药物组成】紫花地丁 25~35；蒲公英 25~35；黄芩 25~35；牡丹皮 5~12；青皮 8~15；赤芍 10~20；柴胡 10~20；大黄 8~15；玄明粉 8~15

【制备方法】由紫花地丁、蒲公英、黄芩、牡丹皮、青皮、赤芍、柴胡、大黄、玄明粉组经过水煎，制成散剂、片剂、胶囊剂。

【主治】用于治疗急性胰腺炎。

3.【申请号】200710141586

【药物组成】红藤 25～30g；败酱草 25～30g；生山楂 13～15g；枳实 10～12g；生大黄 8～10g

【制备方法】将红藤、败酱草、生山楂、枳实、生大黄煎汤服用即可。

【主治】清热利湿、活血通络、破积祛淤，用于治疗急性胰腺炎。

4.【申请号】200810201665

【药物组成】柴胡 2～5；延胡索 2～5；茵陈 2～4；淡豆豉 3～8；枳实 2～4；白术 3～8；泽泻 2～5；芦荟 0.5～1.5

【制备方法】将柴胡、延胡索、茵陈、淡豆豉、枳实、白术、泽泻加水煎煮，将滤液浓缩，干燥，加入芦荟、糊精，混匀，打粉，制粒，干燥，整粒，混匀，包装即得。

【主治】用于治疗急性胰腺炎。

十七、脂肪肝

1.【申请号】200810034507

【药物组成】黄芪 1～4；黄连 1；制大黄 1～3；生蒲黄 1～3；茵陈 1～3

【制备方法】将黄芪、黄连、制大黄、生蒲黄、茵陈水提醇沉，浓缩成干膏，加入辅料，制成口服制剂。还可选择加入生山楂、泽泻。

【主治】用于治疗非酒精性脂肪肝、中心性肥胖。

2.【申请号】200910038735

【药物组成】人参 0.1～50g；三七 0.1～50g；天麻 0.1～50g

【制备方法】将人参、三七、天麻采用常规加工方法，制成口服液、胶囊剂或片剂。

【主治】扶正固本、生津安神、补脾益肺、消淤去脂，用于防治脂肪肝。

3.【申请号】201110162865

【药物组成】山楂 1～10；枸杞子 1～10

【制备方法】将山楂、枸杞子提取，制成口服液、片剂、颗粒剂等。

【主治】用于治疗脂肪肝。

4.【申请号】200910045882

【药物组成】白芍 10%；生山楂 10%；枸杞子 10%；生何首乌 5%

【制备方法】将白芍、生山楂、枸杞子、生何首乌加水浸泡，煎煮，合并药液，分袋灌封，即得。

【主治】用于治疗单纯性脂肪肝。

5. 【申请号】201110294441

【药物组成】丹参3～4；山楂5～8；檀香3～5；炙甘草1～2；陈皮1～2

【制备方法】将丹参、山楂、檀香、炙甘草、陈皮用水煎煮，即可。

【主治】活血化淤、疏肝健脾，用于治疗淤血阻络型脂肪肝。

6. 【申请号】200710092602

【药物组成】决明子9～15；山楂9～15；西洋参3～9

【制备方法】将决明子、山楂和西洋参及其三七用乙醇回来，大孔树脂柱纯化，制成各种常用剂型。

【主治】疏肝、健脾、活血，用于治疗原发性和继发性脂肪肝。

7. 【申请号】200610014371

【药物组成】制何首乌5～25；丹参5～30；泽泻5～30；荷叶3～25；决明子5～30；醋柴胡5～30；姜黄5～30

【制备方法】将制何首乌、丹参、泽泻、荷叶、决明子、醋柴胡、姜黄用水或乙醇提取，提取物浓缩，可以制成片剂、颗粒剂、胶囊剂或丸剂。

【主治】补益肝肾、疏肝解郁、活血化淤，用于治疗脂肪肝。

8. 【申请号】201010279363

【药物组成】丹参10～25；虎杖5～15；黄芩5～15；郁金1～10；茵陈1～10；制何首乌1～10；泽泻1～10；炒白芍1～10

【制备方法】由丹参、虎杖、黄芩、郁金、茵陈、制何首乌、泽泻、炒白芍经过水蒸气蒸馏、乙醇提取、水提取等工艺，制成胶囊剂等剂型。

【主治】清热解毒、祛淤化痰，用于治疗脂肪肝。

第三章　呼吸系统疾病方剂

一、白喉

1.【申请号】201010191694

　　【药物组成】黄芩 20～40g；连翘 20～40g；麦冬 10～20g；玄参 20～30g；鲜生地黄 40～60g

　　【制备方法】将黄芩、连翘、麦冬、玄参、鲜生地黄加水煎服。

　　【主治】用于治疗白喉。

　　【解析】黄芩、连翘清热解毒利咽，麦冬、玄参、鲜生地黄生津润喉。

2.【申请号】97113318

　　【药物组成】芽莓 90%；甘草 5%；胖大海 5%

　　【制备方法】将芽莓、甘草、胖大海用水煮 3.5h，温度为 120℃，过滤得滤液，灌装即得。

　　【主治】用于治疗白喉病以及口腔糜烂、喉咙肿痛、扁桃体炎。

3.【申请号】200610031785

　　【药物组成】百草霜 5g；碘盐 4g；蜘蛛膜 3 个

　　【制备方法】将百草霜、碘盐、蜘蛛膜捣成粉状，用药用高密度纱布包裹即可。

　　【用法用量】使用时将药包含在舌根下，每次含药 2～3 小时。

　　【主治】用于治疗白喉、扁桃体炎。

4.【申请号】201110224283

　　【药物组成】沙参 6g；麦冬 10g；桑叶 6g；玉竹 6g；花粉 10g；玄参 6g；银花 10g；锦灯笼 6g；生甘草 3g

　　【制备方法】由沙参、麦冬、桑叶、玉竹、花粉、玄参、银花、锦灯笼、甘草制成。

　　【主治】用于治疗小儿白喉。

二、百日咳

1. 【申请号】201010590533

　　【药物组成】兰花草 15g；贝母 10g；石膏 20g；白果 12g；青黛 6g；朱砂 5g

　　【制备方法】将兰花草、贝母、石膏、白果、青黛、朱砂用开水冲服或水煎服，朱砂需用纱布包裹。

　　【主治】用于治疗百日咳。

2. 【申请号】200910143491

　　【药物组成】天冬 15；麦冬 15；瓜蒌仁 9；百部 6；川贝母 6；橘红 6

　　【制备方法】由天冬、麦冬、瓜蒌仁、百部、川贝母、橘红经过常规方法，制成口服液、冲剂、散剂等。

　　【主治】益胃生津、清热化痰、润肺养阴、益胃生津，用于治疗百日咳。

3. 【申请号】200710133076

　　【药物组成】杏仁 6g；木蝴蝶 6g；牛蒡子 6g；白芥子 6g；郁金 6g；百部 10g；蜜炙款冬花 10g；麦冬 10g；麸炒枳壳 10g；蜜炙桑皮 10g

　　【制备方法】由杏仁、木蝴蝶、牛蒡子、白芥子、郁金、百部、蜜炙款冬花、麦冬、麸炒枳壳、蜜炙桑皮煎汤服用。

　　【主治】用于治疗百日咳。

4. 【申请号】200810132648

　　【药物组成】百部 14%；白芍 14%；前胡 14%；紫菀 14%；乌梅 14%；枇杷叶 14%；杏仁 10%；青黛 6%

　　【制备方法】由百部、白芍、前胡、紫菀、乌梅、枇杷叶、杏仁、青黛组成，并经过水煎服用。

　　【主治】清热化痰、宣肺、理气和中，用于治疗百日咳。

5. 【申请号】200710138550

　　【药物组成】石膏 15～18g；杏仁 8～10g；桑白皮 8～10g；藕节炭 8～10g；麻黄 4～5g；黄芩 4～5g；黄连 4～5g；甘草 3～4g

　　【制备方法】由石膏、杏仁、桑白皮、藕节炭、麻黄、黄芩、黄连、甘草制成。

　　【主治】清热涤痰、润肺止咳，用于治疗痰热伤肺型百日咳。

6. 【申请号】200910019580

　　【药物组成】柴胡 4～8g；黄芩 4～8g；代赭石 10～14g；青黛 1～4g；僵

蚕 4～8g；胆星 1～5g；硼砂 1～4g；甘草 1～5g

【制备方法】将柴胡、黄芩、代赭石、青黛、僵蚕、胆星、硼砂、甘草用水煎煮即可。

【主治】用于治疗百日咳。

7.【申请号】94110478

【药物组成】鸡胆汁 0.8～1.3ml；石膏 0.8～1.3g；朱砂 0.09～0.11g；冰片 0.07～0.12g

【制备方法】将鸡胆汁放在高温瓶内煮沸 30 分钟，加研细的石膏，烘干，再加入研细的朱砂、冰片拌匀烘干，制成粉剂，也可制成栓剂，胶囊或丸剂。

【主治】用于治疗百日咳及小儿支气管炎。

三、扁桃体炎

1.【申请号】200610115680

【药物组成】萝卜汁 80～100ml；甘蔗汁 80～100ml

【制备方法】将萝卜、甘蔗洗净，榨汁即可。

【主治】清热解毒、润燥生津，用于治疗扁桃体炎。

2.【申请号】200810194992

【药物组成】银花 15%～30%；知母 15%～30%；锦灯笼 20%～35%；连翘 10%～25%；牛蒡子 15%～30%

【制备方法】将银花、知母、锦灯笼、连翘、牛蒡子制成颗粒、片剂。

【主治】用于治疗扁桃体炎。

3.【申请号】201010233349

【药物组成】大黄 200g；板蓝根 300g；银花 100g；射干 100g；马尾连 100g

【制备方法】将大黄、板蓝根、银花、射干、马尾连晒干，研成细粉，剩余粗块加水煎煮过滤，加入细粉搓揉，过筛，制粒，烘干，即得。

【主治】用于治疗扁桃腺炎。

4.【申请号】200610085650

【药物组成】金银花 10g；甘草 3g；桔梗 10g；板蓝根 30g；蒲公英 30g；野菊花 30g；土大黄 30g

【制备方法】将金银花、甘草、桔梗、板蓝根、蒲公英、野菊花、土大黄焙干、粉碎成颗粒，制成冲剂即可。

【主治】用于治疗扁桃体炎。

5. 【申请号】200510115177

　　【药物组成】紫皮蒜 3～10g；冰片 3～8g

　　【制备方法】将紫皮蒜泥、冰片混合即可。

　　【用法用量】使用时将药泥敷在患者虎口穴处。

　　【主治】用于治疗扁桃体炎。

6. 【申请号】01131204

　　【药物组成】木鳖子 1.5～3.5g；白胡椒 0.01～0.03g；紫皮蒜 1.5～3.5g；鸡蛋清 0.05～0.2g

　　【制备方法】将木鳖子、白胡椒、紫皮蒜、鸡蛋清捣碎调匀。

　　【用法用量】使用时外敷于经渠穴。

　　【主治】用于治疗扁桃体炎。

7. 【申请号】200410065347

　　【药物组成】鲜土牛膝根 20～50g；菊叶三七 1.5g；万年青 5g；蒲公英 15g

　　【制备方法】将鲜土牛膝根、菊叶三七、万年青、蒲公英洗净切段，用陶器或铝锅放水适量煎 5～10 分钟，去掉药渣取汁服用。

　　【主治】用于扁桃体炎。

8. 【申请号】89104218

　　【药物组成】菊花 15g；白茅根 15g

　　【制备方法】将菊花、白茅根按比例混合、慢火煎煮 15min，加入少许白糖。

　　【主治】用于治疗扁桃体炎。

9. 【申请号】200810194728

　　【药物组成】银花 35%～45%；连翘 10%～20%；桔梗 15%～25%；生甘草 10%～30%；天冬 10%～30%

　　【制备方法】由银花、连翘、桔梗、生甘草、天冬制成。

　　【主治】用于治疗急性扁桃体炎。

10. 【申请号】200610017699

　　【药物组成】青果 300g～320g；金银花 330g；薄荷 20g～30g；昆布 20g～30g

　　【制备方法】将金银花煎煮提取，将青果、薄荷、昆布粉碎，制成丸剂。

　　【主治】用于治疗各种慢性扁桃体炎。

11. 【申请号】200910230409

　　【药物组成】玄参10g～12g；麦冬8g～10g；生地黄10g～12g；知母8g～10g；黄柏5g～6g；桔梗8g～10g；生甘草5g～6g

　　【制备方法】将玄参、麦冬、生地黄、知母、黄柏、桔梗、生甘草加水煎服。

　　【主治】用于治疗慢性扁桃体炎。

12. 【申请号】200610171359

　　【药物组成】山豆根5～50；马勃5～80；赤芝5～80

　　【制备方法】将山豆根、马勃、赤芝，用水煎煮制成。

　　【主治】用于治疗慢性扁桃体炎。

13. 【申请号】200710038174

　　【药物组成】一点红6～12；马蹄金8～15；木防己5～10；刺黄柏8～15；瓜子金8～15

　　【制备方法】将马蹄金、木防己、刺黄柏、瓜子金、一点红加水煎煮，滤去药渣，取汤剂即成。

　　【主治】用于治疗急慢性扁桃腺炎。

四、肺炎

1. 【申请号】03148206

　　【药物组成】一枝黄花50%～90%；金银花5～25g；甘草5%～25%

　　【制备方法】将一枝黄花用水煎煮，制成口服液、针剂、喷剂。也可加入板蓝根、金银花、大青叶、柴胡、甘草等药，制成其他剂型如冲剂、饮片、胶囊。

　　【主治】用于治疗和预防非典型肺炎病毒。

2. 【申请号】03156539

　　【药物组成】黄连8～12；黄芩8～12；秦皮12～16；栀子12～16；重楼12～16；毛冬青48～52；紫草12～16

　　【制备方法】由黄连、黄芩、秦皮、栀子、重楼、毛冬青、紫草制成。或再加入天花粉、知母、大黄、牡丹皮、茜草、鸭趾草。

　　【主治】清热、解毒、止咳、退热，用于治疗非典型肺炎。

3. 【申请号】03126705

　　【药物组成】斑蝥0.005～1；黄芪5～89

【制备方法】将斑蝥用碱液提取，黄芪水提，还可辅以党参、败酱草、女贞子、夏枯草、山豆根的提取物，制成口服液、胶囊、粉剂。

【主治】用于防治传染性非典型性肺炎、流行性感冒及上呼吸道感染疾病。

4. 【申请号】201110119013

【药物组成】（红松树枝1；桦树枝1~4；杨树枝1~4）提取物5~50；苦参粉100~400；淫羊藿粉10~100；黄连粉80~200；黄芪50~300

【制备方法】将红松树枝、桦树枝、杨树枝提取，加入苦参粉、淫羊藿粉、黄连粉、黄芪，制成丸剂。

【主治】清热解毒、化痰止咳，用于治疗卡氏肺囊虫肺炎。

5. 【申请号】200510075726

【药物组成】鱼腥草5g；金银花10g；杏仁10g；栀子10g；麦冬8g；桃仁10g；百部5g

【制备方法】将鱼腥草、金银花、杏仁、栀子、麦冬、桃仁、百部粉碎即可。

【用法用量】使用时将其加水合成膏状帖，贴于患处。

【主治】用于治疗肺炎、支气管炎、呼吸道感染。

6. 【申请号】94116786

【药物组成】紫菀150g；牡丹皮100g；桑叶150g；地骨皮50g；甘草50g

【制备方法】将紫菀用清水浸2~3小时，用50%蜜水炙制，牡丹皮用水浸后用醋炙，将此二药与桑叶、地骨皮和甘草混合，水煮沸，制成糖浆或冲剂。

【主治】用于治疗病毒性肺炎及细菌性肺炎。

7. 【申请号】200710014155

【药物组成】石膏1.5~2.5；栀子1.5~2.8；杏仁1.5~2.6；桃仁1.5~2.9

【制备方法】将石膏、栀子、杏仁、桃仁等经粉碎、过筛、混合、包装而成。

【主治】用于治疗肺炎、急慢性气管炎。

8. 【申请号】200810138909

【药物组成】水黄连5~15g；栀子10~15g；黄芩5~10g

【制备方法】将水黄连、栀子、黄芩水煎服。

【主治】用于治疗由肺炎引起的咳嗽、吐黄痰。

五、感冒

1.【申请号】201010278749

【药物组成】银花 20～40；连翘 20～40；柴胡 5～10；板蓝根 20～30；菊花 20～40；甘草 10～20；鱼腥草 20～40

【制备方法】由银花、连翘、柴胡、板蓝根、菊花、甘草、鱼腥草经过煎煮，制剂而成。

【主治】用于治疗病毒性感冒。

【解析】本方用银花、连翘清肺热，与板蓝根、菊花、鱼腥草配伍，有良好的解热、抗病毒作用。柴胡疏肝退热，甘草既能补脾护胃，又能调和诸药。用于治疗病毒性感冒。

2.【申请号】200310103857

【药物组成】连翘 22～30；柴胡 20～28；蝉蜕 10～18；紫苏叶 20～28；僵蚕 8～15

【制备方法】将连翘、柴胡、紫苏叶、蝉蜕、僵蚕分别提取合并后，进行喷雾干燥、干法制粒、包装。

【主治】用于治疗感冒，尤其是病毒性感冒。

3.【申请号】200610002652

【药物组成】黄芩 1～9；栀子 9～1

【制备方法】取黄芩加入沸水煎煮，得提取物；取栀子加乙醇提取，提取液正丁醇萃取，过滤，滤液浓缩至稠膏，减压干燥，得提取物；将上述两种提取物与适宜辅料混合，制成所需制剂即可。

【主治】清热燥湿、泻火解毒，用于治疗呼吸道感染和病毒性感冒等。

4.【申请号】200510123618

【药物组成】狗肝菜 50%～90%；鱼腥草 10%～50%

【制备方法】将狗肝菜和鱼腥草用水蒸气蒸馏制成提取物，可制成各种剂型。

【主治】用于治疗病毒性感冒、上呼吸道感染、流行性腮腺炎、肺炎。

5.【申请号】201110198814

【药物组成】一枝蒿 100～140；板蓝根 100～140；大青叶 100～140

【制备方法】将一枝蒿、板蓝根、大青叶粉碎，加水煎煮提取，与微晶纤维素、羧甲淀粉钠相混合均匀，用乙醇制粒，干燥，整粒，加入硬脂酸镁和羧甲淀粉混匀，装入胶囊，制成胶囊剂。

【主治】解表祛风、凉血解毒，用于治疗邪毒所致的感冒发烧、咽喉肿痛、病毒性感冒。

6. 【申请号】201010561099

【药物组成】炮干姜 2～8；羌活 1～3；桂枝 1～4；白芷 1～2；炒苍术 1～2

【制备方法】将炮干姜、羌活、桂枝、白芷、炒苍术加水浸泡，煎煮，滤过，合并滤液，灌装，灭菌，即得。

【主治】用于治疗风寒型感冒。

7. 【申请号】200610044214

【药物组成】防风 10g；荆芥 10g；前胡 10g；柴胡 10g；羌活 10g；桔梗 10g；枳壳 5g；川芎 3g

【制备方法】将防风、荆芥、前胡、柴胡、羌活、桔梗、枳壳、川芎用水煮，煎汤服用即可。

【主治】辛温解表、宣肺散寒，用于治疗风寒感冒。

8. 【申请号】200910031983

【药物组成】款冬花 1%～10%；桑白皮 5%～20%；炙甘草 1%～10%；生姜汁 5%～60%；蜂蜜 10%～80%

【制备方法】将款冬花、桑白皮、炙甘草浸泡水煮沸后滤汁去渣，浓缩后加入生姜汁、蜂蜜煮沸，搅拌均匀后冷却，分装。

【主治】祛寒、除痰止咳润肺、解毒，用于预防秋冬风寒感冒、咳嗽。

9. 【申请号】201010291220

【药物组成】柴胡 10g；黄芩 10g；半夏 10g；桔梗 10g；杏仁 10g；丝瓜络 5g

【制备方法】由柴胡、黄芩、半夏、桔梗、杏仁、丝瓜络组成，将上述材料加水煎煮，取汁服用。

【主治】用于治疗感冒。

10. 【申请号】200810160006

【药物组成】炙桑叶 8；薄荷 4；菊花 3

【制备方法】将炙桑叶、薄荷、菊花加水煎煮、浓缩即可。

【主治】用于治疗风热感冒。

11. 【申请号】200810194858

【药物组成】葛根 10%～20%；沙参 5%～15%；大青叶 10%～25%；霜桑叶 10%～20%；青蒿 5%～25%；薄荷 10%～30%；崩大碗 10%～30%

【制备方法】由葛根、沙参、大青叶、霜桑叶、青蒿、薄荷、崩大碗制成。

【主治】用于治疗风热感冒。

12. **【申请号】201010291233**

【药物组成】香菇10g；竹菇10g；紫苏叶10g；薄荷3g；大豆卷10g

【制备方法】将香菇、竹菇、紫苏叶、薄荷、大豆卷用水煎煮，即可。

【主治】用于治疗夏秋季感冒。

13. **【申请号】03139276**

【药物组成】三节剑20g；固不婆律20g；薄荷5g

【制备方法】将三节剑、固不婆律、薄荷精选后分别烘干、粉碎，放入加热的芝麻油、木焦脂、松香中，制成药膏。

【用法用量】使用时贴于肚脐。

【主治】用于治疗感冒。

14. **【申请号】200610130783**

【药物组成】羌活13～15g；蒲公英13～15g；板蓝根20～25g

【制备方法】取羌活、蒲公英、板蓝根，加水浸泡，煎煮，除去药渣，取药汤即成。

【主治】外散表邪、内清热毒，用于治疗热毒型感冒。

15. **【申请号】200910035748**

【药物组成】白萝卜20%～30%；葱白头1%～3%；生姜1%～3%

【制备方法】由白萝卜、葱白头、生姜、开水组成，将白萝卜洗净、切块；将葱白头洗净、切成段，将生姜切片，放在水中煎熬，饮用。

【主治】用于治疗感冒。

16. **【申请号】200910234146**

【药物组成】薄荷茎10%～15%；芦根30%～45%

【制备方法】由薄荷茎、芦根组成，取薄荷茎、芦根洗净，放在水中煎熬，滤去渣质，将药液放在容器中，饮用。

【主治】用于治疗感冒。

17. **【申请号】201010590402**

【药物组成】桑叶6g；菊花6g；薄荷3g；苦竹叶15g；蜂蜜10g

【制备方法】由桑叶、菊花、薄荷、苦竹叶、蜂蜜组成；并经过煮沸，代茶饮。

【主治】疏散风热、清利头目、疏肝解郁，用于治疗风热感冒。

18. **【申请号】200810103546**

【药物组成】忍冬藤50～70g；芦根70～90g；薄荷50～70g；柴胡180～

220g；枇杷叶 180~220g

【制备方法】由忍冬藤、芦根、薄荷、柴胡、枇杷叶加水煎汤服用。

【主治】用于治疗流感、感冒。

19. 【申请号】200910216500

【药物组成】重楼提取物 6~8；贯叶连翘提取物 2~3

【制备方法】将重楼、贯叶连翘加水煎煮，合并提取液，滤过，滤液通过大孔树脂，用乙醇洗脱，收集洗脱液，回收乙醇，干燥，粉碎为细粉，即得。

【主治】用于治疗流行性感冒。

20. 【申请号】200910015922

【药物组成】贯仲 2~5；连翘 1~3；甘草 1~3；白菜疙瘩 2~6

【制备方法】由贯仲、连翘、甘草和白菜疙瘩加水煎煮制成汤剂。

【主治】用于治疗流行性感冒。

六、咳嗽

1. 【申请号】200810016880

【药物组成】桔梗 2~16；苦杏仁 2~16；甘草 3~9；虫草子实体 1~5

【制备方法】将桔梗、苦杏仁、甘草、虫草子实体加水浸泡、煮沸、离心得上清液；按上述方法提取两次，合并提取液，浓缩，备用；取上述提取液加入蔗糖，搅匀后装瓶。

【主治】清热、润肺、止咳，用于治疗咳嗽。

2. 【申请号】200710006475

【药物组成】红景天提取物或干粉 50~90；蜂蜜 10~50；川贝母 20~40；紫菀 10~20；菌灵芝 25~50

【制备方法】由红景天提取物或干粉、蜂蜜、川贝母、紫菀、菌灵芝制成。

【主治】用于治疗咳嗽，如因呼吸道感染引起的咳嗽，特别是感冒引起的咳嗽。

3. 【申请号】201210003189

【药物组成】麻黄 10~80；枳椇子 50~80；芦根 5~30；菊花 5~10

【制备方法】由麻黄、枳椇子、芦根、菊花制成片剂、胶囊剂、颗粒剂。

【主治】用于治疗风热咳嗽。

4. 【申请号】200910233981

【药物组成】黄麻 10g；胡椒 30 粒；老姜 20g；生白矾 20g；牛藤 10g；伸

筋草 5g；罗布麻叶 5g

【制备方法】将黄麻、胡椒、老姜、生白矾、牛藤、伸筋草、罗布麻叶调配好。

【用法用量】使用时将其水煎液泡脚。

【主治】清热燥湿，用于治疗咳嗽。

5.【申请号】200710070842

【药物组成】雪花梨 1000g；款冬花 30g；百合 30g；麦冬 30g；川贝母 30g

【制备方法】将款冬花、百合、麦冬、川贝母加水煮提，将滤液浓缩，加入泥制的雪花梨、炼糖，加热成稠膏即得。还可加入白萝卜。

【主治】滋阴补肺，用于治疗肺肾阴虚型咳嗽、痰多咳嗽。

6.【申请号】201110140095

【药物组成】平贝母 70 ~ 80；蜂蜜 70 ~ 80；蛇胆汁 10 ~ 20；杏仁水 25 ~ 35；薄荷脑 0.05 ~ 0.06

【制备方法】将平贝母用乙醇加热回流提取，提取液浓缩成流浸膏；将蜂蜜和甜菊素制成合剂，加入蛇胆汁、上述流浸膏、杏仁水、薄荷脑、苯甲酸钠，加水混匀，即得。

【主治】祛风止咳，用于治疗咳嗽。

7.【申请号】201110316223

【药物组成】大枣 2 ~ 4；甘草 1 ~ 3；麦冬 7 ~ 12；半夏 7 ~ 12；人参 10 ~ 20；粳米 1 ~ 3

【制备方法】将大枣、甘草、麦冬、半夏、人参、粳米混合，用水煎服。

【主治】用于治疗咳嗽，特别是顽固性干咳。

8.【申请号】201110316285

【药物组成】桔梗 4 ~ 7；白前 3 ~ 5；紫菀 3 ~ 5；百部 4 ~ 6；甘草 1 ~ 3；杏仁 2 ~ 4

【制备方法】将桔梗、白前、紫菀、百部、甘草、杏仁用水煎服。

【主治】用于治疗风寒咳嗽。

9.【申请号】200810138220

【药物组成】杏仁 5 ~ 15g；桃仁 5 ~ 15g；白胡椒 5 ~ 15g；细辛 3 ~ 8g；白芥子 2 ~ 8g

【制备方法】将杏仁、桃仁、白胡椒、细辛、白芥子研末。

【用法用量】使用时将其用蛋清调成膏，外敷涌泉穴，纱布包裹。

【主治】用于治疗长期干咳无痰。

10. 【申请号】200810011783

　　【药物组成】猪板油 1kg；川贝母细粉 60g；白萝卜汁 500ml；白糖 1.5kg

　　【制备方法】将猪板油加热去渣，放凉，加入川贝母细粉、白萝卜汁、加热，加白糖，再加热，放凉后装瓶，即得。

　　【主治】用于治疗咳嗽。

11. 【申请号】93110510

　　【药物组成】百部 1～3；蜈蚣 1.5～5；甘草 1～2

　　【制备方法】由百部、蜈蚣、甘草组成，经干燥研粉，过筛混均，制成散剂或片剂或丸剂。

　　【主治】用于治疗顿咳。

12. 【申请号】201110316260

　　【药物组成】桑白皮 2～4；地骨皮 2～4；党参 2～4；知母 3～5；黄芩 3～5；甘草 3～5

　　【制备方法】由桑白皮、地骨皮、党参、知母、黄芩、甘草制成。

　　【主治】用于治疗咳嗽。

13. 【申请号】200610099051

　　【药物组成】蜂蜜 10～35；冰糖 20～46；白砂糖 30～60；川贝母 0.5～2.5

　　【制备方法】由蜂蜜、冰糖、白砂糖和川贝母制成。

　　【主治】用于治疗各种原因引起的咳嗽。

14. 【申请号】200810133159

　　【药物组成】桃仁 6g；杏仁 6g；黑豆 6g；茉莉花茶 6g；生姜 9g

　　【制备方法】将桃仁、杏仁、黑豆、茉莉花茶、生姜加水煎煮，制成口服液。

　　【主治】宣肺解表、温胃润肺、补肾降气，用于治疗咳嗽。

15. 【申请号】200610069657

　　【药物组成】杏仁 2～20；百部 5～25；马勃 1～15；僵蚕 2～20

　　【制备方法】将杏仁、百部、马勃和僵蚕提取后制成片剂、丸剂、颗粒剂。

　　【主治】清肺化痰、利咽止咳，用于治疗各种咳嗽、咽喉痒痛。

七、慢性阻塞性肺病

1. 【申请号】200610118252

【药物组成】红参 1；麻黄 1；白芥子 1；肉桂 1

【制备方法】将红参、麻黄、白芥子、肉桂粉碎后研磨过 20 目筛，混匀，分装入食用过滤纸袋即可。

【主治】养阴润肺，用于治疗慢性阻塞性肺病。

2. 【申请号】200710131239

【药物组成】茯苓 12g；桂枝 9g；白术 10g；炙甘草 5g；紫苏子 10g；干姜 10g

【制备方法】由茯苓、桂枝、白术、炙甘草、紫苏子、干姜制成。咳痰不爽者加白芥子；痰有味者加鱼腥草；咳剧者加百部；乏力者加党参。

【主治】用于治疗慢支阻塞性肺气肿。

3. 【申请号】200810026489

【药物组成】五指毛桃 5～30；灵芝 1～10；蛤蚧 0.1～2；贝母 0.1～5；甘草 0～3

【制备方法】将五指毛桃的醇提浸膏、灵芝和甘草的水提浸膏与贝母、蛤蚧粉混合即可。

【主治】益肺健脾、补肾纳气、祛痰平喘，用于治疗慢性阻塞性肺病。

4. 【申请号】200810018432

【药物组成】丹参 12～20；金荞麦 5～27；甘草 2～5；苦杏仁 6～15；麻黄 1～4；紫苏子 5～13

【制备方法】将丹参进行 CO_2 超临界萃取，得到萃取物，丹参渣与金荞麦、甘草、苦杏仁、麻黄、紫苏子等加水煎煮提取、浓缩、醇沉、滤过、树脂吸附、超声洗脱，收集液浓缩后与丹参萃取物混合制成喷雾剂。

【主治】用于预防和治疗慢性阻塞性肺病。

5. 【申请号】97100013

【药物组成】白术 200g；紫河车 50g；川贝母 600g；人参 40g；丹参 300g；当归 300g；山药 150g；熟地黄 600g；防风 200g；黄芪 300g

【制备方法】由白术、紫河车、人参、丹参、当归、山药、熟地黄和防风用丙酮、氯仿、乙醚、醋酸乙酯、醇或水提取，回收溶剂，浓缩成稠膏，加入川贝母粉、黄芪粉和药学上可接受的附加剂，制成片剂、丸剂、胶囊剂、口服液、糖浆、冲剂。

【主治】补肾固本、益气养血、化痰定喘，用于治疗慢阻肺病，特别是慢性支气管炎、肺气肿和缓解期的肺心病。

6. 【申请号】201010573274

【药物组成】生晒参 1~5；黄芪 8~12；川芎 4~8；薤白 4~8；五味子 4~8；葶苈子 4~8；地龙 4~8

【制备方法】将川芎、薤白、五味子、葶苈子加水蒸馏，提取挥发油，BETA 环糊精包合，药渣和生晒参粗粉、黄芪、地龙加水煎煮，合并煎液和上述挥发油提取后的滤液，醇沉，滤过，回收乙醇，浓缩并干燥；加入生晒参细粉、药用辅料，干燥制粒，颗粒与挥发油包合物混合均匀，装入胶囊，即可。

【主治】益气化痰、祛淤，用于治疗慢阻肺属痰淤阻肺证。

八、哮喘

1. 【申请号】200810016997

【药物组成】黑丑 25~35；白丑 25~35；白胡椒 15~25；木鳖子 50~70；鸡子

【制备方法】由黑丑、白丑、白胡椒、木鳖子、鸡子制成。

【主治】宣肺逐水、调和营卫、疏通经络、平喘，用于治疗过敏性哮喘。

2. 【申请号】03108109

【药物组成】茄子秆 50%；辣椒秆 50%

【制备方法】将茄子秆和辣椒秆洗净、干燥后粉碎，加水煎煮，过滤后取其上清液，加入以上的乙醇，再过滤，取其精制上清液，制成糖浆剂。

【主治】用于支气管哮喘、喘息性气管炎，特别是小儿支气管炎，也可治疗中老年咳嗽。

3. 【申请号】201010570413

【药物组成】炙麻黄 150g；桂枝 30g；生姜 150g；半夏 150g；细辛 50g；杏仁 150g

【制备方法】将炙麻黄、桂枝、生姜、半夏、细辛、杏仁加水煎煮、去渣浓缩、制片、烘干包装，即可。

【主治】发散风寒、消痰定喘，用于治疗哮喘。

4. 【申请号】200710037739

【药物组成】五味子 33%~67%；细辛 33%~67%

【制备方法】将细辛切段，水蒸气蒸馏提取挥发油，将细辛药渣与五味子粉共煎煮，过滤，浓缩，得浓缩液，将细辛挥发油以吐温80增溶，加入浓缩液混匀，得五味子与细辛组合物。

【主治】平喘、镇咳、祛痰，用于治疗哮喘。

5. 【申请号】200610137283

【药物组成】桑白皮8～10g；黄芩8～10g；地骨皮8～10g；川楝子8～10g；杏仁8～10g；炙麻黄8～10g；地龙8～10g；蜈蚣2～3条

【制备方法】将桑白皮、黄芩、地骨皮、川楝子、杏仁、炙麻黄、地龙、蜈蚣加水浸泡，煎煮，除去药渣，取药汤即可。

【主治】平肝泻肺、息风化痰、止咳平喘，用于治疗哮喘。

6. 【申请号】200710122490

【药物组成】射干20～40；桔梗10～20；淫羊藿30～60；黄芪30～50；炙麻黄10～20；地龙10～20

【制备方法】将射干、桔梗、淫羊藿、黄芪、炙麻黄、地龙加水煎煮而成。还可选择加入怀山药、葶苈子、知母、生山楂、蛤蚧、鱼腥草。

【主治】益气补肾、清肺化痰、止咳平喘，用于治疗咳喘病。

7. 【申请号】201010520235

【药物组成】麻黄1；陈皮2；半夏2；山药3；桂枝2；厚朴2；桃仁2

【制备方法】将麻黄、陈皮、半夏、山药、桂枝、厚朴、桃仁加水煎服。

【主治】行气化痰、止咳平喘，用于治疗支气管哮喘。

8. 【申请号】200610128714

【药物组成】巴豆40～50g；鲜生姜汁12～15g

【制备方法】将巴豆粉碎加入鲜生姜汁制成糊状即可。

【用法用量】使用时将药物包裹后塞入鼻内。

【主治】攻痰逐水、散寒平喘，用于治疗支气管哮喘。

9. 【申请号】200610171356

【药物组成】松橄榄5～50；树舌5～120

【制备方法】由松橄榄、树舌用水煎煮制成。

【主治】用于治疗哮喘。

10. 【申请号】200910031981

【药物组成】麻黄10～30；细辛1～10；苍耳子1～10；吴茱萸10～30；黄芪1～10；肉桂1～10；丁香1～10；牛膝1～10

【制备方法】将麻黄、细辛、苍耳子、吴茱萸、黄芪、肉桂、丁香、牛膝研细末。

　　【用法用量】使用时用醋将其调成药饼贴于涌泉穴。

　　【主治】用于治疗寒性哮喘。

11.【申请号】200910035714

　　【药物组成】蚯蚓 35%～50%；桑白皮 45%～60%

　　【制备方法】将蚯蚓、桑白皮炒黄，共研成末。

　　【主治】用于治疗哮喘。

12.【申请号】200910230025

　　【药物组成】蝉蜕 20～50；僵蚕 5～12；射干 6～12；炙麻黄 3～9；细辛 1～3；川贝母 4～12

　　【制备方法】将蝉蜕、僵蚕、射干、炙麻黄、细辛、川贝母加水煎煮即可。

　　【主治】用于治疗哮喘。

13.【申请号】200610031975

　　【药物组成】枳椇子 100g；蜂蜜 250g；白胡椒 5g；核桃仁 100g；纯粮白酒 500g

　　【制备方法】将枳椇子、蜂蜜、白胡椒、核桃仁加纯粮白酒浸泡即可。

　　【主治】用于治疗哮喘。

九、咽喉炎

1.【申请号】200510031485

　　【药物组成】山豆根 15～25；三叶青 15～25；射干 5～15；七叶一枝花 5～15

　　【制备方法】将山豆根、三叶青、射干、七叶一枝花粉碎后，用白布袋装包浸泡于特制的米醋中，过滤除渣即可。

　　【主治】用于治疗咽喉炎、白喉，特别是急性咽喉炎。

2.【申请号】200710034658

　　【药物组成】土牛膝 40～60；马兰草 20～35；车前草 10～20；天名精 5～15

　　【制备方法】将土牛膝、马兰草、车前草、天名精按配比加水煎煮提取两次，合并两次提取液后，减压浓缩获得浸膏，制成口服液、糖浆、片剂、颗粒剂、胶囊、喷雾剂、含片。

【主治】用于治疗咽喉炎、病毒性肺炎。

3.【申请号】200710138552

【药物组成】半夏10～12g；茯苓10～12g；厚朴8～10g；紫苏叶5～7g

【制备方法】由半夏、茯苓、厚朴、紫苏叶加水煎煮而成。

【主治】燥湿化痰、行滞利咽，用于治疗痰浊阻肺型咽炎。

4.【申请号】200810101391

【药物组成】桉树叶100g；枇杷叶50g；山豆根30g；薄荷30g；冰片10g；甘草10g

【制备方法】将桉树叶、枇杷叶、山豆根、甘草用乙醇浸泡后过滤除渣，浓缩；再将冰片、薄荷、氯化钠研粉，与上述提取物搅拌混合，即可。

【主治】用于治疗急、慢性咽喉炎。

5.【申请号】200910115061

【药物组成】朱砂根3～8；大血藤8～12

【制备方法】由朱砂根、大血藤粉碎，过筛，混合均匀，制成小颗粒。

【主治】用于治疗急慢性咽喉炎。

6.【申请号】201010147971

【药物组成】金银花10～20；天冬10～20；百合15～25；桔梗10～20；牛蒡子15～25；薄荷10～20；蝉蜕15～25；甘草5～15

【制备方法】由金银花、天冬、百合、桔梗、牛蒡子、薄荷、蝉蜕、甘草经过开水浸泡服用。

【主治】用于治疗急慢性咽喉炎。

7.【申请号】200910148481

【药物组成】金银花3～4g；青果3～4g；麦冬3～4g；北豆根3～4g；木蝴蝶2～3g；桔梗2～3g；罗汉果2～3g；甘草2～3g；薄荷2～3g

【制备方法】将金银花、青果、麦冬、北豆根、木蝴蝶、桔梗、罗汉果、甘草、薄荷加水煎煮而成。

【主治】清热生津、滋阴润肺，用于治疗慢性咽喉炎。

8.【申请号】02152048

【药物组成】蝉蜕200～350份；麦冬200～350份；胖大海100～170份

【制备方法】将蝉蜕、麦冬、胖大海，加水煎煮两次，合并煎液，浓缩，放冷，冷藏，过滤，调整总量，灌瓶封装，灭菌，制成瓶装水剂或片剂。

【主治】清热利咽，养阴润喉，用于治疗慢性咽喉炎。

9.【申请号】00127116

【药物组成】生甘草60～120份；金银花30～60份；连翘15～30份；玄

参 12～30 份；薄荷脑 0.2～0.3 份；冰片 0.1～0.2 份

【制备方法】将生甘草、金银花、连翘、玄参用水提取、乙醇提取后，过滤，取滤液加入薄荷脑、冰片的乙醇溶液，搅拌均匀，制成喷雾剂。

【用法用量】使用时喷于患处。

【主治】用于治疗慢性咽喉炎。

10. 【申请号】201110366607

【药物组成】山豆根 50～100；桔梗 50～100

【制备方法】由山豆根、桔梗共研细末，蜂蜜为丸即可。

【主治】滋养肺肾、清热化痰、润喉利咽，用于治疗咽喉炎。

11. 【申请号】200510136445

【药物组成】蒲公英 1～2；桔梗 1～3；鱼腥草 1～3；青果 1～2；罗汉果 1～3；余甘子 1～3；薄荷 0.5～3；桑叶 1～3

【制备方法】将蒲公英、桔梗、鱼腥草、青果、罗汉果、余甘子、薄荷、桑叶提取，浓缩，加入乳糖，干燥即得。

【主治】用于防治咽喉炎。

12. 【申请号】200910216397

【药物组成】麻黄 5～8；苦杏仁 25～30；甘草 15～20；桑白皮 20～25；黄芩 10～20；法半夏 40～45；浙贝母 45～55；薄荷 40～45

【制备方法】将麻黄、苦杏仁、甘草、桑白皮、黄芩、法半夏、浙贝母、薄荷用乙醇提取，过滤，滤液浓缩，干燥，加入辅料，制成片剂、颗粒剂、胶囊剂。

【主治】用于治疗咽喉炎。

13. 【申请号】03135868

【药物组成】射干 12g；胖大海 12g；桔梗 10g；酒黄芩 10g；冰片 0.03g；甘草 6g

【制备方法】将射干、胖大海、桔梗、酒黄芩、冰片、甘草粉碎，制成胶囊。

【主治】用于治疗咽喉炎。

14. 【申请号】200810106178

【药物组成】冬凌草 3～8；蜂胶 4～7；山楂 3～9；玄参 3～10

【制备方法】由冬凌草、蜂胶、山楂、玄参经过乙醇提取，加入辅料，制成袋泡茶、片剂、胶囊剂等剂型。

【主治】用于治疗咽部不适、咽喉炎等。

15.【申请号】200810106180

【药物组成】冬凌草3~7；乌梅3~6；牛蒡子3~10；胖大海3~12；西洋参2~6

【制备方法】由冬凌草、乌梅、牛蒡子、胖大海、西洋参经过乙醇提取，加入辅料，制成袋泡茶、片剂、胶囊剂等剂型。

【主治】用于治疗咽部不适、咽喉炎等。

十、支气管炎

1.【申请号】200910229399

【药物组成】桔梗6~15；桂枝6~15；五味子6~15；生麻黄2~4；细辛2~4；生石膏20~40

【制备方法】将桔梗、桂枝、五味子、生麻黄、细辛、生石膏用水煎煮，即可。

【主治】用于治疗小儿喘息性支气管炎。

2.【申请号】201010191668

【药物组成】全紫苏15~25g；白芥子15~25g；姜半夏10~20g；金银花40~60g；旋复花8~12g；麻黄6~10g

【制备方法】将全紫苏、白芥子、姜半夏、金银花、旋复花、麻黄加水煎服。

【主治】用于治疗急性气管炎。

3.【申请号】200510061819

【药物组成】单叶铁线莲10~20；白英10~20；马蹄金10~20；鼠麴草10~20；千日红1~3

【制备方法】将单叶铁线莲、白英、马蹄金、鼠麴草、千日红加水煎煮成汤剂。

【主治】用于治疗急慢性气管炎。

4.【申请号】200610165793

【药物组成】满山红油25g；牡荆油10g

【制备方法】将满山红油制成滴丸剂，可包衣。还可加入满山白油、牡荆油、艾叶油、北豆根总碱、薄荷脑、薄荷油、香叶醇、野牡丹浸膏、甘草浸膏中的一种或多种。

【主治】止咳祛痰，用于治疗急慢性支气管炎。

5. 【申请号】200810079475

　　【药物组成】牛奶参 10 ~ 14；鸡矢藤 16 ~ 20；车前草 13 ~ 17；蔓荆子 13 ~ 17；五味子 13 ~ 17

　　【制备方法】由牛奶参、鸡矢藤、车前草、蔓荆子、五味子煎汤服用。

　　【主治】扶正固本、止咳化痰，用于治疗慢性支气管炎。

6. 【申请号】200910028886

　　【药物组成】前胡 5% ~ 10%；桂枝 5% ~ 15%；紫苏子 5% ~ 10%；白芥子 10% ~ 20%；枇杷叶 10% ~ 20%；旋覆花 10% ~ 25%；建泽泻 5% ~ 15%

　　【制备方法】由前胡、桂枝、紫苏子、白芥子、枇杷叶、旋覆花、建泽泻制成。

　　【主治】用于治疗慢性气管炎。

7. 【申请号】201010191666

　　【药物组成】鲜枇杷叶 80 ~ 120g；麦冬 80 ~ 120g；棉花根 80 ~ 120g；百部 40 ~ 60g；桔梗 80 ~ 120g；冰糖 200 ~ 300g

　　【制备方法】将鲜枇杷叶、麦冬、棉花根、百部、桔梗、冰糖加水煎服。

　　【主治】用于治疗慢性气管炎。

8. 【申请号】200710158518

　　【药物组成】萝卜提取液 1 ~ 5；麦芽糖 1 ~ 2

　　【制备方法】取萝卜，洗净切碎，加水煮沸后，改用文火煮 10 ~ 30 分钟，过滤除渣制成萝卜提取液，加入麦芽糖，混合均匀，杀菌，计量包装即得。

　　【主治】用于治疗慢性气管炎。

9. 【申请号】93105461

　　【药物组成】千日红 15.8%；四季青 13.3%；佛耳草 13.3%；紫金牛 13.3%；白芍 13.3%

　　【制备方法】由千日红、四季青、佛耳草、紫金牛和白芍组成，将各味药材加工成细粉、混合均匀后在水中搅拌，加入淀粉、米粉或面粉，加热熬成糊状，压制成片剂。

　　【主治】用于治疗慢性气管炎。

10. 【申请号】200610032026

　　【药物组成】巴豆 10；桃仁 6；生姜 3；鲜胡葱头/鲜野葱头 2；鲜鱼腥草 6；蟾酥 3；冰片 1；樟脑 2；蛋清 1

　　【制备方法】将巴豆、桃仁、生姜、鲜胡葱头/鲜野葱头、鲜鱼腥草、蟾酥、冰片、樟脑、蛋清混合，研磨，制成膏泥即可。

【主治】用于治疗慢性支气管炎。

11. 【申请号】200710068582

【药物组成】大枣400~600；梨700~800；干百合150~250；枸骨900~1100；款冬花150~250；冰糖900~1100

【制备方法】将大枣、梨、干百合、枸骨、款冬花、冰糖共同制成糖浆剂。

【主治】止咳化痰平喘，用于治疗支气管炎。

12. 【申请号】201110371755

【药物组成】麻黄3~9；杏仁5~15；荆芥5~15；防风5~15；薄荷3~9；白芷3~9；葛根5~15；甘草2~5；桑白皮5~15；鱼腥草5~15

【制备方法】由麻黄、杏仁、荆芥、防风、薄荷、白芷、葛根、甘草、桑白皮、鱼腥草制成。

【主治】宣肺平喘、清热解毒、祛风散寒，用于治疗小儿支气管炎。

13. 【申请号】200910028885

【药物组成】淡附片5%~10%；桂枝5%~10%；生紫菀5%~10%；法半夏10%~25%；降香10%~25%；苦杏仁10%~25%；建泽泻5%~10%；茯苓5%~10%

【制备方法】由淡附片、桂枝、生紫菀、法半夏、降香、苦杏仁、建泽泻、茯苓制成。

【主治】用于治疗支气管炎。

14. 【申请号】201010516903

【药物组成】猪胆粉58%~68%；陈皮20%~30%；甘草8%~16%

【制备方法】将猪胆洗净晒干，烘烤，捣碎，过筛；将陈皮烘烤与甘草一齐粉碎，过筛；将上述二种药粉混合，装进胶囊，制成胶囊剂。

【主治】用于治疗支气管炎。

15. 【申请号】201110316140

【药物组成】锦地罗4~6；杏仁1~2；桔梗2~4；桑叶2~4；桑白皮2~4；赤芍药5~7；麦冬4~6；麻黄1~3；前胡2~4

【制备方法】将锦地罗、杏仁、桔梗、桑叶、桑白皮、赤芍药、麦冬、麻黄、前胡混合加水煎服。

【主治】用于治疗支气管炎。

16. 【申请号】99104348

【药物组成】羊乳20~40g；田肤柴20~40g；鸡冠桐10~30g

【制备方法】由羊乳、田肤柴、鸡冠桐加水煎熬、过滤、浓缩，制成口服液。还可加入金银花。

【主治】用于治疗支气管炎。

十一、自汗、盗汗

1. 【申请号】200810197291

【药物组成】桂枝15%～25%；白芍药15%～25%；甘草5%～10%；黄芪10%～25%；防风10%～15%；大枣5%～10%；生姜5%～10%

【制备方法】由桂枝、白芍药、甘草、黄芪、防风、大枣、生姜制成。

【主治】益气收敛止汗，用于治疗自汗症。

2. 【申请号】201010229646

【药物组成】党参12g；麻黄根12g；牡蛎15g；浮小麦10g；五味子7g

【制备方法】将牡蛎加热粉碎，研成细粉，与加热后的党参、麻黄根以及浮小麦、五味子混合，加水煎煮，药汁滤出，合并药汁，混匀，即可。

【主治】用于治疗自汗、多汗。

3. 【申请号】200610126312

【药物组成】党参40～45g；炙黄芪25～30g；甘草25～30g；生地黄12～15g；麦冬12～15g；白芍12～15g；桂枝8～10g；制附子8～10g

【制备方法】将党参、炙黄芪、甘草、生地黄、麦冬、白芍、桂枝、制附子加水浸泡、煎煮后制成汤剂。

【主治】益气通阳、敛汗固脱，用于治疗严重型自汗症。

4. 【申请号】93114612

【药物组成】浮小麦500～1000份；糯稻根500～1000份；黄芪200～700份；大枣200～700份；煅牡蛎1000～2000份

【制备方法】将浮小麦、糯稻根、黄芪、大枣与煅牡蛎分别用水提取，过滤；合并滤液，浓缩，加入乙醇醇沉，回收乙醇至稠膏，与糖粉混合制成冲剂、袋泡茶、口服液、片剂。

【主治】用于治疗自汗、盗汗，尤其对小儿盗汗有效。

5. 【申请号】201010224961

【药物组成】黄芪9～15；浮小麦16～22；大枣9～15；糯稻根16～22；煅牡蛎35～41

【制备方法】由黄芪、浮小麦、大枣、糯稻根、煅牡蛎经过提取，制成胶囊剂。

　　【主治】用于防治自汗、盗汗。

6.【申请号】200610076746

　　【药物组成】麻黄根1~40；五味子1~40；五倍子1~40

　　【制备方法】由麻黄根、五味子、五倍子研磨，按常规贴剂制备方法压制成贴片，密封备用。

　　【主治】用于治疗自汗、盗汗。

7.【申请号】201110191416

　　【药物组成】郁金9~11g；黄芪9~11g；赤石脂4~6g

　　【制备方法】将郁金、黄芪、赤石脂混合，研为细末，用蜂蜜调匀，放于小块胶布上，贴敷两乳头。

　　【主治】用于治疗自汗、盗汗、多汗。

第四章　皮肤疾病方剂

一、疤痕

1. **【申请号】200420051517**

   【药物组成】 米醋 1250g；蜂蜜 100g；五倍子粉 120g；丹参粉 80g；汉防己粉 60g；五加皮粉 60g；蜈蚣 20 条；冰片 1g

   【制备方法】 由米醋、蜂蜜、五倍子粉、丹参粉、汉防己粉、五加皮粉、蜈蚣、冰片制成。

   【主治】 用于治疗瘢痕。

2. **【申请号】200910011344**

   【药物组成】 禹余粮 10～150；藕节 5～55；半夏 15～200；鸡蛋白 50～250

   【制备方法】 由禹余粮、藕节、半夏、鸡蛋白制成。

   【主治】 用于治疗瘢痕。

3. **【申请号】200610066265**

   【药物组成】 龟甲 15～30g；金毛狗 15～30g；三七 50～100g；当归 15～30g；党参 15～30g；藏红花 13～26g；冰片 15～30g；灵芝 15～30g

   【制备方法】 将龟甲、金毛狗、三七、当归、党参、藏红花、冰片、灵芝与白酒密封浸泡，制成外用喷雾制。

   【主治】 软坚散结、活血化瘀、消除瘢痕，用于治疗皮肤瘢痕。

4. **【申请号】201110166213**

   【药物组成】 乌梅 1；牡蛎 2

   【制备方法】 将乌梅制成碳研成细末，牡蛎煅后研磨成细末，拌均匀，用蜂蜜调制，加热烘烤后再加上述细末，敷于患处。

   【主治】 用于治疗瘢痕增生。

5. **【申请号】201010525786**

   【药物组成】 红花 30～50；紫草 30～50；当归 30～50；乌梅 30～40；胆

矾 50~80；五倍子 30~50；蜈蚣 30~50；血竭 40~50

【制备方法】将红花、紫草、当归、乌梅、胆矾、五倍子、蜈蚣、血竭，置于香油炸至药枯，滤去药渣，药油中加入蜂蜜和醋，搅动下煎熬，放凉制成药膏。

【主治】活血化淤、软坚散结、消除瘢痕，用于治疗皮肤瘢痕。

6. 【申请号】200910180717

【药物组成】白鲜皮 10~30；墨旱莲 10~30；赤芍 10~30；苦参 10~30；蜈蚣 5~25；全蝎 5~25

【制备方法】将白鲜皮、墨旱莲、赤芍、苦参、蜈蚣、全蝎用酒精浸泡，滤渣，即可。

【主治】活血化淤、软坚散结、止痒去瘢，用于治疗各种原因引起的疤痕。

二、白癜风

1. 【申请号】01114723

【药物组成】斑蝥 30~70g；补骨脂 100~300g；陈皮 50~200g

【制备方法】由斑蝥、补骨脂和陈皮用乙醇浸泡一周即可。

【主治】用于治疗白癜风。

2. 【申请号】200810059122

【药物组成】补骨脂 100~800g；白芷 100~600g；独活 100~600g

【制备方法】将补骨脂、白芷、独活采用超临界 CO_2 流体萃取工艺，制成提取物，再和辅料共同制成软膏剂。

【主治】用于治疗白癜风。

3. 【申请号】88103128

【药物组成】杨树花 70%~90%；补骨脂 5%~10%；白芷 5%~10%；防风 5%~10%

【制备方法】杨树花用水煎煮；补骨脂、白芷、防风用乙醇浸泡 7 天，过滤，得滤液破白风溶液，将其与杨树花煎煮液混合均匀，分装即可。

【用法用量】使用时涂在患处。

【主治】用于治疗白癜风。

4. 【申请号】200710166378

【药物组成】白芷 5~30g；补骨脂 10~60g；红花 5~30g；紫草 10~40g

　　【制备方法】将补骨脂和紫草，加入乙醇提取；药渣与白芷、红花加水煎煮，煎煮液浓缩，加入乙醇，过滤，回收乙醇并与补骨脂提取物合并制成。

　　【主治】用于治疗白癜风。

5. 【申请号】201010107563

　　【药物组成】补骨脂 5～30；驱虫斑鸠菊 8～25；高良姜 10～20；盒果藤 9～18

　　【制备方法】将补骨脂、高良姜、驱虫斑鸠菊药材混合粉碎后用溶剂提取，回收溶剂，浓缩，真空干燥或喷雾干燥得干浸膏，粉碎成粉末备用，将盒果藤粉碎，两种粉末混合，加入辅料后制成片剂、胶囊剂或滴丸剂。

　　【主治】用于治疗白癜风。

6. 【申请号】200810133119

　　【药物组成】补骨脂 30%；白蒺藜 30%；防风 20%；鲜无花果叶 20%

　　【制备方法】将补骨脂、白蒺藜、防风、鲜无花果叶酒泡外擦即可。

　　【主治】用于治疗白癜风。

7. 【申请号】201110388267

　　【药物组成】补骨脂 2；冰片 1；血竭 1

　　【制备方法】将补骨脂、冰片、血竭加入醋中浸泡而成。

　　【主治】活血、祛风、利湿，用于治疗白癜风。

8. 【申请号】201010552198

　　【药物组成】黑米 10g；蒜 2 个；蜂蜜 10g；龙井茶

　　【制备方法】将黑米、蒜捣碎加入蜂蜜搅拌均匀，将龙井茶加入沸水泡开后倒入黑米、蒜、蜂蜜等混合物搅拌均匀涂抹至患处轻揉即可。

　　【主治】用于治疗白癜风。

9. 【申请号】200810228495

　　【药物组成】无花果 20～30；红花 20～30；白薇 10～20；鲜姜 5～15；芝麻油 10～30

　　【制备方法】将无花果、红花、白薇烘干碾成粉，再称取鲜姜榨汁得到提取液，把上述所得全部加入芝麻油搅拌而成。

　　【用法用量】使用时用棉球涂抹即可。

　　【主治】用于治疗白癜风。

10. 【申请号】200810150892

　　【药物组成】补骨脂 50%～55%；防风 18%～19%；苦参 12%～14%；菟丝子 15%～17%

【制备方法】将补骨脂、防风、苦参、菟丝子用酒精浸泡，过滤，滤液用酒精稀释，即得。

【主治】调和气血、疏通血脉经络，用于治疗白癜风。

11. 【申请号】201010502417

【药物组成】当归250g；去壳柏子仁250g

【制备方法】将当归、去壳柏子仁分别烘干研细粉，炼蜜为丸。

【主治】用于治疗白癜风。

12. 【申请号】201010214821

【药物组成】硫黄2~4；密陀僧2~4；砒霜1~3

【制备方法】将硫黄、密陀僧、砒霜共研细末，用隔年陈醋调匀，即得。

【主治】用于治疗各种白癜风。

13. 【申请号】00119152

【药物组成】补骨脂10~20g；闭风草15~25g；蒲草根15~25g；八股牛6~10g；石碱花8~12g

【制备方法】将补骨脂、闭风草、蒲草根、八股牛、石碱花研磨成粉。

【用法用量】使用时加水煎熬，取药液热敷搽洗患处即可。

【主治】用于治疗白癜风。

14. 【申请号】01113776

【药物组成】白芷5~15；牡丹皮7~17；茯苓7~11；泽泻5~7；刺蒺藜5~15；全蝎5~9

【制备方法】由白芷、牡丹皮、茯苓、泽泻、刺蒺藜、全蝎用水煎煮，去渣制成。

【主治】调理气血、祛风解郁、补肾活血，用于治疗白癜风。

15. 【申请号】200810109742

【药物组成】何首乌15~18g；当归15~18g；红毛七13~15g；芋儿七13~15g；乌金草9~12g；补骨脂9~12g

【制备方法】由何首乌、当归、红毛七、芋儿七、乌金草、补骨脂组成。其制备方法包括：将上述中药原料放入煎药器具，加水，煎熬，滤去药渣，即得。

【主治】养血和血、疏风祛斑，用于治疗气血不和型白癜风。

16. 【申请号】200510054651

【药物组成】补骨脂20~30；肉桂5~10；何首乌5~10；党参3~5；香附3~5；防风3~5

【制备方法】将补骨脂、肉桂、何首乌、党参、香附、防风混合，粉碎，用95%的酒精浸泡提取，搅拌、过滤，提取2～3次，减压浓缩至膏状；加入凡士林。

【主治】平肝息风、疏肝理气、祛风散寒、清热燥湿、调和气血，用于治疗白癜风。

17.【申请号】200710137810

【药物组成】驱虫斑鸠菊90～110g；蜀葵25～35g；密陀僧5～15g；白藜芦15～25g；蜂蜜400～500g

【制备方法】将驱虫斑鸠菊、蜀葵、密陀僧、白藜芦分别粉碎研磨，过筛，混合均匀，用蜂蜜调成擦剂即可。

【主治】用于治疗白癜风。

三、斑

1.【申请号】201010229693

【药物组成】白果50g；白芷20g；鸭蛋子3g；雄鸡腰子80g

【制备方法】将白果、白芷、鸭蛋子冷冻后研成细粉，再将雄鸡腰子砸成糊状，共放一处搅拌均匀，即得。

【主治】用于治疗色素斑。

2.【申请号】200910143666

【药物组成】枸杞蜂蜜500；山楂蜂蜜500；当归5～10；珍珠粉10～20；白及5～10；白芷10～15；密陀僧2～5；马齿苋5～10；白茯苓5～10

【制备方法】由枸杞蜂蜜、山楂蜂蜜、当归、珍珠粉、白及、白芷、密陀僧、马齿苋、白茯苓经过粉碎、混合，制成蜜状外用。

【主治】用于治疗黄褐斑、色素斑。

3.【申请号】200710065538

【药物组成】茵陈2.5～10；茯苓1.5～6；白扁豆1.5～6；白术2.5～10；泽泻1.5～6；苍术1.5～6；橘皮0.1～2；甘草0.1～2；栀子1.5～6

【制备方法】将茵陈、茯苓、白扁豆、白术、泽泻、苍术、橘皮、甘草、栀子水提醇沉，装胶囊。

【主治】清热利湿、散风消斑，用于治疗黄褐斑。

4.【申请号】200610068886

【药物组成】白芷0.5g；白及0.5g；白僵蚕0.5g；石膏0.5g；白附子

0.5g；白菊花0.5g；白薇0.5g

【制备方法】将白芷、白及、白僵蚕、石膏、白附子、白菊花、白薇，炮制，研成细末，过90~100目筛。

【用法用量】每次使用时需用鲜豆浆或牛、羊奶把研成细末的药物调成稀膏，睡前先用温水洗面，然后将调制后的稀膏涂于斑处，晨起洗去。

【主治】用于治疗黄褐斑。

5.【申请号】201110136612

【药物组成】丹参提取物10%~50%；当归提取物10%~40%；茶多酚5%~30%；玫瑰花提取物5%~30%；葡萄子提取物3%~25%

【制备方法】将丹参提取物、当归提取物、茶多酚、玫瑰花提取物、葡萄子提取物混合均匀，加入辅料，制成片剂、胶囊剂、颗粒剂。

【主治】用于治疗黄褐斑。

6.【申请号】200910077630

【药物组成】沙棘油0.5~20；白芷1~15；银杏叶6~20；珍珠粉1~10

【制备方法】由沙棘油、白芷、银杏叶、珍珠粉经过提取、混合，制成乳膏剂。

【主治】用于治疗色素斑。

7.【申请号】201010109556

【药物组成】柴胡300~400；丹参300~800；熟地黄300~800；白芷300~400；牡丹皮300~400；甘草50~150

【制备方法】由柴胡、丹参、熟地黄、白芷、牡丹皮、甘草组成；并经过提取、过滤等工艺，制成颗粒剂、丸剂、散剂等剂型。

【主治】调肝补肾、化淤祛斑，用于治疗黄褐斑。

8.【申请号】201110341819

【药物组成】生地黄10~15g；牡丹皮10~15g；苦参10~15g；紫草10~15g；茯苓10~15g；黄芩9~12g；荆芥10~15g；防风10~15g；白术10~15g；白鲜皮10~15g

【制备方法】将生地黄、牡丹皮、苦参、紫草、茯苓、黄芩、荆芥、防风、白术、白鲜皮加凉水浸泡，煎煮，取汁，药汁混合，温开水送服。

【主治】用于治疗多形性红斑。

9.【申请号】201110273511

【药物组成】藏红花15~20；柴胡15~20；白术8~12；当归15~20；白芍8~12；丹参14~18；茯苓12~17；橘叶5~8；制香附8~12；薄荷4~8

【制备方法】将藏红花、柴胡、白术、当归、白芍、丹参、茯苓、橘叶、制香附、薄荷混合均匀，加水煎煮，合并煎液，过滤，浓缩成稠膏，干燥，粉碎成药粉，装入胶囊中，灭菌消毒，制成胶囊剂。

【主治】补中益气、疏肝行血，用于治疗黄褐斑。

四、斑秃

1. 【申请号】200610200430

　　【药物组成】辣椒 10～50；红花 10～50；川芎 10～50；干姜 10～50

　　【制备方法】由辣椒、红花、川芎、干姜制成。

　　【主治】用于治疗斑秃。

2. 【申请号】200910153472

　　【药物组成】骨碎补 4～6；枫树片 1～3；生石灰块 4～6；桐子壳 0.5～1.5

　　【制备方法】将骨碎补烘干片、枫树片、桐子壳加入白酒浸泡，将中草药酒与生石灰水混合，分装，即得溶液剂。

　　【主治】用于治疗斑秃。

3. 【申请号】200810132651

　　【药物组成】红花 11%；干姜 17%；当归 18%；赤芍 18%；生地黄 18%；侧柏叶 18%

　　【制备方法】将红花、干姜、当归、赤芍、生地黄、侧柏叶与白酒浸泡后密封。

　　【用法用量】使用时将其擦在患处。

　　【主治】用于治疗斑秃。

4. 【申请号】201010256649

　　【药物组成】骨碎补 10g～20g；斑蝥 5～10 只；白芷 5g～10g；补骨脂 5g～10g；秦皮 5g～10g

　　【制备方法】将骨碎补、斑蝥、白芷、补骨脂、秦皮放入米酒中浸泡，滤后，蘸汁涂患处。

　　【主治】补肾活血、祛腐生肌，用于治疗斑秃。

5. 【申请号】200910230511

　　【药物组成】黑豆 30g；芒硝 30g；硼砂 30g；枯矾 30g；冰片 30g

　　【制备方法】将黑豆、芒硝、硼砂、枯矾、冰片共研粉末，用麻油调制，即可。

【主治】清热解毒、除风散结、祛腐生肌，用于治疗斑秃。

6. 【申请号】200910204937

【药物组成】侧柏叶 100 ～ 150g；生姜 100 ～ 150g；生半夏 60 ～ 100g

【制备方法】将侧柏叶、生姜、生半夏粉碎成末，加入酒精密封浸泡，取滤液，分装，即可。还可加入刺五加、川芎、当归。

【主治】活血通络、祛风、生发，用于治疗斑秃。

7. 【申请号】96109158

【药物组成】云母 500g；冰片 2.5g

【制备方法】将云母煅烧、粉碎、过筛后，依次用乙醇、盐酸、醋酸水溶液浸泡，然后在 100℃ ～ 110℃ 温度下回流提取 2.5 ～ 3h，过滤，合并各部分滤液，用 80% 的 NaOH 调节 pH 为 3 ～ 4，再加入冰片溶于吐温 80 的溶液。

【主治】用于治疗斑秃、全秃、癣秃，特别是脂溢性脱发。

8. 【申请号】200910158298

【药物组成】侧柏叶 30；斑蝥 20；生姜 40

【制备方法】将侧柏叶、斑蝥、生姜投入酒精中密封静置，过滤，制成擦剂。

【主治】用于治疗斑秃和急慢性脱发。

9. 【申请号】201110021249

【药物组成】人参 3 ～ 6；辣椒 5 ～ 9；生姜 10 ～ 15；榧子 2 ～ 5；松针 1 ～ 5

【制备方法】由人参、辣椒、生姜、榧子、松针制成外用制剂。

【主治】用于防治脱发、斑秃，促进头发生长和再生。

10. 【申请号】200910021197

【药物组成】花椒 30 ～ 50；何首乌 10 ～ 30；人参 5 ～ 15；生姜 20 ～ 40

【制备方法】由花椒、何首乌、人参、生姜加乙醇浸渍，收集渗滤液，制成酊剂。

【主治】祛风除湿、补中益气、生发养发，用于防治脱发、斑秃、脂溢性脱发。

11. 【申请号】200810070138

【药物组成】天麻 5 ～ 26；红花 4 ～ 30；血藤 2 ～ 22；灵芝 1 ～ 11；生地黄 2 ～ 25；枳壳 3 ～ 30；生姜 3 ～ 9

【制备方法】由天麻、红花、血藤、灵芝、生地黄、枳壳、生姜经煎熬、过滤、包装制成。

【主治】用于治疗脂溢性脱发、雄性激素源脱发、产后脱发、斑秃、感染性脱发等多种脱发。

12. 【申请号】200810204627

【药物组成】侧柏叶1~50；丹参1~50；白芷1~25；红花1~10

【制备方法】将侧柏叶、丹参、白芷、红花加乙醇提取，浓缩，加入辅料，制成液体制剂。

【主治】用于治疗脂溢性脱发、斑秃、全秃等脱发。

13. 【申请号】200910191412

【药物组成】白矾20~30g；花椒20~40g；半夏10~15g

【制备方法】由白矾、花椒、半夏等配制成外用药。

【主治】用于治疗和防止脱发。

14. 【申请号】201010524394

【药物组成】侧柏叶8~12g；当归4~6g；白芍4~6g；人参1~3g；薄荷叶1~3g；甘草1~3g

【制备方法】由侧柏叶、当归、白芍、人参、薄荷叶、甘草混合粉碎成颗粒，用蜂蜜制成丸。

【主治】用于治疗脱发。

15. 【申请号】201110159010

【药物组成】白矾10~18；半夏10~15；当归8~15；车前草10~15；侧柏叶10~20；甘草8~15

【制备方法】将白矾、半夏、当归、车前草、侧柏叶、甘草提取，制成胶囊、片剂、丸剂等。

【主治】用于治疗脱发。

16. 【申请号】94103139

【药物组成】山葡萄根汁10~14g；苹果枝汁2~3g；野酸枣汁8~10g；玉米荠汁10~12g

【制备方法】将山葡萄根、苹果枝、野酸枣根、玉米荠，各自切成小片，加热至一定温度，按比例将其汁混合在一起。

【主治】用于治疗脱发。

五、带状疱疹

1. 【申请号】200710305558

【药物组成】雄黄10g；蜈蚣10g；蛇莓30g；冰片8g

【制备方法】将雄黄、蜈蚣、蛇莓烘干，研成细药粉，再与冰片混研均匀，过筛，备用。

【用法用量】使用时用冷开水将上述药粉调成软膏状外用。

【主治】祛风燥湿、凉血解毒，用于治疗带状疱疹。

2. 【申请号】200910263967

【药物组成】焙蜈蚣 1～8；当归 3～15；细辛 1～10；雄黄 3～20；琥珀 1～15

【制备方法】由焙蜈蚣、当归、细辛、雄黄、琥珀经过粉碎、过筛，制成细粉备用；所得药渣用乙醇提取，上清液和细粉混合均匀，制成涂剂外用即可。

【主治】用于治疗带状疱疹。

3. 【申请号】200910016201

【药物组成】雄黄 2～10g；蛇蜕 1～5 条；铁锈 20～50g；香烟灰 10～30g

【制备方法】将雄黄、蛇蜕、铁锈、香烟灰捣碎加香油，搅拌成膏状，涂抹患处即可。

【主治】用于治疗带状疱疹。

4. 【申请号】200810089445

【药物组成】当归 30；黄柏 30；川芎 30；黄连 60；香油 50

【制备方法】将当归、黄柏、川芎、黄连粉碎加香油调和制成。

【用法用量】该药外敷。

【主治】用于治疗带状疱疹。

5. 【申请号】200810014719

【药物组成】刺猬皮 1～3；芝麻油 4～9

【制备方法】将刺猬皮晾干，烘烤后粉碎，加芝麻油制成膏药。

【主治】用于治疗带状疱疹。

6. 【申请号】200810109764

【药物组成】土白薇 15～18g；过坛龙 15～18g；八月札 12～14g；香附 8～10g；石蝴蝶 8～10g

【制备方法】将土白薇、过坛龙、八月札、香附、石蝴蝶加水煎煮，取汁即可。

【主治】清热利湿、疏肝理气，用于治疗肝胆湿热型带状疱疹。

7. 【申请号】201010547916

【药物组成】铺地锦 100g；飞天蜈蚣 100g；鸭舌苦草 100g；倒地梅 100g

【制备方法】将铺地锦、飞天蜈蚣、鸭舌苦草、倒地梅洗净，茎枝用水煮制，加红糖服用；叶洗干净后晾干，加入白酒捣碎，取汁涂于患处。

【主治】用于治疗带状疱疹。

8.【申请号】201010229945

【药物组成】锤玉带草 220～280；油茶油 480～550

【制备方法】将油茶油加热后，加入铜锤玉带草搅拌煎熬，冷却，过滤，滤液装瓶，即可。

【主治】用于治疗带状疱疹。

9.【申请号】200910228390

【药物组成】雄黄 10g；白矾 10g

【制备方法】将雄黄、白矾用蒸馏水搅拌成粥状，敷于创面。

【主治】祛湿敛毒，用于治疗带状疱疹。

10.【申请号】200610130867

【药物组成】马齿苋 50～60g；蒲公英 13～15g；大青叶 13～15g；延胡索 10～12g

【制备方法】将马齿苋、蒲公英、大青叶、延胡索加水浸泡，煎煮，除去药渣，取药汤即成。

【主治】清热解毒、消痈散结，用于治疗带状疱疹。

11.【申请号】201010256726

【药物组成】雄黄 20g；白矾 20g；大黄 30g；黄柏 30g；侧柏叶 30g；冰片 5g

【制备方法】由雄黄、白矾、大黄、黄柏、侧柏叶、冰片组成；并经过水煎煮和粉碎等工艺制剂而成。

【主治】疏肝泻火、清热利湿，用于治疗带状疱疹。

12.【申请号】200910172681

【药物组成】雄黄 5～10；生龙骨 5～10；炙蜈蚣 1～2 条；香油 10～15

【制备方法】将雄黄、生龙骨、炙蜈蚣干燥混合，粉碎过筛，消毒，加入香油调成软膏。

【主治】平肝潜阳、祛风散结、解毒镇痛，用于治疗带状疱疹。

13.【申请号】200710013917

【药物组成】王不留行 200～700；穿山甲 10～70；紫草 10～40；青黛 10～30

【制备方法】以香油为溶剂，按比例加入制成粉剂的王不留行、穿山甲、紫草、青黛，调配制成外用油剂。

【主治】用于治疗带状疱疹。

14. 【申请号】200910230041

【药物组成】大黄 200；黄芩 150；黄柏 200；石膏 200；栀子 200

【制备方法】将大黄、黄芩、黄柏、石膏、栀子粉碎成细粉，混匀即得。

【用法用量】使用时将其用香油调涂患处。

【主治】清热利湿、泻火解毒、止痛，用于治疗带状疱疹。

15. 【申请号】200510044659

【药物组成】炉甘石粉 900～300；地榆 1000～300；延胡索 1600～450；冰片 300～60

【制备方法】将地榆、延胡索磨成细粉，将冰片磨成末，与炉甘石粉混合均匀，加入凡士林中掺匀，即成药膏。

【主治】清湿热、解毒、止痛，用于治疗带状疱疹。

16. 【申请号】200610048260

【药物组成】王不留行 50%～65%；延胡索 25%～40%；冰片 5%～12%

【制备方法】将王不留行和延胡索粉碎成细粉，加入冰片，混合均匀，最后再用凡士林调成软膏，即得。

【主治】用于治疗带状疱疹。

17. 【申请号】200710301066

【药物组成】蛇床子 50g；雄黄 50g；血竭 50g；苦参 30g；花椒 30g

【制备方法】将蛇床子、雄黄、血竭、苦参、花椒等加水煎煮，取药汁即可外洗药物。

【主治】除湿解毒、化淤止痛，用于治疗带状疱疹。

18. 【申请号】00134371

【药物组成】龙胆 80～120g；紫草 40～60g；雄黄 80～120g；枯矾 50～70g；冰片 20～40g；青黛 10～50g

【制备方法】将龙胆、紫草用酒精浸泡后，提取液中加入雄黄、枯矾、冰片、青黛混合搅匀配制而成。

【用法用量】使用时涂于患处。

【主治】清热散郁、泻火解毒止痛，用于治疗带状疱疹。

六、冻疮

1. 【申请号】200710068810

【药物组成】辣椒酊 1；樟脑 1；薄荷叶 1

【制备方法】将辣椒酊、樟脑、甘油、薄荷叶等药制作成酊剂药液。

【主治】用于治疗冻疮。

2. 【申请号】200610068964

【药物组成】白酒 500；生姜汁 800～1000；五加皮 80～120

【制备方法】将白酒、生姜汁、五加皮一并煎煮制成。

【主治】用于治疗冻疮。

3. 【申请号】200810030869

【药物组成】附子 25～50g；肉桂 10～25g；桂枝 10～25g；细辛 10～25g；红花 20～30g；樟脑 20～50g

【制备方法】将附子、肉桂、桂枝、细辛、红花、樟脑等药材烤干后粉碎，加入酒精中浸泡制成。

【主治】用于治疗冻疮。

4. 【申请号】201110033385

【药物组成】胡椒 3～5；干红辣椒 5～8；附子 3；干姜 3

【制备方法】将胡椒、红辣椒、附子、干姜干燥；将红辣椒剪成段，将干姜切片；将胡椒、红辣椒、附子、干姜粉碎后加入酒精中浸泡数天；过滤，去除滤渣，将滤液分装入瓶制成。

【主治】用于治疗冻疮。

5. 【申请号】201110182347

【药物组成】花椒 10～15；川芎 8～10；防风 3～5；生姜 2～3

【制备方法】将花椒、川芎、防风、生姜用水煎煮，即可。

【主治】用于治疗红斑性冻疮、水疱性冻疮。

6. 【申请号】201110285467

【药物组成】血竭 20～30；乳香 24～28；黄连 12～25；冰片 10～15

【制备方法】将血竭、乳香、黄连研末后与麻油共同加热，离火后加入黄蜡，待冷却后加入冰片，混匀即得所述膏药。

【主治】用于治疗冻疮。

7. 【申请号】200810023665

【药物组成】山楂；白丁香；细辛

【制备方法】由山楂、白丁香、细辛捣碎、粉碎，搅拌成药膏。

【主治】用于治疗冻疮。

8. 【申请号】93112399

【药物组成】蜂胶 20～250g；鲜橘皮 100g；生姜 20g；紫草 20g；红花

20g；当归 20g；日本灵芝草 20g

【制备方法】将蜂胶、鲜橘皮、生姜、紫草、红花、当归、日本灵芝草放在液状石蜡中用文火煎 1 小时，将药汁熬浓至滴水成珠，再加入硼砂粉拌匀，灌装成盒即得。

【主治】用于治疗冻疮。

9. 【申请号】200810185410

【药物组成】芝麻油 100；肉桂 10；干姜 15；甘草 20；黄蜡 2.5

【制备方法】将芝麻油加热，放入肉桂、干姜、甘草炸制，过滤，加入黄腊，混匀，即可。

【主治】用于治疗冻伤或冻疮。

10. 【申请号】200810170959

【药物组成】黄姜 20%～30%；大葱 20%～30%；辣椒 10%～30%；艾草 20%～30%

【制备方法】由黄姜、大葱、辣椒、艾草洗涤，干燥，辗切为碎末状药散，即可。

【主治】用于治疗冻伤早期、预防冻疮。

七、灰指甲

1. 【申请号】201010520977

【药物组成】黄柏 50～100g；防风 24～36g；蝉蜕 35～50g；地肤子 10～18g；空心草 35～40g；牡丹皮 10～20g；苦参 28～40g

【制备方法】将黄柏、防风、蝉蜕、地肤子、空心草、牡丹皮、苦参水煎滤渣。

【用法用量】用药液热泡患处。

【主治】用于治疗灰指甲。

2. 【申请号】200610137688

【药物组成】木鳖子 4～5；白矾 2～6；陈醋 800～900ml

【制备方法】由木鳖子、白矾、酸性物质，如陈醋制成，还可加入苦实、血竭、乳香、没药、凤仙花等。

【主治】用于治疗甲真菌病、灰指甲。

3. 【申请号】200910166596

【药物组成】凤仙花 20；白矾 3

【制备方法】将凤仙花和白矾捣成糊状，用鲜豆叶包敷患处。

【主治】用于治疗灰指甲。

4.【申请号】03149754

【药物组成】知母 30～70；白蔹 30～70；桔梗 30～70

【制备方法】将知母、白蔹、桔梗研磨，浸泡于冰醋酸内，浸泡温度 10℃～30℃，浸泡密封 20～40 天，过滤，制成油剂、膏剂、喷雾剂、酊剂等剂型。

【主治】用于治疗灰指甲、手癣、足癣。

八、疥疮

1.【申请号】200810109761

【药物组成】红背叶 50g；九里香 50g；芫荽 50g；水胡满 50g；牛蒡根 40g

【制备方法】将红背叶、九里香、芫荽、水胡满、牛蒡根研成细粉，加入凡士林，调成膏状。

【主治】祛风除湿、解毒敛疮，用于治疗疥疮。

2.【申请号】200810016229

【药物组成】硫黄 95～105；血余炭 4～7

【制备方法】将硫黄放在微火上熔化，然后加入血余炭搅拌均匀，然后把溶液倒入瓷器模中，冷却后取出，放入童尿中浸泡，然后取出晾干即可。

【主治】用于治疗疥疮。

3.【申请号】201010543589

【药物组成】百部 25～30；苦参 5～10；白鲜皮 5～10；川楝子 5～10；萹蓄 5～10；蛇床子 5～10；石榴皮 5～10；藜芦 5～10；皂角刺 15～20；羊蹄根 15～20

【制备方法】将百部、苦参、白鲜皮、川楝子、萹蓄、蛇床子、石榴皮、藜芦、皂角刺、羊蹄根共研粗末后，加入白酒中浸泡，滤渣，即可。

【主治】清热燥湿、杀虫止痒，用于治疗疥疮。

4.【申请号】99109239

【药物组成】硫黄 300～500 份；苦楝根皮 15～30 份；槟榔 10～25 份；使君子 5～15 份；鹤风 5～15 份；雷丸 5～15 份

【制备方法】将硫黄加热至燃烧后、冷却、粉碎、过筛，与苦楝根皮、槟榔、使君子、鹤风、雷丸混合、粉碎、过筛，加入猪板油或凡士林混匀即得成品药膏。

【主治】用于治疗疥疮、干疥、湿疮等疾病。

5. 【申请号】201110038455

【药物组成】绿豆10；硫黄1~3

【制备方法】将绿豆炒熟、硫黄熔化在其上，搅拌均匀，冷却，粉碎成药粉，外敷即可。

【主治】用于治疗疥疮、湿疹。

6. 【申请号】97107464

【药物组成】菜油10份；硫黄5份；葱头2份；花椒1份

【制备方法】微火加热菜油至冒清烟，将葱头、花椒加入热油中至变黑，去除葱头、花椒，再加硫黄搅匀、冷却、过滤而成。

【主治】用于治疗疥疮。

7. 【申请号】200810109769

【药物组成】雄黄50g；花椒30g；太白石40g；炉甘石40g

【制备方法】由雄黄、花椒、太白石、炉甘石粉碎后在75%酒精中浸泡制成。

【主治】杀虫解毒、收湿敛疮，用于治疗疥疮。

九、酒渣鼻

1. 【申请号】200710123456

【药物组成】白芷10~20g；硫黄3~7g

【制备方法】将白芷、硫黄、硬质酸，用蒸馏水配制成膏剂。

【主治】用于治疗酒渣鼻。

2. 【申请号】200710160437

【药物组成】天冬30g；山药30g；木香30g；地黄30g；槐米30g；博落回300g

【制备方法】将天冬、山药、木香、地黄、槐米、博落回打碎或切碎，置瓶内，加入酒精，盖上盖子密封，浸泡，滤去药渣，取药液，即得。

【主治】清肺养阴、润燥生津，用于治疗酒渣鼻。

3. 【申请号】201010249648

【药物组成】生石膏2~20；生石灰2~20

【制备方法】将生石膏、生石灰混合，敷于患处。

【主治】用于治疗酒糟鼻。

4. 【申请号】200710159963

【药物组成】玄参 13～15g；大黄 13～15g；地榆 10～12g；赤芍 10～12g；生蒲黄 10～12g；过山龙 10～12g；一支箭 10～12g；荆芥 7～8g

【制备方法】由玄参、大黄、地榆、赤芍、生蒲黄、过山龙、一支箭、荆芥煎汤后服用。

【主治】凉血解毒、活血化淤，用于治疗酒渣鼻。

5. 【申请号】201010242798

【药物组成】川芎 40g；红花 50g；陈皮 60g；地肤子 45g；百部 60g；土茯苓 30g；黄柏 50g

【制备方法】由川芎、红花、陈皮、地肤子、百部、土茯苓、黄柏制成。

【主治】用于治疗酒渣鼻。

6. 【申请号】200710016600

【药物组成】大黄 1；硫黄 1

【制备方法】由大黄、硫黄研成细粉。

【用法用量】用凉开水搅匀敷患处。

【主治】用于治疗酒渣鼻。

十、皮炎

1. 【申请号】200810109748

【药物组成】山棯子 15～18g；血风藤 15～18g；石南叶 11～13g；灰叶 11～13g；老龙皮 11～13g

【制备方法】将山棯子、血风藤、石南叶、灰叶、老龙皮加水煎煮，取药汁。

【主治】养血固精、祛风止痒，用于治疗弥漫性神经性皮炎。

2. 【申请号】200810163416

【药物组成】当归 10～30；苍术 10～30；黄芩 20～50；防己 10～30；柴胡 10～30

【制备方法】将当归、苍术加水浸渍，回流提取挥发油；残渣与黄芩、防己和柴胡混合，加水提取，水提取液浓缩，加入挥发油制成。

【主治】健脾补血、清热利湿、祛风止痒，用于治疗异位性皮炎。

3. 【申请号】200410044070

【药物组成】盐卤 150～250；大蒜 60～80；芦荟 10～14；人尿 150～200；

白砂糖 60 ~ 80

【制备方法】将芦荟、大蒜捣烂如泥，再用盐卤将其浸泡，过滤后弃去残渣，取其浆液，然后加入人尿，再加入白砂糖，搅拌至白砂糖溶化即得。

【主治】用于治疗皮炎、脓肿、疮、癣、牛皮癣、黄水疮等皮肤病。

4. 【申请号】200710132754

【药物组成】茶叶 15g；艾叶 15g；女贞子叶 15g；皂角 15g

【制备方法】由茶叶、艾叶、女贞子叶、皂角煎煮，过滤，取滤液外洗或湿敷患处。

【主治】用于治疗放射线所致皮炎。

5. 【申请号】200810140242

【药物组成】黄连 2 ~ 5；连翘 3 ~ 7；赤芍 6 ~ 9；甘草 1 ~ 4；知母 6 ~ 9；绿豆 7 ~ 11

【制备方法】将黄连、连翘、赤芍、甘草、知母切碎，加入绿豆，水煎，取滤液，浓缩至膏状。

【主治】清热燥湿、泻火解毒，用于治疗过敏性皮炎。

6. 【申请号】200710132758

【药物组成】绿豆 30g；白矾 30g；硫黄 30g；食盐 30g；花椒 30g；葱须 30g；血余炭

【制备方法】将绿豆、白矾、硫黄、食盐、花椒、葱须在铁勺里烧黄，研末，再加上血余炭，共同用麻油调匀，擦于患处。

【主治】用于治疗过敏性皮炎。

7. 【申请号】200510104364

【药物组成】白蒺藜 18g；紫草 18g；红花 10g；蚤休 13g；甘草 7g；蝉蜕 10g

【制备方法】将白蒺藜、紫草、红花、蚤休、甘草、蝉蜕混合，用水煎煮即可。

【主治】清热泻火、养血润燥，凉血解毒，用于治疗接触性皮炎。

8. 【申请号】200710132778

【药物组成】红粉霜 3g；白矾 6g；木槿皮 10g；杏仁 10g；密陀僧 10g

【制备方法】由红粉霜、白矾、木槿皮、杏仁、密陀僧研为细末，加入鸡蛋清两只调匀，放置两日即可。

【用法用量】使用时早晚用毛笔蘸涂，头、面部不能使用。

【主治】用于治疗神经性皮炎。

9. 【申请号】200810125140

　　【药物组成】熟地黄 18～20g；天麻子 13～15g；竹叶蕉 13～15g；田旋花 13～15g；肉苁蓉 8～10g

　　【制备方法】由熟地黄、天麻子、竹叶蕉、田旋花、肉苁蓉经过水煎煮提取，取汁服用。

　　【主治】清热祛风、养血润燥，用于治疗干燥型脂溢性皮炎。

10. 【申请号】200910081035

　　【药物组成】土荆皮 20～50；苦参 25～45；丁香 10～20；肉桂 10～20；侧柏叶 30～60

　　【制备方法】由土荆皮、苦参、丁香、肉桂、侧柏叶经过提取，制成洗发剂、喷雾剂、膏剂、洗面奶等。

　　【主治】用于预防及治疗脂溢性皮炎。

11. 【申请号】200710159973

　　【药物组成】马钱子 20g；细辛 20g；苦参 20g；白鲜皮 20g；老龙皮 20g

　　【制备方法】将马钱子、细辛、苦参、白鲜皮、老龙皮切碎，置密封容器，再加入食醋，密封，浸泡，滤去药渣，取药汁，即得。

　　【主治】祛风除湿、解毒止痒，用于治疗神经性皮炎。

12. 【申请号】200810108948

　　【药物组成】土连翘 18～20g；一扫光 18～20g；吐烟花 13～15g；田旋花 13～15g

　　【制备方法】由土连翘、一扫光、吐烟花、田旋花经过水煎煮，取药汁服用。

　　【主治】清热祛风、除湿止痒，用于治疗神经性皮炎。

13. 【申请号】201010197439

　　【药物组成】花椒 20～50；羌活 6～20；荆芥 3～18；薄荷 6～20；白矾 3～12；一扫光 2～10；冰片 2～9；陈醋 1kg

　　【制备方法】由花椒、羌活、荆芥、薄荷、白矾、一扫光、冰片和陈醋制成。

　　【主治】用于治疗神经性皮炎。

14. 【申请号】200810109755

　　【药物组成】桉叶 18～20g；三丫苦叶 18～20g；白千层叶 13～15g；风箱树叶 13～15g

　　【制备方法】将桉叶、三丫苦叶、白千层叶、风箱树叶加水煎煮，取药汁。

【主治】清热解毒、祛风止痒，用于治疗风热型药物性皮炎。

十一、荨麻疹

1. 【申请号】200810138904

【药物组成】苍耳子 15～20g；地肤子 10～20g；桑叶 5～15g；白鲜皮 5～15g；牡丹皮 5～15g；炒刺猬皮 5～16g；甘草 6～13g

【制备方法】由苍耳子、地肤子、桑叶、白鲜皮、牡丹皮、炒刺猬皮、甘草制成。

【主治】用于治疗慢性荨麻疹。

2. 【申请号】200410040602

【药物组成】大黄 10g；川楝子 10g；使君子 8g；厚朴 8g；雷丸 8g；槟榔 8g；白术 8g；神曲 12g

【制备方法】将大黄、使君子、川楝子、厚朴、雷丸、槟榔、白术、神曲加水煎煮，浓缩，制成口服液。

【主治】用于治疗慢性荨麻疹。

3. 【申请号】200710012193

【药物组成】浮萍 1～2；葱白 4～6；藏红花 2～4；天麻 3～6

【制备方法】由浮萍、葱白、藏红花、天麻组成，制成口服液。

【主治】用于治疗荨麻疹。

4. 【申请号】201010192658

【药物组成】蝉蜕 10～15g；茯苓 8～10g；金银花 10～15g；甘草 10～15g；当归 5～8g；熟地黄 8～10g；连翘 10～15g；夏枯草 5～10g；苍术 5～10g

【制备方法】将蝉蜕、茯苓、金银花、甘草、当归、熟地黄、连翘、夏枯草、苍术用水煎煮，服用即可。

【主治】用于治疗荨麻疹。

5. 【申请号】200810185408

【药物组成】风眼草 300g；蝉蜕 50g；荆芥 150g；红花 50g；干姜 50g

【制备方法】将风眼草、蝉蜕、荆芥、红花、干姜混合，加水静置，冷却，过滤，加入红糖，过滤后加苯甲酸钠，即可。

【主治】用于治疗荨麻疹。

6. 【申请号】200810109733

【药物组成】紫苏 18～22g；生姜 8～10g；半边莲 13～15g；太阳草 13～

15g；大叶香薷 13～15g

【制备方法】由紫苏、生姜、半边莲、太阳草、大叶香薷组成，煎汤服用。

【主治】散热解表、调和营卫，用于治疗寒冷性荨麻疹。

十二、青春痘

1. 【申请号】02115193

【药物组成】绿豆 2～5；甘草 2～3；大蒜 1～2；荆芥 3～5；白蔹 6～8；鱼腥草 8～11

【制备方法】将绿豆、甘草、大蒜、荆芥、白蔹、鱼腥草用煎煮、蒸馏、浸泡等方法制成。

【主治】用于治疗青春痘。

2. 【申请号】200610041471

【药物组成】连翘 10～50；栀子 10～30；牡丹皮 10～30；玄参 10～30；生地黄 5～20；赤芍 5～20

【制备方法】将连翘、栀子、牡丹皮、生地黄、赤芍、玄参制成中药药丸即可。

【主治】用于治疗青春痘。

3. 【申请号】200910144576

【药物组成】黄芩 6g；黄连 6g；黄柏 6g；白鲜皮 6g

【制备方法】将黄芩、黄连、黄柏、白鲜皮加工成粉末，用水调制，即可。

【主治】用于治疗青春痘。

4. 【申请号】200710063595

【药物组成】白芷 8～50g；甘草 3～15g；黄芪 10～50g

【制备方法】由白芷、甘草、黄芪制成。

【主治】用于治疗痤疮。

5. 【申请号】97108335

【药物组成】大黄 810 份；黄芩 8～10 份；防风 8～10 份；珍珠 10～12 份；白附子 8～10 份；全蝎 8～10 份；僵蚕 8～10 份

【制备方法】大黄、黄芩、防风、珍珠、白附子、全蝎、僵蚕碾细、过筛，用米醋调成糊状而成。

【主治】用于治疗青春痘。

6. 【申请号】200810053192

【药物组成】白及0.9~3.8；白芷1.1~4.5；黄芩0.7~4.1；辛夷1~2.4

【制备方法】由白及、白芷、黄芩、辛夷经粉碎，稀释，磨浆，磨膏，制成该制剂。

【主治】用于治疗青春痘。

7. 【申请号】200810236370

【药物组成】菊花1~40；金银花1~40；黄连1~40；黄芩1~40；枸杞子1~40；蜂蜜1~40

【制备方法】将菊花、金银花、黄连、黄芩、枸杞子、蜂蜜提取，制成口服制剂或贴剂、膏剂等。

【主治】用于治疗青春痘。

8. 【申请号】200910075706

【药物组成】生地黄10~15；连翘8~12；白芷8~12；蒲公英8~12；黄芩8~12；甘草5~8

【制备方法】将生地黄、连翘、白芷、蒲公英、黄芩、甘草粉碎，制成散剂。

【主治】清热凉血、泻火解毒、活血行淤，用于治疗粉刺。

9. 【申请号】200310105723

【药物组成】大麻10~30；金银花15~35；留兰香10~30；茄子干茎5~10

【制备方法】将大麻、金银花、留兰香、茄子干茎加入水中，煮沸，分离药渣与药液，沉淀后取药液。

【主治】用于治疗面部粉刺、疙瘩。

10. 【申请号】201010146071

【药物组成】大黄提取液1%~5%；紫草根提取液1%~5%；川芎提取液0.5%~5%；山金车花1%~5%

【制备方法】将大黄提取液、紫草根提取液、川芎提取液、山金车花混合均匀，加到水胶体中，充分搅拌，冷却，加入辅料，调和均匀，冷却，即可。

【主治】用于治疗青春痘、粉刺。

11. 【申请号】201110182051

【药物组成】枇杷叶2~3；桑白皮5~8；苦参3~5；牡丹皮8~10；菊花4~8；生甘草6~8

【制备方法】将枇杷叶、桑白皮、苦参、牡丹皮、菊花、生甘草用水煎煮，即可。

【主治】用于治疗青春痘。

12. 【申请号】200610044158

【药物组成】丹参 10g；黄芩 15g；栀子 15g；银花 15g

【制备方法】将丹参、黄芩、栀子、银花，用清水浸泡，煮沸，滤去药渣，滤液浓缩，加入蜂蜜调成稀糊状即得面膜。

【主治】用于治疗青春痘。

十三、瘙痒

1. 【申请号】200610125973

【药物组成】艾叶 80～90g；防风 25～30g；生地黄 12～15g；何首乌 12～15g

【制备方法】由艾叶、防风、生地黄、何首乌制成。

【主治】清热凉血、温经止痒，用于治疗瘙痒症。

2. 【申请号】200810011766

【药物组成】胡麻 1000g；威灵仙 1000g；何首乌 1000g；石菖蒲 1000g；苦参 500g；甘草 500g

【制备方法】将胡麻、威灵仙、何首乌、石菖蒲加热水浸泡，榨汁去渣；将苦参、甘草加雪水浸泡，榨汁去渣，再将两种汁混合煮开，放凉，装瓶，即得。

【主治】用于止痒。

3. 【申请号】201010615032

【药物组成】蛇床子 12%～32%；地肤子 12%～32%；白鲜皮 10%～27%；苦参 5%～20%；黄柏 5%～19%；花椒 5%～15%；枯矾 3%～9%

【制备方法】由蛇床子、地肤子、白鲜皮、苦参、黄柏、花椒、枯矾组成；各药经过洗净、干燥、粉碎，用滤纸包装成袋即可。

【主治】用于治疗瘙痒症。

4. 【申请号】201010209291

【药物组成】甘草 18～22；苦参 7.75～9.25；土荆皮 5.95～7.15；白鲜皮 5.95～7.15

【制备方法】由甘草、苦参、土荆皮、白鲜皮组成；各药经过乙醇渗漉，与辅料制成浓缩型洗剂。

【主治】清热燥湿、祛风止痒，用于治疗皮肤瘙痒、外阴瘙痒。

十四、烧伤、烫伤

1.【申请号】200410017523

【药物组成】山栀仁 8~15；赤石脂 90~110；朱砂 2~5；琥珀 2~6；冰片 3~5

【制备方法】由山栀仁、赤石脂、朱砂、琥珀、冰片制成，还可以加入海螵蛸、降香。

【主治】活血凉血、止血止痛、解毒收敛，用于治疗烧伤、烫伤，如Ⅰ度烧伤、烫伤和Ⅱ度烧伤、烫伤。

2.【申请号】200410037767

【药物组成】牛骨灰 1.4；牛油 2.9

【制备方法】由牛骨灰、牛油制成。

【主治】用于治疗由沸水、热油、化学用品烫伤及烧伤。

3.【申请号】200410001790

【药物组成】冰片 5 两；白花蛇舌草蒸馏粉 6 两；龙眼壳锻存性粉 1 两

【制备方法】将冰片研成细粉、白花蛇舌草蒸馏粉、龙眼壳锻存性粉均匀混合成药粉。

【主治】用于治疗Ⅲ度烧伤、烫伤。

4.【申请号】02147603

【药物组成】地榆 5g；大黄 5g；龙骨 1g；麝香 0.4g；香油 5g

【制备方法】将地榆、大黄、龙骨、麝香混合、粉碎、分装即可。

【用法用量】用时取香油调合成糊状涂于患处。

【主治】止血凉血、消肿止痛、除腐生肌，用于治疗各种因素所致皮肤烧伤、烫伤。

5.【申请号】03105303

【药物组成】紫花树皮 300g；九股牛 300g；黄芩 500g；黄柏 500g；生大黄 500g；儿茶 400g；冰片 400g

【制备方法】将紫花树皮、九股牛、黄芩、黄柏、生大黄、儿茶放入酒精中浸泡、过滤，加入冰片制成喷雾剂。

【主治】用于治疗Ⅰ、Ⅱ度烧伤、烫伤和Ⅲ度小面积烧伤、烫伤。

6.【申请号】200410049907

【药物组成】冰片 10g；龙珠 50g；银朱 10g；儿茶 50g；乳香 50g；珍珠粉

10g；天花粉 50g；黄柏 50g

【制备方法】将冰片、龙珠、银朱、儿茶、乳香、珍珠粉、天花粉、黄柏粉碎，过筛，混合，制成散剂，敷于创面。

【主治】用于治疗各种水火烧伤、烫伤。

7. 【申请号】00114411

【药物组成】蚌壳粉 85；金银花粉 10；仙人掌粉 5

【制备方法】将河蚌去内脏取壳，用电火烧至成三层，取最里层的珍珠层，粉碎、过筛成蚌壳粉；将仙人掌去皮、用火烤干、粉碎、过筛；将金银花粉碎、过筛，将上述各组分混合制成粉剂。

【主治】用于治疗大面积烧伤、烫伤。

8. 【申请号】03117210

【药物组成】冰片 25～35 份；青黛 95～105 份；虎杖 95～105 份；生石灰 950～1050 份

【制备方法】将生石灰用水浸泡，取上清液，虎杖用水煎煮，三次煎煮液混合浓缩为膏状体，将石灰澄清液放入虎杖膏、青黛、冰片混合搅拌，加入植物油搅拌成青蓝色乳膏，再加入防腐剂即成。

【主治】用于治疗水火烫伤、化学物灼伤。

9. 【申请号】200410014891

【药物组成】蛇莓 60%～80%；菜油 20%～40%

【制备方法】将蛇莓洗净、干燥、粉碎，与菜油混合成糊状制成。

【主治】用于治疗蒸汽、沸水、烈火、滚油的烫伤，化学烧伤。

10. 【申请号】200910222673

【药物组成】黄连 20；黄柏 25；黄芩 25；牛胆 30

【制备方法】由黄连、黄柏、黄芩、牛胆组成；将药物粉碎，加香油调成膏状外用。

【主治】清热燥湿，泻火解毒，用于治疗烧伤。

11. 【申请号】200810159551

【药物组成】枣根碳 20～30；黄柏 8～12；獾油 8～12；香油 30～40

【制备方法】由枣根碳、黄柏、獾油、香油制成。

【主治】用于治疗烧伤。

十五、湿疹

1. **【申请号】201010143876**

   【药物组成】 熟地黄 15～35；阿胶 10～25；独活 5～15；蚕砂 10～20；丹参 10～20；鸡血藤 5～15；甘草 15～25

   【制备方法】 将熟地黄、阿胶、独活、蚕砂、丹参、鸡血藤、甘草提取，制成搽剂。

   【主治】 滋阴养血、祛风止痒、凉血活血，用于治疗婴幼儿湿疹。

2. **【申请号】200810109735**

   【药物组成】 土白蔹 13～15g；土荆芥 13～15g；土黄连 13～15g；小飞扬草 8～10g；老龙皮 8～10g

   【制备方法】 由土白蔹、土荆芥、土黄连、小飞扬草、老龙皮加水煎汤服用。

   【主治】 清热利湿、祛风解毒，用于治疗急性湿疹。

3. **【申请号】200810108333**

   【药物组成】 血风藤 13～15g；血参 13～15g；合萌 9～12g；防风草 9～12g；水芙蓉 9～12g

   【制备方法】 由血风藤、血参、合萌、防风草、水芙蓉组成，并煎汤服用。

   【主治】 养血祛风、清化湿热，用于治疗慢性湿疹。

4. **【申请号】201010518534**

   【药物组成】 苦参 40～50；百部 20～30；白鲜皮 20～30；雄黄 5～10

   【制备方法】 将苦参、百部、白鲜皮和雄黄粉剂，加入白酒中浸泡制成药酒。

   【主治】 清热燥湿、祛风解毒，用于治疗湿疹。

5. **【申请号】201010224446**

   【药物组成】 萆薢 15；薏苡仁 30；土茯苓 30；滑石 30；鱼腥草 30；牡丹皮 12；泽泻 12；通草 12；防风 12；黄柏 12；蝉蜕 6

   【制备方法】 由萆薢、薏苡仁、土茯苓、滑石、鱼腥草、牡丹皮、泽泻、通草、防风、黄柏、蝉蜕制成。还可包括龙胆、栀子。

   【主治】 除湿泄热、解毒祛风，用于治疗湿热型湿疹。

6. **【申请号】201010222146**

   【药物组成】 苦参 17%～23%；白鲜皮 17%～23%；黄柏 8%～12%；黄

连 8% ~ 12%；地肤子 17% ~ 23%；防风 8% ~ 12%；荆芥 5% ~ 8%

【制备方法】由苦参、白鲜皮、黄柏、黄连、地肤子、防风和荆芥加水煎煮，煎煮液加水稀释。

【用法用量】使用时用棉棒粘取，轻轻涂抹于伤患皮肤上。

【主治】用于治疗婴儿湿疹。

7. 【申请号】201010516930

【药物组成】鲜马齿苋 35% ~ 45%；山药根 55% ~ 65%

【制备方法】将鲜马齿苋、山药根加水煎煮而成。

【主治】用于治疗湿疹。

8. 【申请号】93109594

【药物组成】黄柏 20% ~ 24%；黄连 10% ~ 12%；硫黄 22% ~ 24%；枯矾 23% ~ 24%；冰片 3% ~ 5%；煅石膏 11% ~ 12%

【制备方法】由黄柏、黄连、硫黄、枯矾、冰片、煅石膏经烘干、粉碎、混合、紫外线消毒制成。

【用法用量】用时直接撒在患处。

【主治】清热解毒、杀菌止痒、收敛燥湿，用于治疗皮肤湿疹病，特别是婴儿湿疹。

9. 【申请号】200710114017

【药物组成】白芷 25g；枯矾 25g；白及 25g；硫黄 25g；黄柏 25g；藿香 10g；炒黄芩 8g

【制备方法】将白芷、枯矾、白及、硫黄、黄柏、藿香、炒黄芩制成散剂。

【主治】用于治疗小儿湿疹。

10. 【申请号】200510036351

【药物组成】松花粉 5% ~ 45%；滑石粉 5% ~ 45%；蒲黄 5% ~ 45%；海金沙 5% ~ 45%

【制备方法】将松花粉、滑石粉、蒲黄、海金沙超微粉碎而成。还可加入冰片、薄荷、炉甘石、枯矾、白矾。

【主治】用于治疗婴儿尿疹、湿疹。

11. 【申请号】200810046390

【药物组成】黄柏 400 ~ 600g；苦参 400 ~ 600g；浮萍 400 ~ 600g；芦荟 80 ~ 120g；艾叶 400 ~ 600g；荆芥 400 ~ 600g；冰片 40 ~ 60g

【制备方法】将黄柏、苦参、浮萍、芦荟制成水相；艾叶、荆芥收集挥发油；冰片研成细粉；鲸蜡醇、凡士林、甘油制成油相，经过常规工序制成软膏剂。

【主治】用于治疗湿疹。

十六、手癣、足癣

1.【申请号】201010184516

【药物组成】花椒 5～15；木槿皮 10～25；五倍子 10～25；丁香 10～25；木香 10～25；薄荷 5～15；硼砂 10～28；冰片 5～15

【制备方法】将花椒、木槿皮、五倍子、丁香、木香、薄荷、硼砂、冰片加水浸泡而成。

【主治】用于治疗脚气。

2.【申请号】00105459

【药物组成】蛇床子 5～25；地骨皮 5～30；苦参 3～20

【制备方法】将蛇床子、地骨皮、苦参加水浸泡，加温提取，过滤，制成水剂。

【主治】用于治疗脚气。

3.【申请号】99117687

【药物组成】大叶香 10～30g；五加皮 4～10g；忍冬藤 20～40g；洗澡花 50～70g；癣药草 5～15g

【制备方法】大叶香、五加皮、忍冬藤、洗澡花、癣药草等药物浸泡于酒精内制成，或上述药粉碎后加入细石灰、麻油、凡士林调匀。

【主治】用于治疗足癣、手癣。

4.【申请号】95110535

【药物组成】苦参 23～33；百部 11～23；蛇床子 18～28；黄柏/黄连 7～16；白鲜皮 12～21；斑蝥 1.2～2.8

【制备方法】将苦参、百部、蛇床子、黄柏或黄连、白鲜皮、斑蝥混合、粉碎，水煎成膏剂，也可以用酒精浸提成酊剂。

【主治】用于治疗足癣、手癣、头癣、皮癣。

5.【申请号】200810049305

【药物组成】苦参 50～100；百部 10～30；土槿皮 50～100；蛇床子 100～160；白花蛇 9～15 条；斑蝥 1～10

【制备方法】将苦参、百部、土槿皮、蛇床子、白花蛇、斑蝥粉碎成细末，加入乙醇中浸泡，滤出液体即得。

【主治】用于治疗手癣、足癣。

6.【申请号】00134204

【药物组成】黄连 10 ~ 25；硫黄 5 ~ 15；樟脑 5 ~ 15；百部 5 ~ 15；苦参 5 ~ 15；蛇床子 10 ~ 25；土槿皮 10 ~ 25

【制备方法】由黄连、硫黄、樟脑、百部、苦参、蛇床子、土槿皮制成散剂。

【主治】用于治疗各种类型手癣、足癣。

7.【申请号】200810109766

【药物组成】红果楠 30g；红背叶 30g；石胆草 20g；水翁皮 20g

【制备方法】由红果楠、红背叶、石胆草、水翁皮粉碎后在 75% 酒精中浸泡制成。

【主治】清热解毒、除湿止痒，用于治疗水疱型手癣、足癣。

8.【申请号】201110357840

【药物组成】煅白矾 1 ~ 5；煅皂矾 1 ~ 5；皂角 1 ~ 5；黄精 1 ~ 5；地骨皮 1 ~ 5

【制备方法】将煅白矾、煅皂矾、皂角、黄精、地骨皮混合，粉碎成细粉，混匀，过筛，灭菌，包装，制成散剂。

【主治】用于治疗手癣、足癣。

9.【申请号】200810167217

【药物组成】冰片 0.5 ~ 3g；草乌 2 ~ 5g；川乌 0.2 ~ 2g

【制备方法】将冰片、草乌、川乌研成粉末，倒入食醋中浸泡，滤渣，即可。

【主治】用于治疗手癣、足癣、体癣。

10.【申请号】200510067501

【药物组成】白矾 10 ~ 20；硼砂 10 ~ 15；乌梅 12 ~ 15；冰片 4 ~ 6；赤石脂 20 ~ 30；儿茶 20 ~ 30

【制备方法】将乌梅火煅存性，磨面；白矾放入砂锅内加热炒，至海绵状，磨面；儿茶磨面；赤石脂磨面；硼砂磨面；分别过 120 目筛；使用时，将上述备药掺和后加冰片共研细、拌均匀即可。

【主治】用于治疗足癣。

11.【申请号】200810109738

【药物组成】大飞扬草 30g；木槿皮 30g；山橙 20g；八角茴香 20g

【制备方法】由大飞扬草、木槿皮、山橙、八角茴香组成，并煎汤浸泡患处。

【主治】清热解毒、除湿止痒，用于治疗鳞屑角化型手足癣。

12. 【申请号】200810138920

【药物组成】花椒 20～40g；生姜 25～40g；大蒜 25～35g

【制备方法】将生姜、大蒜切碎与花椒共同泡入食醋中，用醋汁搽脚。

【主治】用于治疗脚气。

13. 【申请号】201010295905

【药物组成】土茯苓 20～30；泽泻 15～25；车前子 20～30；木通 10～20；黄柏 20～30；土槿皮 10～20；枯矾 10～15；花椒 10～15；大黄 10～30

【制备方法】将土茯苓、泽泻、车前子、木通、黄柏、土槿皮、枯矾、花椒、大黄加水煎煮，制成洗剂。

【主治】用于治疗足癣。

十七、银屑病

1. 【申请号】200910238308

【药物组成】紫草 4～30；三七 3～20；生槐花 5～40；生地黄 5～40；灵芝 2～12；白鲜皮 4～30；当归 4～30

【制备方法】将紫草、生槐花、生地黄、白鲜皮、当归用水提取，制成浸膏细粉；将三七、灵芝分别研成细粉，与上述浸膏细粉混合，搅拌均匀，制成冲剂、颗粒剂、散剂。

【主治】用于治疗银屑病。

2. 【申请号】200510075034

【药物组成】白鲜皮 15g；雄黄 15g；硫黄 15g；白及 15g；轻粉 6g；土茯苓 15g

【制备方法】将白鲜皮、雄黄、硫黄、白及、轻粉、土茯苓磨粗粉后，置于酒精内浸泡，滤渣，罐装。

【用法用量】将患处用陈醋洗过，涂药即可。

【主治】用于治疗牛皮癣。

3. 【申请号】91107916

【药物组成】白芷 50g；肉桂 50g；斑蝥 50g

【制备方法】由白芷、肉桂、斑蝥制成。

【主治】用于治疗牛皮癣。

4.【申请号】96107704

【药物组成】甘草 20g；甘遂 20g；斑蝥 20g；狼毒 20g；川乌 20g；草乌 20g

【制备方法】将甘草、甘遂、斑蝥、狼毒、川乌、草乌磨成面，按配比，用食醋调和而成。

【主治】用于治疗银屑病。

5.【申请号】99112206

【药物组成】白花蛇 5%～25%；穿山甲 5%～25%；蛤蚧 5%～25%；全蝎 15%～40%；鹿茸 15%～40%

【制备方法】由白花蛇、穿山甲、蛤蚧、全蝎、鹿茸组成，粉碎成面，混合均匀即得。

【用法用量】使用时将药物用鸡蛋混合均匀，用香油煎吃即可。

【主治】用于治疗牛皮癣。

6.【申请号】98104598

【药物组成】花粉 15g；南星 15g；川芎 15g；黄柏 15g

【制备方法】将花粉、南星、川芎、黄柏浸泡、过滤、干燥、粉碎、制成散剂。

【主治】用于治疗牛皮癣。

7.【申请号】201010205218

【药物组成】红丹 13～17g；轻粉 13～17g；铝粉 13～17g；松香 13～17g；石膏 13～17g；卤水 240～260g

【制备方法】将红丹、松香和石膏粉碎成粉末与轻粉、铝粉、卤水和米醋混合搅拌均匀放置即得。

【用法用量】使用前需要摇匀，然后涂覆于患处。

【主治】用于治疗牛皮癣。

8.【申请号】200810211577

【药物组成】虎杖 50～500；大黄 50～500；白鲜皮 30～300；金银花 50～500；白蒺藜 50～500；地肤子 30～300；全蝎 30～300

【制备方法】由虎杖、大黄、白鲜皮、金银花、白蒺藜、地肤子、全蝎组成；并经过水提取、醇提取、发酵等方法，制成水剂、膏剂，外用即可。

【主治】用于治疗寻常型银屑病、关节型银屑病。

9.【申请号】200810015059

【药物组成】丁香 5g；斑蝥 3g；木香 3g；紫荆皮 9g；半夏 9g

【制备方法】由丁香、斑蝥、木香、紫荆皮和半夏组成，并将上药研细，用纱布包好，再用醋浸泡。

【用法用量】每日取适量涂擦患处即可。

【主治】用于治疗牛皮癣。

10. 【申请号】200710301087

【药物组成】太白石 30g；砒石 10g；雄黄 10g；紫草 15g；苦参 15g；乌梅 15g；黄精 15g；秦皮 15g；斑蝥 8g

【制备方法】将太白石、砒石、雄黄、紫草、苦参、乌梅、黄精、秦皮、斑蝥煎煮，取汁，外用熏洗即可。

【主治】清热燥湿、杀虫解毒，用于治疗银屑病。

11. 【申请号】200710114328

【药物组成】斑蝥 100～120；蜈蚣 100～120；蝉蜕 50～55；全蝎 50～55；生草乌 50～55；生川乌 50～55；花椒 20～23；冰片 20～22

【制备方法】由斑蝥、蜈蚣、蝉蜕、全蝎、生草乌、生川乌、花椒、冰片等成分组成，浸泡在酒精中制备而成。

【主治】用于治疗牛皮癣。

12. 【申请号】200810014932

【药物组成】海桐皮 10g；大风子 100g；蛇床子 100g；苦参 90g；樟脑 30g

【制备方法】由海桐皮、大风子、蛇床子、苦参、樟脑组成，并研细后置容器中，加入白酒浸泡，过滤去渣，即成。

【主治】用于治疗牛皮癣。

13. 【申请号】200610042476

【药物组成】杉木 100～500；松节 100～500；白鲜皮 100～500；蝉蜕 100～500；蛇蜕 100～500；青黛 10～100；铜绿 2～20

【制备方法】将杉木、松节、白鲜皮、蝉蜕、蛇蜕粉碎成末，干馏至碳化，同时收集干馏过程中的冷凝液；在冷凝液内加入青黛、铜绿，调和均匀，加热搅拌成膏状即成。

【主治】清热解毒、祛风燥湿、杀虫止痒，用于治疗银屑病。

14. 【申请号】200810133154

【药物组成】狼毒 5.5%～7.5%；地肤子 5.5%～7.5%；蛇床子 5.5%～7.5%；冰片 2.5%～4.5%

【制备方法】将狼毒、地肤子、蛇床子、冰片分别研成细粉，泡入白酒中，密封浸泡，局部外擦即可。

【主治】燥湿杀虫、祛风止痒，用于治疗牛皮癣。

15. 【**申请号**】200710055815

　　【药物组成】雄黄 40～50；代赭石 12～18；煅牡蛎 8～12；硫黄 12～18；白花蛇 3～7；全蝎 3～5；青黛 3～7；冰片 0.5～1.5

　　【制备方法】将雄黄、代赭石、煅牡蛎、硫黄、白花蛇、全蝎、青黛、冰片粉碎，制成片剂、胶囊剂、丸剂。

　　【主治】扶正固本、清血解毒、祛风利湿、杀虫止痒，用于治疗牛皮癣。

16. 【**申请号**】200710019070

　　【药物组成】蟾蜍皮 1；牛皮消 25～35；甘草 7～14；洋金花 2～4；露蜂房 4～5；水飞朱砂 2～3

　　【制备方法】由蟾蜍皮、牛皮消、甘草、洋金花、露蜂房、水飞朱砂研磨成粉、浸泡、沸煎、过滤、浓缩等方法制成外用膏；还可加入提高药物渗透性的尿素霜。

　　【主治】解毒杀虫、燥湿止痒，用于治疗寻常型银屑病。

十八、疣

1. 【**申请号**】200310116209

　　【药物组成】鸦胆子 50g；苦参 25g；乌梅 20g；木贼 20g；地肤子 20g；白鲜皮 20g；红花 10g

　　【制备方法】将鸦胆子、苦参、乌梅、木贼、地肤子、白鲜皮和红花用乙醇提取，取上清液即可。

　　【主治】软坚散结、活血化淤，用于治疗扁平疣。

2. 【**申请号**】200510031164

　　【药物组成】乌梢蛇 10～30；羌活 10～30；黄芩 10～30；蝉蜕 10～30；荆芥 10～30；防风 10～30；苍术 10～30

　　【制备方法】将乌梢蛇、羌活、黄芩、蝉蜕、荆芥、防风、苍术按常规制剂方法制成中药膏剂。

　　【主治】用于治疗扁平疣。

3. 【**申请号**】200910074739

　　【药物组成】苦参 20～40；板蓝根 20～40；大青叶 20～40；鱼腥草 20～40；桃仁 10～20；红花 10～20；鸦胆子 10～20

　　【制备方法】由苦参、板蓝根、大青叶、鱼腥草、桃仁、红花、鸦胆子加水浸泡后制成搽剂。

【主治】清热燥湿、软坚祛淤，用于治疗扁平疣。

4.【申请号】200310120062

【药物组成】鸦胆子 10～30g；胆矾 10～30g；凡士林 5～19g；万紫千红 5～19g；冰片 1～2g

【制备方法】由鸦胆子、冰片、凡士林、胆矾、万紫千红制成。

【主治】用于治疗扁平疣。

5.【申请号】200810014960

【药物组成】蒲公英 10～20；生薏苡仁 20～30；赤芍 10～15；地丁 15～20；牡丹皮 6～12；白茅根 15～20

【制备方法】由蒲公英、生薏苡仁、赤芍、地丁、牡丹皮、白茅根经浸泡、煎煮、过滤制备成汤剂。

【主治】清热解毒、凉血活血、除湿化淤、消痛散结，用于治疗扁平疣。

6.【申请号】200910084476

【药物组成】斑蝥 2%～30%；红花 10%～80%

【制备方法】将斑蝥、红花在酒精中浸泡，即得。

【主治】用于治疗扁平疣。

7.【申请号】96104880

【药物组成】石决明 5～15 份；滑石粉 10～20 份；石灰石 20～60 份；硫黄 30～50 份

【制备方法】将石决明、滑石粉、石灰石和硫黄混合、粉碎、过筛，取粉末即成。

【用法用量】使用时将药粉调成糊状，涂于患处。

【主治】用于治疗扁平疣。

8.【申请号】96100066

【药物组成】蜈蚣 2.5～5.5g；枯矾 20～40g；珍珠 1～3g；硇砂 1.5～3.5g

【制备方法】将蜈蚣放在新瓦上焙干，枯矾放铁锅内化炼干，珍珠放入铜器内，铜器放火上炼制后，与硇砂混合，研成极细粉末，用小磨香油拌成糊状，埋于地下放置，去其毒，即成膏剂。

【用法用量】使用时将其涂于鸡眼处，用胶布固定。

【主治】用于治疗鸡眼。

9.【申请号】200710160478

【药物组成】生葱叶 40g；芒硝 10g；乌梅 10g；红花 10g；地骨皮 10g

【制备方法】将芒硝、乌梅、红花、地骨皮烘干，研成细粉，再与生葱叶混合捣成烂泥即成。

【主治】祛风散淤、活血软坚，用于治疗鸡眼。

10. 【申请号】200710115147

【药物组成】川芎 0.8 ~ 5；红花 1 ~ 9；地骨皮 1 ~ 10；鸦胆子 0.5 ~ 5

【制备方法】将川芎、红花、地骨皮、鸦胆子，捣碎，加入凡士林，调匀。

【用法用量】使用时，将药物涂在患处，用胶带固定。

【主治】用于治疗鸡眼。

11. 【申请号】98116532

【药物组成】四季青 10%；硫黄 50%；樟脑 10%；松香 10%；烟草 20%

【制备方法】由四季青、硫黄、樟脑、松香和烟草研成细末，与酒精混合制成药丸。

【主治】用于治疗鸡眼。

12. 【申请号】200710143127

【药物组成】苍术 1 ~ 2；赤芍 1 ~ 2；艾叶 2 ~ 3；红花 1 ~ 2；益母草 1 ~ 2；苦参 1 ~ 2；当归 2 ~ 3；陈皮 1 ~ 2

【制备方法】将苍术、赤芍、艾叶、红花、益母草、苦参、当归、陈皮用水或乙醇提取，制成搽剂、洗剂、涂抹剂等。

【主治】用于治疗寻常疣。

13. 【申请号】200710160452

【药物组成】化金石 30g；地牯牛 30g；补骨脂 30g；三棱 30g

【制备方法】将化金石、地牯牛、补骨脂、三棱打碎或切碎，置于瓶内，加入酒精，盖上盖子密封，浸泡 10 天，滤去药渣，取药液即得。

【主治】温肾助阳、破坚散积，用于治疗寻常疣。

十九、紫癜

1. 【申请号】201010296442

【药物组成】金银花 20 ~ 30；连翘 10 ~ 20；陈皮 10 ~ 15；黄芪 10 ~ 15；党参 10 ~ 20；丹参 10 ~ 18；菊花 20 ~ 30；熟地黄 10 ~ 20；艾叶 3 ~ 9；甘草 10 ~ 18

【制备方法】由金银花、连翘、陈皮、黄芪、党参、丹参、菊花、熟地黄、艾叶、甘草制成。

【主治】用于治疗过敏性紫癜。

2. 【申请号】200910182593

【药物组成】紫草根 15% ～ 25%；茜草根 10% ～ 20%；板蓝根 10% ～ 15%；玄参 10% ～ 20%；菟丝子 10% ～ 20%；当归 10% ～ 20%；三七粉 10% ～20%

【制备方法】将紫草根、茜草根、板蓝根、玄参、菟丝子、当归、三七粉按照常规制成颗粒剂或片剂。

【主治】用于治疗过敏性紫癜。

3. 【申请号】201110119466

【药物组成】连翘 5 ～ 10；荆芥炭 10 ～ 30；紫草 10 ～ 30；赤芍 10 ～ 30；地榆 5 ～ 10；甘草 5 ～ 15；仙鹤草 10 ～ 30；红花 5 ～ 20

【制备方法】将连翘、荆芥炭、紫草、赤芍、地榆、甘草、仙鹤草、红花加水煎煮，煎液滤过，滤液合并，浓缩，干燥粉碎后，加入糊精及糖粉，制成颗粒剂。

【主治】清热解毒、祛风解表、凉血活血，用于治疗过敏性紫癜。

4. 【申请号】200510050577

【药物组成】白花蛇/乌梢蛇 10 ～ 20；川芎 8 ～ 15；当归 8 ～ 15；生地黄 10 ～ 20；蝉蜕 1 ～ 5；丹参 10 ～ 20；牡丹皮 8 ～ 15；白茅根 10 ～ 20

【制备方法】将白花蛇或乌梢蛇、川芎、当归、生地黄、蝉蜕、丹参、牡丹皮、白茅根制成口服液。

【主治】清热解毒、凉血消斑，用于治疗过敏性紫癜。

5. 【申请号】01130401

【药物组成】石膏 45%；羚羊角 15%；牛黄 20%；代赭石 5%；莱菔子 15%

【制备方法】将石膏、羚羊角、牛黄、代赭石、莱菔子分别粉碎后混合，制成胶囊剂。

【主治】用于治疗过敏性紫癜。

第五章 骨科疾病方剂

一、跌打损伤

1. **【申请号】200910072595**

   【药物组成】骨补碎 10～300；接骨木 10～500；当归 10～700；肉苁蓉 10～400；赤芍 10～300

   【制备方法】由骨补碎、接骨木、当归、肉苁蓉、赤芍经过炮制、煎煮、粉碎等方法，制成胶囊剂或片剂。

   【主治】用于治疗跌打损伤、骨折、挫伤。

2. **【申请号】201010109764**

   【药物组成】虻虫 2～6g；土鳖虫 5～15g；地龙 10～20g；红花 10～20g

   【制备方法】由虻虫、土鳖虫、地龙和红花研成细粉制成。

   【用法用量】用黄酒送服。

   【主治】用于治疗跌打损伤。

3. **【申请号】01114577**

   【药物组成】生川乌 5%～15%；生草乌 5%～15%；臭荆芥 50%～65%；黄藤 15%～30%；花椒 5%～10%；马钱子 5%～10%

   【制备方法】将生川乌、生草乌、臭荆芥、黄藤、花椒、马钱子粉碎，加白酒密封浸泡，过滤分装即成。

   【主治】消肿止痛、活血祛淤、舒筋活络，用于治疗跌打损伤、骨伤及软组织损伤。

4. **【申请号】200810073756**

   【药物组成】当归 300～500；土鳖虫 100～200；横经席 500～600；自然铜 100～200；续断 500～600

   【制备方法】由当归、土鳖虫、横经席、自然铜、续断组成；并经过粉碎，煎煮，混合，干燥，粉碎，压片等工艺制成片剂。

   【主治】补益气血、续筋接骨、滋补肝肾，用于治疗跌打损伤。

5. 【申请号】88104413

【药物组成】赤芍20%～30%；白芷20%～30%；大黄9%～15%；姜黄9%～20%；川芎10%～20%；毛姜7%～12%；三七0.25%～3.0%

【制备方法】将赤芍、白芷、大黄、姜黄、川芎、毛姜、三七混合磨碎成粉。

【主治】用于治疗跌打损伤。

6. 【申请号】02108965

【药物组成】红花2；白芷2；五加皮2；土鳖虫1

【制备方法】将红花、白芷、五加皮、土鳖虫和麻油熬制成膏剂。

【主治】用于治疗身体各部位跌打损伤如肌体扭伤。

7. 【申请号】03132235

【药物组成】当归222g；土鳖虫111g；自然铜67g；三七44g；乳香44g；冰片11g

【制备方法】将当归、土鳖虫、乙醇提取得浸膏，自然铜水煎煮提取后再与三七、乳香、冰片合并共同粉碎，加入浸膏制成片剂。

【主治】活血散瘀、消肿止痛，用于治疗跌打损伤、瘀血肿痛。

8. 【申请号】99122911

【药物组成】乳香0.9～1.0；没药0.9～1.0；冰片0.5～0.6；谷酒0.7～0.8

【制备方法】将乳香、没药、冰片粉碎，再渗入谷酒、搅拌制成膏剂。

【主治】活血化瘀、行气消肿、止痛生肌、通利经络，用于治疗跌打损伤、腰肌劳损。

9. 【申请号】01116768

【药物组成】大黄30～50；红花30～50；乳香25～50；没药25～50；土鳖虫30～50；血竭30～50；自然铜25～50；三七25～50；马钱子25～75

【制备方法】由大黄、红花、乳香、没药、土鳖虫、血竭、自然铜、三七、马钱子共研为散剂。

【主治】活血化瘀、止血止痛、消肿生肌，用于治疗跌打损伤。

二、股骨头坏死

1. 【申请号】200910093709

【药物组成】续断3～20；当归4～30；三七3～20；鹿角胶2～15；熟地黄4～30；灵芝2～15；骨碎补3～20

【制备方法】将续断、当归、熟地黄、骨碎补用水提取，制成浸膏细粉；将三七、鹿角胶、灵芝分别研成细粉，与上述浸膏细粉混合，搅拌均匀，制成冲剂、颗粒剂、散剂。

【主治】扶正培本、益气养血、强筋健骨、活血化淤止痛，用于治疗股骨头坏死、骨病。

2.【申请号】200910235871

【药物组成】附子3～20；当归4～30；补骨脂4～30；独活4～30；三七3～20；灵芝2～15；川芎4～30；生地黄4～30

【制备方法】将附子、当归、补骨脂、独活、川芎、生地黄用水提取，制成浸膏细粉；将三七、灵芝分别研成细粉，与上述浸膏细粉混合，搅拌均匀，制成冲剂、颗粒剂、散剂。

【主治】用于治疗股骨头坏死、骨病。

3.【申请号】200910238343

【药物组成】全蝎3～20；灵芝2～12；黄芪4～30；当归4～30；三七3～20；丹参4～30；骨碎补4～30；生地黄4～30

【制备方法】将全蝎、黄芪、当归、丹参、骨碎补、生地黄用水提取，制成浸膏细粉；将灵芝、三七分别研成细粉，与上述浸膏细粉混合，搅拌均匀，制成冲剂、颗粒剂、散剂。

【主治】用于治疗股骨头坏死、骨病。

4.【申请号】200910235495

【药物组成】透骨草50g；熟地黄70g；当归70g；独活50g；灵芝40g；菟丝子50g；牛膝50g；三七50g

【制备方法】将透骨草、熟地黄、当归、独活、菟丝子、牛膝用水提取，制成浸膏细粉；将灵芝、三七分别研成细粉，与上述浸膏细粉混合，搅拌均匀，制成冲剂、颗粒剂、散剂。

【主治】用于治疗股骨头坏死、骨病。

5.【申请号】200910238303

【药物组成】地龙3～20；三七3～20；骨碎补5～40；黄芪4～30；灵芝2～12；当归4～30；熟地黄5～40；鹿角胶3～20

【制备方法】将地龙、骨碎补、黄芪、当归、熟地黄用水提取，制成浸膏细粉；将三七、灵芝、鹿角胶分别研成细粉，与上述浸膏细粉混合，搅拌均匀，制成冲剂、颗粒剂、散剂。

【主治】用于治疗股骨头坏死、骨病。

6. 【申请号】201110026169

【药物组成】熟地黄 30～60；山茱萸 15～30；巴戟天 15～40；肉苁蓉 15～50；土鳖虫 6～20；水蛭 3～20；干漆 1.5～10

【制备方法】将熟地黄、山茱萸、巴戟天、肉苁蓉、土鳖虫、水蛭、干漆粉碎，过筛制成药粉，再将蜂蜜放入锅内加热，加入上述药粉，制成丸剂。

【主治】用于治疗股骨头坏死。

7. 【申请号】201110238444

【药物组成】黄芪 10～15；当归 6～8；熟地黄 2～7；鹿角胶 3～9；红花 2～7；三七 2～8；穿山甲 3～9

【制备方法】将黄芪、当归、熟地黄、鹿角胶、红花、三七、穿山甲以常规的中药制剂方法制成丸剂、散剂、片剂等。

【主治】活血化淤、强筋壮骨，用于治疗股骨头坏死。

8. 【申请号】200410058197

【药物组成】当归 15～20g；天麻 15～20g；川芎 15～20g；乳香 15～20g；牛膝 1～20g；黄芪 20～25g；党参 20～25g；甘草 20～25g

【制备方法】由当归、天麻、川芎、乳香、牛膝、黄芪、党参、甘草制成。

【主治】用于治疗股骨头坏死。

9. 【申请号】200710011623

【药物组成】生牛角 1000g；生羊角 500g；生鹿角 100g

【制备方法】将生牛角、生羊角、生鹿角放入铜罐内装到笼屉里加热气蒸，取出后速冻，自然化冻，切片放入干燥箱内干燥内，粉碎成细粉即可。

【主治】用于治疗股骨头坏死。

10. 【申请号】200410103520

【药物组成】鹿角 20～50；自然铜 3.6～10g；三七 8～16g；牛膝 8～16g；麝香 0.4～1g

【制备方法】将雄梅花鹿角放在桑柴火上烤焦，用刀将焦木刮下研末备用；再将自然铜、三七、牛膝、麝香粉碎，与鹿角粉混合制成。

【主治】活血化淤、通经络，用于治疗股骨头坏死。

三、骨髓炎

1. 【申请号】200910017929

【药物组成】金银花 80～120；蒲公英 80～120；地丁 80～120；半枝莲

80～120；白头翁80～120；白花蛇舌草80～120

【制备方法】将金银花、蒲公英、地丁、半枝莲、白头翁、白花蛇舌草提取，制成片剂。

【主治】清热解毒、散淤消肿，用于治疗骨髓炎。

2.【申请号】00107200

【药物组成】小叶田基黄10%；黄精0.3%；黄芪2%；熟地黄1%；土鳖虫2%；巴豆0.1%；蜈蚣0.1%；三七1.5%；全蝎0.1%

【制备方法】将小叶田基黄、黄精、黄芪、熟地黄、土鳖虫、巴豆、蜈蚣、三七、全蝎用乙醇浸泡2个月后，经过滤、除渣取液工艺制成。

【主治】用于治疗骨髓炎。

3.【申请号】02116215

【药物组成】血竭8g；骨碎补10g；乌梢蛇10g；露蜂房炒炭10g；当归12g；川芎12g；赤芍10g；桃仁8g；红参8g；黄芪12g

【制备方法】将血竭、骨碎补、乌梢蛇、露蜂房炒炭粉碎，与当归、川芎、赤芍、桃仁、红参、黄芪的乙醇提取物混合，泛丸干燥后，灭菌制成。

【主治】用于治疗骨髓炎。

4.【申请号】200910312652

【药物组成】熟地黄10～30；山药10～20；山茱萸10～15；白茯苓10～15；牡丹皮10～30；泽泻10～15；紫河车10～15；黄柏3～15

【制备方法】由熟地黄、山药、山茱萸、白茯苓、牡丹皮、泽泻、紫河车、黄柏经过粉碎、提取，制成片剂、丸剂、口服液等各种剂型。

【主治】用于治疗骨髓炎。

5.【申请号】95103750

【药物组成】附子10%～30%；马钱子10%～15%；穿山甲10%～20%；僵蚕10%～30%；冰片1%～5%；没药20%～30%

【制备方法】将砂制附子、穿山甲，砂锅炒制僵蚕，炒至去油没药，绿豆煎煮制马钱子以及冰片混合搅拌，研成细末，也可制成胶囊剂、丸剂。

【主治】用于治疗急慢性骨髓炎。

6.【申请号】200910015569

【药物组成】白芷5～15g；南星5～15g；肉桂1～10g；草乌20～40g；赤芍20～40g；姜黄20～40g

【制备方法】由白芷、南星、肉桂、草乌、赤芍、姜黄共研为末。

【用法用量】以热酒调敷患处。

【主治】用于治疗化脓性骨髓炎。

四、骨折

1. 【申请号】92106138

【药物组成】牛角粉150~300g；白杨叶10~30g；榆白皮10~30g；面筋25~50g；花椒籽5~10粒

【制备方法】由牛角粉、白杨叶、榆白皮、面筋、花椒籽粉碎研磨成粉末。

【用法用量】用食醋加热后，加入药末调制成糊状外用。

【主治】用于治疗非开放骨折、陈旧性骨折、腰椎扭伤、腰椎间盘突出、骨膜损伤和撞击伤痛。

2. 【申请号】200710132298

【药物组成】鹿角霜15g；熟地黄20g；锁阳15g；水蛭10g；穿山甲10g；片姜黄10g；黄明胶10g；骨碎补30g；香附10g

【制备方法】将鹿角霜、熟地黄、锁阳、水蛭、穿山甲、片姜黄、黄明胶、骨碎补、香附加水煎服。

【主治】用于治疗骨折。

3. 【申请号】03147363

【药物组成】阿胶5g；龙骨10g；自然铜5g；三七3g；大黄5g；炙乳香5g；炙没药5g

【制备方法】由阿胶、龙骨、自然铜、三七、大黄、炙乳香、炙没药等制成。

【主治】用于治疗闭合性骨折、粉碎性骨折、股骨颈骨折。

4. 【申请号】201110126279

【药物组成】接骨草10~45；炒小黄米70~180；芸苔子20~60；白龙骨5~20

【制备方法】将接骨草、炒小黄米、芸苔子、白龙骨混后磨成粉即可。

【用法用量】使用时将制成的药粉用食醋调和成软膏，摊于薄膜上，包扎固定于伤处。

【主治】舒筋活络、祛淤生新、止血止痛、接骨，用于治疗闭合性骨折及各部位粉碎性骨折。

5. 【申请号】03101236

【药物组成】三七150g；鹿茸20g；芭蕉根600g；酢浆草400g；补骨脂

600g；续断300g

【制备方法】将三七、鹿茸分别粉碎后筛；再将芭蕉根、酢浆草、补骨脂、续断加水煎煮、浓缩至稠膏、烘干、粉碎过筛，共同制成胶囊剂。

【主治】舒筋通络、补肾壮骨，用于治疗骨折。

6.【申请号】91109979

【药物组成】珍珠盘40g；鸡根5g；龙骨40g；黄瓜子40g；土鳖虫25g；地龙25g；守宫25g；自然铜40g；没药30g；血竭35g

【制备方法】盘根骨神散，将珍珠盘、鸡根、龙骨、黄瓜子、土鳖虫、地龙、守宫、自然铜、没药、血竭经炙烙焦熟，粉碎制成。

【主治】用于治疗骨折。

7.【申请号】200910235870

【药物组成】骨碎补4～30；当归4～30；灵芝2～12；续断4～30；血竭4～30；三七3～20；熟地黄4～30

【制备方法】由骨碎补、当归、灵芝、续断、血竭、三七、熟地黄制成。

【主治】扶正培本，益气养血，活血化淤，强筋骨，续伤止痛，用于治疗骨折。

8.【申请号】200710132742

【药物组成】柳树枝20g；桑枝60g；骨碎补60g；鸡血藤30g；三七30g

【制备方法】由柳树枝、桑枝、骨碎补、鸡血藤、三七制成。

【主治】用于治疗外伤骨折。

9.【申请号】201110182719

【药物组成】当归20～30；骨碎补20～30；甘草20～30；枸杞子10～20；三七10～20；血竭10～20；玄参5～15；续断5～15

【制备方法】将当归、骨碎补、甘草、枸杞子、三七、血竭、玄参、续断粉碎后混合，混匀，加入辅料，制成片剂或丸剂。

【主治】用于治疗骨折。

10.【申请号】200610043931

【药物组成】乳香20；没药20；骨碎补30；续断30；杜仲30；五加皮30；土鳖虫30；伸筋草50

【制备方法】由乳香、没药、骨碎补、续断、杜仲、五加皮、土鳖虫、伸筋草制成。

【主治】用于治疗骨折。

五、骨质疏松

1.【申请号】200610032799

【药物组成】骨碎补 20%～25%；杜仲 9%～12%；补骨脂 9%～12%；怀牛膝 9%～12%；淫羊藿 9%～12%；丹参 9%～12%；地黄 9%～12%；胡桃仁 9%～12%

【制备方法】将骨碎补、补骨脂粉碎备用；将杜仲、怀牛膝、淫羊藿、丹参、地黄、胡桃仁加水提取，浓缩，再加入上述粉末及辅料制成胶囊剂、片剂等。

【主治】养肝补肾、壮阳、补骨强筋，用于治疗骨质疏松。

2.【申请号】201010520273

【药物组成】淫羊藿 2；杜仲 2；牛膝 3；山药 3；党参 3；枸杞子 3；鸡血藤 3；熟地黄 6

【制备方法】由淫羊藿、杜仲、牛膝、山药、党参、枸杞子、鸡血藤和熟地黄制成。

【主治】补脾肾、壮筋骨，用于治疗和预防骨质疏松。

3.【申请号】200510200298

【药物组成】淫羊藿 120～160；续断 18～22；丹参 8～12；知母 8～12；补骨脂 8～12；地黄 8～12

【制备方法】将淫羊藿、知母、地黄用水煎煮提取，提取物中加粉碎的续断、丹参、补骨脂的细粉，制成包括片剂、胶囊剂和丸剂。

【主治】用于治疗肝肾不足、淤血阻络所致骨质疏松。

4.【申请号】200310114661

【药物组成】麝香 1；五味子 10～20；淫羊藿 10～15；骨碎补 10～20；熟地黄 10～12

【制备方法】将麝香、五味子、淫羊藿、骨碎补、熟地黄等，经炼蜜，粉碎，制丸而成。

【主治】滋阴补肾、壮骨健髓，用于治疗骨质疏松。

5.【申请号】200710114444

【药物组成】熟地黄 15g；骨碎补 12g；杜仲 10g；龟甲 10g；桑寄生 10g；鹿角 12g；补骨脂 10g；胡桃 12g；续断 6g

【制备方法】由熟地黄、骨碎补、杜仲、龟甲、桑寄生、鹿角、补骨脂、胡桃、续断经水煎服即可。

【主治】用于治疗骨质疏松。

6.【申请号】200410025016

【药物组成】骨碎补8~12；杜仲4~7；桑寄生4~7；狗脊2~4；川芎3~6；当归3~5；红花4~6；白术3~5；川牛膝6~10

【制备方法】将骨碎补、杜仲、桑寄生、狗脊、川芎、当归、红花、白术、川牛膝炮制，干燥，粉碎，装胶囊。

【主治】补益肝肾、健脾安胃、活血祛淤，用于治疗骨质疏松。

7.【申请号】200410043635

【药物组成】骨碎补800~1500g；杜仲500~900g；淫羊藿500~900g；女贞子300~600g；狗脊300~600g；仙茅300~600g

【制备方法】将骨碎补、杜仲、淫羊藿、女贞子、狗脊、仙茅用乙醇提取，浓缩，制粒，装胶囊。

【主治】用于治疗骨质疏松。

8.【申请号】200910186499

【药物组成】杜仲叶10~30；黄芪5~15；丹参5~15；牦牛骨粉5~15

【制备方法】将杜仲叶、黄芪、丹参、牦牛骨粉洗净切片，干燥，超微粉碎，灭菌，加入辅料，制粒，即可。

【主治】用于治疗骨质疏松。

9.【申请号】200810243247

【药物组成】骨碎补25%~40%；淫羊藿20%~35%；怀牛膝10%~25%；杜仲10%~25%；鹿角片5%~15%

【制备方法】由骨碎补、淫羊藿、怀牛膝、杜仲、鹿角片经过提取，制成片剂、胶囊剂等剂型。

【主治】用于治疗原发性骨质疏松。

六、关节炎

1.【申请号】200510040308

【药物组成】蚂蚁687.5；黄芪187.5；重楼125；老鹳草77.5；千年健77.5；三七95

【制备方法】将蚂蚁、重楼、老鹳草、千年健、三七加乙醇回流提取三次，合并乙醇提取液，减压浓缩，加入黄芪细粉及辅料糊精，混匀，干燥，粉碎，压片，包薄膜衣制成。

【主治】用于治疗关节炎。

2.【申请号】201110095718

【药物组成】黄芩5~15；栀子5~15；威灵仙5~15；薏苡仁25~35；桃仁1~10

【制备方法】将威灵仙、薏苡仁、桃仁加乙醇提取，过滤，药渣和滤液备用；将黄芩、栀子与上述药渣合并，加水煎煮提取，合并提取液，浓缩，加入辅料，干燥制粒，制成胶囊。

【主治】清热利湿，用于治疗关节炎。

3.【申请号】01130097

【药物组成】过江龙藤1；七叶莲根茎1；双眼龙0.5；砂石10

【制备方法】由过江龙藤、七叶莲根茎、双眼龙、砂石制成的药袋。

【主治】用于治疗风湿性关节炎、类风湿性关节炎、腰椎间盘突出、颈椎病、骨质疏松、骨质增生、腰肌劳损、肩周炎、腱鞘炎等病。

4.【申请号】201010252519

【药物组成】防己15~20g；杏仁10~15g；连翘10~15g；滑石10~15g；栀子10~15g；薏苡仁10~15g；半夏10~15g；蚕沙10~15g；金银花10~15g

【制备方法】将防己、杏仁、连翘、滑石、栀子、薏苡仁、半夏、蚕沙、金银花加水煎服。

【主治】用于治疗关节炎。

5.【申请号】201010278727

【药物组成】桑枝90~110g；柳枝90~110g；桂枝90~110g；艾叶90~110g；当归40~60g；川芎40~60g；牛膝40~60g；木瓜40~60g

【制备方法】将桑枝、柳枝、桂枝、艾叶、当归、川芎、牛膝、木瓜加水煎煮，过滤药渣，取清液，即可。

【主治】祛风除湿、通络止痛，用于治疗关节炎。

6.【申请号】00103150

【药物组成】川芎10~20份；延胡索10~15份；独活10~20份；羌活10~20份；当归15~25份；寻骨风10~20份；丝瓜络10~15份；海风藤5~10份

【制备方法】由川芎、延胡索、独活、羌活、当归、寻骨风、丝瓜络、海风藤组合物的提取液制成。

【主治】祛风散寒、养血补血、祛湿，用于治疗风湿性关节炎。

7.【申请号】201010520294

【药物组成】千年健3；牛膝3；枸杞子2；淫羊藿2；杜仲2；仙茅1

【制备方法】将千年健、牛膝、枸杞子、淫羊藿、杜仲、仙茅洗净晾干，共轧为粉，和匀，加入白酒中，密封浸泡，过滤，滤液装瓶，即得。

【主治】祛风活血、强壮筋骨，用于治疗骨性关节炎。

8.【申请号】201110454403

【药物组成】秦艽5~8；桃仁5~7；土鳖虫5~7；红花4~7；全蝎5~7；羌活4~7；防风5~7；金毛狗脊5~7；大茴香4~8

【制备方法】由金毛狗脊、全蝎、土鳖虫、大茴香、秦艽、防风、羌活、桃仁、红花混合均匀，粉碎成药粉，灭菌消毒，使用黏合剂制成水泛丸。

【主治】祛风通络、活血、温经散寒、补骨壮阳，用于治疗风湿性关节炎。

9.【申请号】201010233377

【药物组成】马钱子60g；地龙80g；防风25g；骨碎补25g

【制备方法】由马钱子、地龙、防风、骨碎补经过粉碎，黄酒送服即可。

【主治】用于治疗风湿性关节炎。

10.【申请号】200710170992

【药物组成】红花10~60；牛膝20~100；杜仲10~40；当归30~100；丹参10~50；麻黄15~25；独活25~40；木瓜20~30

【制备方法】将红花、牛膝、杜仲、当归、丹参、麻黄、独活、木瓜置于煎器内，加水，煎30分钟滤取药液，接着加水30分钟，滤取药液，再加水煎煮30分钟，滤取药液，将三次煎出液合并即得。

【主治】活血化淤、气血畅通、舒筋活络、祛风除湿，用于治疗风湿性关节炎、类风湿性关节炎。

11.【申请号】02100147

【药物组成】独活15g；川续断20g；白花蛇草30g；天麻20g；伸筋草25g；穿山龙15g；狗脊20g；大蓟15g；鸡血藤20g

【制备方法】由独活、川续断、白花蛇草、天麻、伸筋草、穿山龙、狗脊、大蓟、鸡血藤经烘干、粉碎过筛制成

【主治】用于治疗各种风湿性关节炎、风湿性心脏病等。

12.【申请号】99120473

【药物组成】川乌20g；乌梢蛇20g；鹿角霜20g；羌活10g；独活10g；砂仁10g；人参10g

【制备方法】由川乌、乌梢蛇、鹿角霜、羌活、独活、砂仁、人参粉碎后混合，制成胶囊。

【主治】用于治疗风湿性关节炎、类风湿性关节炎。

13. 【申请号】201010289746

【药物组成】天麻 50～100g；全蝎 150～200g；黄芪 120～180g；生地黄 40～80g；细辛 80～150g；泽泻 200～250g；制川乌 300～450g

【制备方法】将天麻、全蝎、黄芪、生地黄、细辛、泽泻、制川乌分别清洗，烘焙，研细后混合均匀，最后将药粉装入瓶，制成成品。

【主治】用于治疗关节炎。

14. 【申请号】200610115344

【药物组成】姜黄 25～30g；桑枝 25～30g；稀莶草 25～30g；臭梧桐 25～30g；杜仲 12～15g；牛膝 12～15g；千斤拔 12～15g

【制备方法】将姜黄、桑枝、稀莶草、臭梧桐、杜仲、牛膝、千斤拔煎汤熏洗关节即可。

【主治】补肝益肾、祛风利湿、行气止痛，用于治疗肝肾阴虚型关节炎。

15. 【申请号】200610115330

【药物组成】透骨草 12～15g；乳香 12～15g；没药 12～15g；当归尾 12～15g；青风藤 12～15g；威灵仙 12～15g；防风 12～15g

【制备方法】将透骨草、乳香、没药、当归尾、青风藤、威灵仙、防风混合，加水煎煮制成。

【主治】祛风除湿、活血祛淤、行气止痛，用于治疗淤血痹阻型关节炎。

16. 【申请号】99111435

【药物组成】威灵仙 24～76；当归 12～40；防风 12～40；土鳖虫 12～40；地龙 12～40；延胡索 12～40；血竭 12～40；透骨草 12～40；白花蛇 2～7

【制备方法】将威灵仙、当归、防风、土鳖虫、地龙、延胡索、血竭、透骨草、白花蛇烘干、研细、过筛制成。

【主治】祛风通络、除湿活血、散淤行气、止痛，用于治疗类风湿性关节炎。

17. 【申请号】200710180546

【药物组成】生川乌 4；生草乌 4；全蝎 5；川牛膝 6；生杏仁 5.5

【制备方法】由生川乌、生草乌、全蝎、川牛膝、生杏仁分别炒制、粉碎研成细末，过筛、混合，用蜂蜜调和制成丸剂。

【主治】用于治疗类风湿性关节炎、风湿性关节炎及其肩周炎。

七、脊柱炎

1. 【申请号】201110386659

【药物组成】独活 3；鸡血藤 3；桑寄生 4；三七 1；丹参 3；泽兰 2；乌梢蛇 1；徐长卿 2

【制备方法】由独活、鸡血藤、桑寄生、三七、丹参、泽兰、乌梢蛇、徐长卿组成。

【主治】用于防治强直性脊柱炎。

2. 【申请号】200710014583

【药物组成】荆芥 10~30；桂枝 10~24；川芎 10~24；延胡索 10~24；桑枝 15~60；杜仲 10~30；刺五加 10~15；甘草 6~10

【制备方法】将荆芥、桂枝、川芎、延胡索、桑枝、杜仲、刺五加、甘草，加水浸泡，煎煮，除去滤渣取药汤即成。

【主治】用于治疗强直性脊椎炎。

3. 【申请号】200610070666

【药物组成】金银花 8%~12%；红藤 8%~12%；板蓝根 8%~12%；葛根 13%~17%；羌活 7%~11%；川续断 8%~12%；川芎 5%~7%；赤芍 8%~12%；白芍 8%~12%；土鳖虫 4%~6%；红花 4%~6%

【制备方法】由金银花、红藤、板蓝根、葛根、羌活、川续断、川芎、赤芍、白芍、土鳖虫、红花制成。

【主治】用于治疗强直性脊柱炎。

八、脊椎疾病

1. 【申请号】200810160087

【药物组成】茯苓 60g；白术 30g；薏苡仁 30g；桂枝 30g；牛膝 30g；银花藤 30g

【制备方法】将茯苓、白术、薏苡仁、桂枝、牛膝、银花藤加水煎服；若颈部僵硬加乳香、没药；肩背上肢疼加伸筋草、威灵仙；畏寒加干姜、细辛。

【主治】用于治疗各类颈椎病。

2. 【申请号】200810224406

【药物组成】制附子 6~15g；干姜 10~20g；羌活 10~20g；独活 10~

20g；防风 10～20g；桑枝 10～20g；红花 6～15g

【制备方法】将制附子、干姜、羌活、独活、防风、桑枝、红花炒热，装入布包中，热敷患处，即可。

【主治】用于治疗颈椎病。

3. 【申请号】200510067868

【药物组成】蚂蚁 5～15；乌梢蛇 5～15；土鳖虫 4～12；川芎 2～6；威灵仙 5～15；葛根 4～12；白花蛇 2～6；炮穿山甲 2～6

【制备方法】将蚂蚁、乌梢蛇、土鳖虫、川芎、威灵仙、葛根、白花蛇、炮穿山甲研成细粉，装胶囊。

【主治】活血化淤、补益肝肾、祛风散寒、通经活络，用于治疗颈椎病。

4. 【申请号】200710101561

【药物组成】仙灵脾 6～16；狗脊 6～16；威灵仙 7～17；羌活 7～17；鸡血藤 4～14；没药 4～14；全当归 5～15；川芎 5～15

【制备方法】由仙灵脾、狗脊、威灵仙、羌活、鸡血藤、没药、全当归、川芎经过粉碎，制成胶囊剂。

【主治】补肝肾、祛风湿、舒筋络、止痹痛，用于治疗各种原因引起的颈椎病。

5. 【申请号】201110321211

【药物组成】三七 90g；白芍 500g；木瓜 150g；金毛狗脊 150g；乌梢蛇 100g；鸡血藤 100g；蜈蚣 2 条

【制备方法】将三七、白芍、木瓜、金毛狗脊、乌梢蛇、鸡血藤、蜈蚣打成细粉，混合，制成水丸。

【主治】用于治疗颈椎骨质增生。

6. 【申请号】200710115438

【药物组成】大叶三七 10～30；土鳖虫 5～20；大独叶草 5～10；葵花籽 40～90；没药 40～50

【制备方法】由大叶三七、土鳖虫、大独叶草、葵花籽和没药粉碎成细粉后装入胶囊并用紫外灯杀菌，即得。

【主治】用于治疗腰椎间盘突出。

7. 【申请号】201010101759

【药物组成】全蝎 60～90；蜈蚣 40～60；土鳖虫 80～100；黄连 40～60

【制备方法】将全蝎、蜈蚣、土鳖虫和黄连粉碎成 120 目以下的粉状；或用水提取为稠膏，可以用蜂蜜合成丸剂、水蜜丸或大蜜丸。

【主治】用于治疗腰椎间盘突出。

8. 【申请号】201010136338

【药物组成】枸杞子55%；麝香5%；穿山甲10%；生乳香8%；生没药10%；三七10%

【制备方法】将枸杞子放进白酒内浸泡，磨成糊状，与麝香、穿山甲、生乳香、生没药、三七加水煎煮熬成糊状，加入铅丹搅拌均匀，制成膏药。

【主治】用于治疗腰椎间盘突出。

9. 【申请号】201010520275

【药物组成】川续断2；杜仲2；土鳖虫1；牛膝2；独活1；益母草2；泽兰2

【制备方法】由川续断、杜仲、土鳖虫、牛膝、独活、益母草、泽兰按常规方法，制成丸剂。

【主治】补肝肾、强筋骨、通经络、活血祛淤，用于治疗腰椎间盘突出。

10. 【申请号】01136605

【药物组成】血竭15～20g；藏红花30～35g；杜仲20～25g；川牛膝10～15g；羌活5～10g

【制备方法】将血竭、藏红花、杜仲、川牛膝、羌活粉碎装胶囊即成。

【主治】活血化淤、祛风散寒、通调经脉，用于治疗腰椎间盘突出。

11. 【申请号】200710116200

【药物组成】川续断10g；独活10g；牛膝10g；骨碎补30g；鸡血藤45g；桑寄生12g；桃仁10g；五加皮15g

【制备方法】将川续断、独活、牛膝、骨碎补、鸡血藤、桑寄生、桃仁、五加皮用水煎服即可。

【主治】祛风燥湿、活血止痛，用于治疗腰椎骨质增生。

12. 【申请号】200810088389

【药物组成】核桃仁150～350g；黑芝麻50～250g；菟丝子10～45g；杜仲30～100g；香附10～45g

【制备方法】由核桃仁、黑芝麻、菟丝子、杜仲、香附组成；并粉碎，制成蜜丸。

【主治】补肾壮骨、行气止痛，用于治疗腰椎间盘突出。

13. 【申请号】200810151815

【药物组成】杜仲5～10；续断3～10；地龙3～10

【制备方法】由杜仲、续断、地龙经过粉碎、提取、浓缩，制成贴膏剂。

【主治】用于治疗椎间盘突出。

14. 【申请号】200410024110

【药物组成】蕲蛇 1.5～3g；蜈蚣 1～3 条；全蝎 2.5～4.5g；细辛 1～3g；血竭 1.5～3g

【制备方法】将蕲蛇、蜈蚣、全蝎、细辛、血竭研为细末，制成散剂。

【主治】用于治疗腰椎间盘突出、颈椎间盘突出、坐骨神经痛。

九、肩关节周围炎

1. 【申请号】200710016968

【药物组成】伸筋草 15g；茜草 12g；川芎 10g；威灵仙 18g；羌活 10g；川续断 10g；小麦麸 300g；鸡屎白 250g

【制备方法】将伸筋草、茜草、川续断、川芎、威灵仙和羌活水煎后取汁，备用；再将麦麸和鸡屎白放入锅内炒黄，趁热拌入备用药汁，加醋，盛于纱布袋中，制成热敷剂。

【主治】用于治疗肩关节周围炎。

2. 【申请号】201110366927

【药物组成】丹参 20～30g；片姜黄 15～20g；桂枝 10～15g；羌活 10～15g；附子 6～9g；威灵仙 10～15g；僵蚕 15～20g；川芎 10～15g；鸡血藤 15～20g；白芍 15～20g

【制备方法】由丹参、片姜黄、桂枝、羌活、附子、威灵仙、僵蚕、川芎、鸡血藤、白芍加水煎煮，取汁服用。

【主治】用于治疗肩关节周围炎。

3. 【申请号】201010585092

【药物组成】桑枝 5～50；羌活 3～30；白术 2～20；制川乌 2～20；制草乌 2～20；桂枝 2～24；白芍 4～40；姜黄 2～20；甘草 2～20

【制备方法】由桑枝、羌活、白术、炙川乌、炙草乌、桂枝、白芍、姜黄和甘草加水煎煮后取汁服用。

【主治】用于治疗肩关节周围炎。

4. 【申请号】200910230783

【药物组成】三七参 2g；延胡索 18g；藏红花 20g；透骨草 35g；川芎 10g；牛藤 20g；当归 10g

【制备方法】将三七参、延胡索、藏红花、透骨草、川芎、牛藤、当归混合，加水煮制，静置，取上层清液，即得。

　　【主治】用于治疗肩关节周围炎。

十、腰肌劳损

1.【申请号】200810160618

　　【药物组成】片姜黄 25g；穿山龙 2g；蜈蚣两条

　　【制备方法】将片姜黄、穿山龙、蜈蚣放在 50 度的白酒中浸泡 7 天后，每天喝 3 次，每次喝 25~50 克。

　　【主治】用于治疗腰肌劳损。

2.【申请号】201010246959

　　【药物组成】延胡索 13~15g；当归藤 13~15g；百眼藤 13~15g；半截叶 18~20g

　　【制备方法】将延胡索、当归藤、百眼藤、半截叶加水煎煮，制成汤剂。

　　【主治】温阳补肾、活血止痛，用于治疗腰肌劳损。

3.【申请号】200810238203

　　【药物组成】熟地黄 15~25；杜仲 10~20；枸杞子 10~20；当归 7~12；山茱萸 9~15；独活 7~12；补骨脂 7~12；菟丝子 8~12；肉苁蓉 6~12；续断 7~12；没药 1~5；红花 2~7

　　【制备方法】由熟地黄、杜仲、枸杞子、当归、山茱萸、独活、补骨脂、菟丝子、肉苁蓉、续断、没药、红花加水煎汤服用。

　　【主治】填精补肾、活血止痛，用于治疗慢性腰肌劳损。

十一、重症肌无力

1.【申请号】200910182945

　　【药物组成】黄芪 5%~20%；升麻 5%~15%；白术 5%~15%；菟丝子 10%~20%；甘草 5%~10%；当归 5~10%；熟地黄 20%~30%

　　【制备方法】由黄芪、升麻、白术、菟丝子、甘草、当归和熟地黄制成颗粒剂或片剂。

　　【主治】用于治疗重症肌无力。

2.【申请号】200810055175

　　【药物组成】黄芪 6~35；山茱萸 9~18；羊肝 6~10；白术 10~20；山药

9～30；枸杞子6～12；大枣7～20；甘草2.5～12

【制备方法】将黄芪、山茱萸、羊肝、白术、山药、枸杞子、大枣、甘草制成汤剂、散剂、胶囊剂等。

【主治】健脾益气、滋补肝肾，用于治疗重症肌无力，特别是肝气虚型重症肌无力。

3. 【申请号】200610047921

【药物组成】黄芪50～60g；枸杞子15～20g；何首乌15～20g；白术15～20g；枳壳15～20g；升麻10～12g

【制备方法】将白术、枳壳分别提取挥发油，混合制成固化粉末；将白术提取挥发油后的残渣与黄芪、枸杞子混合，加水提取，制成稠膏；枳壳残渣与何首乌、升麻混合，乙醇提取，制成稠膏，与水提取干膏混合，加入辅料粉碎成细粉，与挥发油固化粉末混合，加工制成。

【主治】补益脾肾、强肌健力、升举阳气，用于治疗重症肌无力。

4. 【申请号】201110381409

【药物组成】地龙55～75g；蜈蚣45～55g；何首乌25～45g；白术30～50g；黄芪70～80g；龟甲5～8g；人参3～6g；升麻15～30g；枸杞子25～45g；山药60～80g

【制备方法】由地龙、蜈蚣、何首乌、白术、黄芪、龟甲、人参、升麻、枸杞子、山药制成。

【主治】用于治疗重症肌无力。

5. 【申请号】97119159

【药物组成】穿山甲细粉90g；陈皮180g；炒白术540g；制何首乌7；炙黄芪900g；山茱萸1080g；人参1170g；龟甲1620g

【制备方法】将陈皮、炒白术、制何首乌、炙黄芪、山茱萸、人参、龟甲加水煎煮三次后，合并煎液，静置后喷雾干燥，制成的干粉与穿山甲细粉等量混合均匀制成颗粒剂。

【主治】用于治疗重症肌无力。

6. 【申请号】94107394

【药物组成】胆南星5～15g；地龙5～50g；明天麻30～80g；全蝎10～60g；蜈蚣5～40g

【制备方法】由胆南星、地龙、明天麻、全蝎和蜈蚣混合后研碎，制成片剂或胶囊；还可经水煮提取、浓缩后制成口服液或蜜丸。

【主治】用于治疗重症肌无力。

十二、足跟痛

1. 【申请号】200610152528

　　【药物组成】威灵仙 4 ~ 6；川芎 2 ~ 3；冰片 2 ~ 3

　　【制备方法】由威灵仙、川芎、冰片制成。

　　【主治】用于治疗跟痛症。

2. 【申请号】201110174407

　　【药物组成】牛膝 10 ~ 30g；杜仲 5 ~ 15g；补骨脂 5 ~ 15g；黄柏10 ~ 20g；小茴香 10 ~ 20g

　　【制备方法】将牛膝、杜仲、补骨脂、黄柏、小茴香加水煎服。

　　【主治】用于治疗足跟痛。

3. 【申请号】200910233985

　　【药物组成】当归10g；红花10g；花椒10g；鲜萝卜20g；泽兰10g；花椒10g；葛根10g；黄芩5g；伸筋草5g；罗布麻叶5g；杜仲5g

　　【制备方法】由当归、红花、花椒、鲜萝卜、泽兰、花椒、葛根、黄芩、伸筋草、罗布麻叶、杜仲加水煎煮，煎煮液泡脚。

　　【主治】用于治疗足跟痛。

4. 【申请号】201110378902

　　【药物组成】伸筋草 10 ~ 30；红花 10 ~ 30；马钱子 5 ~ 15；川芎20 ~ 30；丹参20 ~ 30；木瓜 5 ~ 15；牛膝 5 ~ 15

　　【制备方法】将伸筋草、红花、马钱子、川芎、丹参、木瓜、牛膝加冷水浸泡，煎煮取汁，过滤，合并煎煮液，即可。

　　【主治】用于治疗足跟痛。

5. 【申请号】200510104384

　　【药物组成】苏木 30g；白附子 30g；麻黄 30g；祁艾 60g；乌梅 10g；川芎45g；夏枯草 50g；威灵仙 30g；透骨草 30g；独活 30g

　　【制备方法】将苏木、白附子、麻黄、祁艾、乌梅、川芎、夏枯草、威灵仙、透骨草、独活粉碎，制成散剂。

　　【主治】用于治疗各种原因产生的脚跟痛。

第六章 生殖系统疾病方剂

一、膀胱炎

1. **【申请号】200710014231**
   【药物组成】党参15；山药10；当归8；益智仁15；菟丝子10；茯苓15；白花蛇舌草15；鸭跖草20；车前草12；滑石12
   【制备方法】将党参、山药、当归、益智仁、菟丝子、茯苓、白花蛇舌草、鸭跖草、车前草、滑石加水煎煮，即可。
   【主治】用于治疗膀胱炎。

2. **【申请号】200810133146**
   【药物组成】生地黄25%；竹叶16.25%；木通16.25%；车前草16.25%；栀子皮16.25%；甘草梢10%
   【制备方法】将生地黄、竹叶、木通、车前草、栀子皮、甘草梢加水煎煮，即可。
   【主治】用于治疗膀胱炎。

3. **【申请号】200810108011**
   【药物组成】生地黄20g；黄连9g；炒黑栀子9g；车前草9g；金钱草9g；赤芍9g；牡丹皮9g；瞿麦12g；滑石9g；木通9g；地骨皮9g
   【制备方法】由生地黄、黄连、栀子、车前草、金钱草、赤芍、牡丹皮、瞿麦、滑石、木通、地骨皮组成；并经过水煎煮服用。
   【主治】凉血清热、通淋利水、清热渗湿，用于治疗急性膀胱炎。

4. **【申请号】200810112116**
   【药物组成】红曲1~5；黄柏3~8；赤小豆1~5
   【制备方法】由红曲、黄柏和赤小豆经过提取，制成胶囊剂、口服液、片剂。
   【主治】用于治疗慢性膀胱炎。

5. **【申请号】201110327124**
   【药物组成】石韦30~35g；黄柏10~12g；连翘30~35g；败酱草60~

65g；蒲公英 60~65g；滑石 30~35g；甘草 10~12g；小蓟 30~35g

【制备方法】由石韦、黄柏、连翘、败酱草、蒲公英、滑石、甘草、小蓟加水煎煮，取汁服用。

【主治】用于治疗急性膀胱炎。

二、崩漏

1.【申请号】200510012851

【药物组成】地榆 30~50；三七 1~4；姜黄 8~12；益母草 15~30；当归 8~14；贯众 15~35

【制备方法】将地榆、姜黄、益母草、当归、贯众分别炮制，混合，用传统提取法提取，浓缩，干燥，与三七细粉混合，磨成细末，装胶囊。

【主治】用于治疗崩漏。

2.【申请号】200810138417

【药物组成】金毛狗脊 3~7；当归 7~12；黄芩 5~8；熟地黄 8~12；龙眼肉 4~8；血余炭 4~8；延胡索 4~7；羌活 6~10；白芍 7~12

【制备方法】由金毛狗脊、当归、黄芩、熟地黄、龙眼肉、血余炭、延胡索、羌活、白芍经过煎煮，制成颗粒剂。

【主治】用于治疗子宫出血。

3.【申请号】200810104000

【药物组成】当归 25~28；黄芪 25~28；阿胶 20~23；党参 20~23；旱莲草 15~20；五味子 15~20；炒槐花 10~15

【制备方法】将当归、黄芪、阿胶、党参、旱莲草、五味子、炒槐花制成口服液制剂。

【主治】止血、凝血，用于治疗子宫出血。

4.【申请号】94111412

【药物组成】五灵脂 1；生蒲黄 1；制香附 1；当归 1；广三七 0.6

【制备方法】由五灵脂、生蒲黄、制香附、当归、广三七制成汤剂、蜜丸、冲剂、糖浆、片剂。

【主治】用于治疗妇科子宫出血。

5.【申请号】200610110521

【药物组成】龟甲胶 15~20g；当归 9~12g；五味子 9~12g；艾叶 9~12g；益母草 9~12g；海螵蛸 9~12g

【制备方法】将当归、五味子、艾叶、益母草、海螵蛸加水浸泡、煎煮，除去药渣，取药汤。龟甲胶放入热药汤中烊化即可。

【主治】补血止血、止崩固脱，用于治疗更年期子宫出血。

三、闭经

1.【申请号】200610172685

【药物组成】生地黄 13～15g；当归 13～15g；赤芍 13～15g；桃仁 13～15g；五灵脂 10～12g；大黄 10～12g；牡丹皮 10～12g；茜草 10～12g；木通 10～12g

【制备方法】将生地黄、当归、赤芍、桃仁、五灵脂、大黄、牡丹皮、茜草、木通等加水煎煮，制成汤剂。

【主治】清热利湿、活血通经，用于治疗湿热蕴结型闭经。

2.【申请号】200910020517

【药物组成】茜草根 10～30；炒蚕砂 70～90；红花 10～30；马鞭草 10～30；月月红 70～90

【制备方法】将茜草根、炒蚕砂、红花、马鞭草、月月红，加白酒煮开，去渣服用即可。

【主治】活血化淤、升降寒热，用于治疗闭经。

3.【申请号】200610115321

【药物组成】延胡索 18～20g；肉桂 18～20g；细辛 18～20g；小茴香 18～20g；乳香 18～20g；没药 18～20g

【制备方法】将延胡索、肉桂、细辛、小茴香、乳香、没药混合干燥，粉碎成细粉，贮密封瓶备用。

【用法用量】使用时，取药粉加入适量黄酒调成糊状即成。

【主治】疏通经络、调和气血、扶正祛邪，用于治疗闭经。

4.【申请号】200610130816

【药物组成】黄芪 13～15g；白术 8～10g；熟附片 8～10g；桂枝 8～10g；枸杞子 8～10g；女贞子 8～10g；菟丝子 8～10g；覆盆子 8～10g；王不留行 8～10g；茺蔚子 8～10g

【制备方法】将黄芪、白术、熟附片、桂枝、枸杞子、女贞子、菟丝子、覆盆子、王不留行、茺蔚子加水浸泡，煎煮，除去药渣，取药汤即成。

【主治】滋阴补肾、活血通经，用于治疗肾阴亏虚型闭经。

5. 【申请号】200610130817

　　【药物组成】桑葚 25 ~ 30g；鸡血藤 20 ~ 25g；红花 5 ~ 6g

　　【制备方法】将桑葚、鸡血藤、红花先用水煎煮，加入黄酒再煎而成。

　　【主治】补血行血、行滞通经，用于治疗血虚型闭经。

6. 【申请号】200610172684

　　【药物组成】益母草 20 ~ 25g；当归 13 ~ 15g；党参 13 ~ 15g；黄芪 10 ~ 12g；烊化阿胶 10 ~ 12g；香附 8 ~ 9g

　　【制备方法】将益母草、当归、党参、黄芪、烊化阿胶、香附等加水煎煮，制成汤剂。

　　【主治】补血益气、行气通经，用于治疗气血两虚型闭经。

7. 【申请号】200610130824

　　【药物组成】益母草 20 ~ 25g；当归 13 ~ 15g；黄芪 10 ~ 12g；香附 8 ~ 9g

　　【制备方法】将益母草、当归、黄芪、香附加水取汁即可。

　　【主治】补血活血、行气通经，用于治疗闭经。

8. 【申请号】201110371787

　　【药物组成】淫羊藿 25 ~ 35；巴戟天 9 ~ 15；肉桂 5 ~ 15；五灵脂 9 ~ 15；山楂 25 ~ 35；水蛭 3 ~ 9；牛膝 25 ~ 35；炮姜 3 ~ 9；杜仲 25 ~ 35；甘草 3 ~ 9

　　【制备方法】由淫羊藿、巴戟天、肉桂、五灵脂、山楂、水蛭、牛膝、炮姜、杜仲、甘草制成。

　　【主治】补益气血、补益下元、温经散寒、活血化淤，用于治疗闭经。

四、不孕、不育

1. 【申请号】201010509011

　　【药物组成】熟地黄 5 ~ 8；山药 6 ~ 10；牡丹皮 4 ~ 6；附子 5 ~ 8；柴胡 4 ~ 6；白芍 5 ~ 8；人参 1 ~ 3；当归 4 ~ 6

　　【制备方法】由熟地黄、山药、牡丹皮、附子、柴胡、白芍、人参、当归经过常规方法，制成各种内服剂型。

　　【主治】养血滋阴、补精益髓、益气养阳，补脾肺肾、补血活血，用于治疗无精子症。

2. 【申请号】03112446

　　【药物组成】川大黄 5 ~ 10；制川乌 1.5 ~ 5；细辛 0.5 ~ 5；沉香 3 ~ 5；青木香 1.5 ~ 5；广木香 1.5 ~ 5；陈皮 3 ~ 10；枳实 3 ~ 6；桃仁 5 ~ 10；甘草

5 ~ 10

【制备方法】由川大黄、制川乌、细辛、沉香、青木香、广木香、陈皮、枳实、桃仁、甘草配制而成。

【主治】补肾益气、行气止痛、活血化淤、利湿散寒，用于治疗不孕。

3. 【申请号】02117443

【药物组成】菟丝子 2 ~ 8；山药 2 ~ 8；山茱萸 2 ~ 8；女贞子 1 ~ 6；淫羊藿 1 ~ 4；穿山甲 1 ~ 4

【制备方法】由菟丝子、山药、山茱萸、女贞子、淫羊藿、穿山甲制成。

【主治】用于治疗男子不育。

4. 【申请号】200710054115

【药物组成】当归 5% ~ 7%；白芍 6% ~ 8%；川芎 1% ~ 3%；红花 1% ~ 3%；桃仁 3% ~ 5%；泽兰 3% ~ 5%；枸杞子 40% ~ 60%；穿山甲 3% ~ 5%；生地黄 7% ~ 9%；香附 3% ~ 5%

【制备方法】将当归、白芍、川芎、红花、桃仁、泽兰、枸杞子、穿山甲、生地黄、香附等混合烘干、粉碎装入胶囊即可。

【主治】用于治疗不孕。

5. 【申请号】201110224375

【药物组成】生地黄 12g；熟地黄 12g；桑葚子 12g；川续断 12g；菟丝子 12g；桑寄生 12g；旱莲草 12g；女贞子 12g

【制备方法】将生地黄、熟地黄、桑葚子、川续断、菟丝子、桑寄生、旱莲草、女贞子制成汤剂。

【主治】用于治疗女子不孕。

6. 【申请号】200810058772

【药物组成】益母草 27g；商陆 17g；萆薢 17g；桂枝 9g；臭牡丹 17g；猪苓 25g；蛇床子 9g；薏苡仁 15g

【制备方法】将益母草、商陆、萆薢、桂枝、臭牡丹、猪苓、蛇床子、薏苡仁粉碎，研磨得粉剂。

【主治】用于治疗不孕。

7. 【申请号】201110303285

【药物组成】当归 24 ~ 36；熟地黄 24 ~ 36；酒炒杭白芍 18 ~ 24；山茱萸 18 ~ 24；山药 18 ~ 24；女贞子 18 ~ 24；桂圆肉 18 ~ 24

【制备方法】将当归、熟地黄、酒炒杭白芍、山茱萸、山药、女贞子、桂圆肉加水浓煎，取汁过滤，混合均匀，分装瓶内，灭菌，制成汤剂。

【主治】用于治疗妇女血虚身瘦不孕。

8. 【申请号】200910017623

【药物组成】桃仁 9g；红花 6g；当归 12g；白芍 9g；生地黄 12g；川芎 12g；牛膝 15g；血竭粉 1g

【制备方法】将桃仁、红花、当归、白芍、生地黄、川芎、牛膝、血竭研磨成粉，即可。

【主治】用于治疗女性不孕。

9. 【申请号】201010532684

【药物组成】续断 8～12g；沙参 8～12g；杜仲 8～12g；当归 8～12g；香附 8～12g；益母草 8～12g；川芎 4～6g；陈皮 4～6g；白附子 4～6g

【制备方法】由续断、沙参、杜仲、当归、香附、益母草、川芎、陈皮、白附子加水煎煮，取汁服用。

【主治】通经活络、强肾经、平阴阳、滋阴平燥，用于治疗不孕。

10. 【申请号】200910176863

【药物组成】竹荪 50；神曲 50；丹参 50；牡蛎 50；当归 15；葶苈子 15；人参 15；枸杞子 15；茯苓 15

【制备方法】由竹荪、神曲、丹参、牡蛎、当归、葶苈子、人参、枸杞子、茯苓按常规方法，制成各种所需剂型。

【主治】补脾益肺、活血祛淤、益气养阴、补精益髓，用于治疗肥胖不孕。

11. 【申请号】200510130304

【药物组成】当归 15～20；白芍 15～20；柴胡 5～10；益母草 5～10；熟地黄 5～10；生地黄 5～10；川芎 5～10；穿山甲 2.5～7.5

【制备方法】将当归、白芍、柴胡、益母草、熟地黄、生地黄、川芎、穿山甲经过水洗、干燥、粉碎，再熟化、灭菌制成散剂。

【主治】补血活血、祛淤生新、补气理气，用于治疗不孕。

12. 【申请号】201010523960

【药物组成】桃仁 1～3；红花 6～9；牡丹皮 4～8；赤芍 6～9；当归 2～6；延胡索 2～6；枳壳 2～6；昆布 2～6；香附 2～6

【制备方法】由桃仁、红花、牡丹皮、赤芍、当归、延胡索、枳壳、昆布、香附制成。

【主治】疏肝理气、补血活血、调经止痛，用于治疗血淤不孕。

13. 【申请号】201010289743

【药物组成】丹参 18～30g；蛇床子 25～30g；川楝子 35～45g；延胡索

19～28g；茯苓 36～42g；乳香 9～18g；仙茅 12～16g

【制备方法】将丹参、蛇床子、川楝子、延胡索、茯苓、乳香、仙茅混合，加水煎煮，去渣静置，取上清液，即得。

【主治】用于治疗不孕、不育。

14.【申请号】200610128277

【药物组成】红花 10～15；龟甲 7～10；鳖甲 7～10；没药 4～6；大黄 10～12；三棱 10～15；当归 10～15；川牛膝 8～15

【制备方法】将红花、龟甲、鳖甲、没药、大黄、三棱、当归、川牛膝粉碎，装胶囊。

【主治】活血化淤、疏通淤滞，用于治疗妇科不孕。

15.【申请号】200910118841

【药物组成】益母草 700～1400；赤芍 500～1000；莪术 500～1000；白芷 500～1000；肉桂 300～600；樟脑 300～600

【制备方法】由益母草、赤芍、莪术、白芷、肉桂、樟脑组成；并经过酶解寡肽提纯加工成小分子的方法，制成粉剂。

【用法用量】使用时调和成糊状敷盖肚脐与小腹部位等穴位。

【主治】消肿散结、疏通气血经络，用于治疗输卵管不通导致的不孕。

16.【申请号】201010623762

【药物组成】熟地黄 30%；肉苁蓉 20%；制何首乌 20%；覆盆子 10%；仙茅 10%；五倍子 10%

【制备方法】将熟地黄、肉苁蓉、制何首乌、覆盆子、仙茅、五倍子煎煮取汁，干燥，填入硬胶囊而成。

【主治】用于治疗死精子症。

17.【申请号】200610074232

【药物组成】金樱子 25～30g；芡实 25～30g；熟地黄 12～15g；龟甲胶 9～12g；牛膝 8～10g；山茱萸 8～10g；菟丝子 8～10g；甘草 5～6g

【制备方法】将金樱子、芡实、熟地黄、龟甲胶、牛膝、山茱萸、菟丝子、甘草加水煎汤服用即可。

【主治】滋阴、补肾、益精、促育，用于治疗肾阴虚弱型男子不育。

18.【申请号】200710024018

【药物组成】肉苁蓉 30g；山药 30g；羊肾 2 对；鹿角霜 20g；车前子 10g；仙灵脾 10g；枸杞子 10g；巴戟天 15g；胎盘 60g；熟地黄 12g

【制备方法】将肉苁蓉、山药、鹿角霜、车前子、仙灵脾、枸杞子、巴戟天、胎盘、熟地黄混合后研成细末，将羊肾绞成肉末，一起放到蜂蜜中拌匀，制成丸。

【主治】用于治疗男性不育。

19.【申请号】201110191613

【药物组成】红参 12 ~ 17g；鹿茸 3 ~ 7g；仙灵脾 13 ~ 17g；三七 13 ~ 17g；腽肭脐 13 ~ 17g；菟丝子 13 ~ 17g

【制备方法】将红参、鹿茸、仙灵脾、三七、腽肭脐、菟丝子加入白酒中浸泡而成。

【主治】用于治疗肾虚体弱、男性不育。

20.【申请号】200510043216

【药物组成】金银花 20g；红藤 30g；赤芍 10g；夏枯草 25g；三棱 15g；莪术 15g；败酱草 20g；蒲公英 20g；土茯苓 12g

【制备方法】将金银花、红藤、赤芍、夏枯草、三棱、莪术、败酱草、蒲公英、土茯苓煎制成合剂。

【主治】软坚散结、清热解毒、活血化淤，用于治疗输卵管阻塞性不孕。

21.【申请号】201110120843

【药物组成】白芍 20%；制何首乌 20%；肉苁蓉 15%；覆盆子 15%；海螵蛸 15%；郁金 15%

【制备方法】由白芍、制何首乌、肉苁蓉、覆盆子、海螵蛸、郁金经过煎煮提取，制成胶囊剂。

【主治】用于治疗继发性无精子症。

五、产后病

1.【申请号】200810234779

【药物组成】太子参 10 ~ 20；山楂 5 ~ 10；大枣 10 ~ 20；香附 5 ~ 10；红糖适量

【制备方法】由太子参、山楂、大枣、香附、红糖制成。

【主治】用于治疗产后出血并预防产后便秘。

2.【申请号】200610110511

【药物组成】黄芪 20 ~ 25g；黄芩 20 ~ 25g；何首乌 30 ~ 35g

【制备方法】将黄芪、黄芩、何首乌混合，干燥后粉碎成细粉，密封备用。

【用法用量】使用时，取药粉加入适量的清水调成糊状即可。

【主治】补气固表、清热泻火，用于治疗产后盗汗。

3. 【申请号】200810080107

【药物组成】山楂 20 ~ 40；延胡索 5 ~ 20；当归 15 ~ 30；红糖 20 ~ 40

【制备方法】将山楂、延胡索、当归加水煎煮后，加入红糖溶解，浓缩成稠膏，并干燥粉碎成药粉，装入胶囊中，灭菌消毒制成胶囊剂。

【主治】用于治疗产后腹痛。

4. 【申请号】200610110510

【药物组成】党参 25 ~ 30g；生黄芪 15 ~ 20g；通草 8 ~ 10g；生地黄 8 ~ 10g；王不留行 8 ~ 10g；桔梗 4 ~ 5g

【制备方法】将党参、生黄芪、通草、生地黄、王不留行、桔梗加水浸泡、煎煮，除去药渣，取药液即成汤剂。

【主治】补气、养血、通乳，用于治疗产后缺乳症。

5. 【申请号】201010222159

【药物组成】桑螵蛸 15 ~ 25；黄芪 15 ~ 25；沙苑子 10 ~ 20；山茱萸 10 ~ 20；当归 10 ~ 20；茯苓 15 ~ 25；益母草 10 ~ 20；白芍 10 ~ 20；升麻 5 ~ 15

【制备方法】由桑螵蛸、黄芪、沙苑子、山茱萸、当归、茯苓、益母草、白芍和升麻加水煎煮后取汁服用。

【主治】补益通利、补肾温阳、化气行水、补气固脱，用于治疗产后小便频数。

6. 【申请号】201010590734

【药物组成】制穿山甲 10g；王不留行 15g；通草 6g；柴胡 10g；当归 10g

【制备方法】由制穿山甲、王不留行、通草、柴胡、当归按常规方法，制成口服液、颗粒剂。

【主治】疏肝解郁、通乳，用于治疗肝郁气滞引起的产后少乳。

7. 【申请号】201110048516

【药物组成】当归 1 ~ 30；黄芪 1 ~ 30；蝉蜕 1 ~ 30；蒲公英 1 ~ 30；蜂房 1 ~ 30；丝瓜络 1 ~ 30；红花 1 ~ 30

【制备方法】将蝉蜕、红花粉碎；将当归、黄芪、蒲公英、蜂房、丝瓜络用乙醇回流提取，过滤，浓缩，与上述药粉合并，加入辅料，制成胶囊剂、片剂、颗粒剂。

【主治】疏肝理气、活血通络、催乳，用于治疗产后少乳。

8. 【申请号】201010213444

【药物组成】当归 15 ~ 20g；白术 10 ~ 15g；红花 3 ~ 5g；桃仁 5 ~ 10g；山

楂 15 ~ 20g；川芎 10 ~ 12g；丹参 12 ~ 15g；香附 12 ~ 15g；牛膝 20 ~ 30g

【制备方法】将当归、白术、红花、桃仁、山楂、川芎、丹参、香附、牛膝混合，除去杂质，晒干研末，水煎服。

【主治】活血化淤、益气通络，用于治疗产后恶露不下。

9. 【申请号】200610128709

【药物组成】桂枝 25 ~ 30g；花椒 25 ~ 30g；麻黄 25 ~ 30g

【制备方法】将桂枝、花椒、麻黄加水煎煮而成。

【主治】温阳通络、散寒止痛，用于治疗产后恶露不净。

10. 【申请号】200610128708

【药物组成】益母草 20 ~ 25g；红花 20 ~ 25g；桃仁 20 ~ 25g

【制备方法】将益母草、红花、桃仁焙干，混合后粉碎成细粉，密封装瓶备用；使用时，取适量药粉加入黄酒调成糊状即可。

【主治】活血通经、散淤止痛，用于治疗产后恶露不净。

11. 【申请号】200810159841

【药物组成】王不留行 13 ~ 15；通草 3 ~ 8；党参 1 ~ 3；熟地黄 5 ~ 8；当归 5 ~ 7；白芍 5 ~ 7；川芎 3 ~ 5；益母草 6 ~ 8；天花粉 3 ~ 5；大枣 4 ~ 6

【制备方法】将王不留行、通草、党参、熟地黄、当归、白芍、川芎、益母草、天花粉、大枣加水煎服。

【主治】活血补血、通络增乳，用于治疗产后缺乳。

12. 【申请号】201010169168

【药物组成】棉籽 8 ~ 10；黄芪 1 ~ 3；防风 1 ~ 3；白术 0 ~ 3；大枣 8 ~ 10

【制备方法】将棉籽、黄芪、防风、白术、大枣混合粉碎成颗粒，微波炉烤，冷却，分装，即可。

【主治】补气健脾、燥湿利水、解表祛风、暖胃止痛，用于治疗产后出冷汗。

六、带下

1. 【申请号】200510106567

【药物组成】三白草 50g；山海螺 300g

【制备方法】由三白草、山海螺与白酒经传统浸泡工艺精制而成。

【主治】用于治疗白带。

2. 【申请号】200910073791

【药物组成】人参 15 ~ 30；白术 15 ~ 30；山药 15 ~ 30；茯苓 15 ~ 30；车

前子 5～15；荆芥 25～40；金樱子 15～30；甘草 5～10

【制备方法】由人参、白术、山药、茯苓、车前子、荆芥、金樱子、甘草组成；并经过加水煎煮后浓缩成稠膏，干燥粉碎成药粉，装入胶囊即可。

【主治】用于治疗白带。

3.【申请号】200510113068

【药物组成】车前草 100g；海螵蛸 40

【制备方法】将车前草、海螵蛸放入白酒中，经传统浸泡工艺精制而成。

【主治】用于治疗白带。

4.【申请号】200810140520

【药物组成】山药 32%；白果 6%；白扁豆 6%；肉苁蓉 10%；鸡冠花 20%；石榴皮 10%；大枣 6%；仙鹤草 10%

【制备方法】由山药、白果、白扁豆、肉苁蓉、鸡冠花、石榴皮、大枣、仙鹤草经过提取浓缩，冷却成浸膏，然后干燥，粉碎，杀菌，装入胶囊，即成。

【主治】用于治疗妇女白带。

5.【申请号】201010222061

【药物组成】菟丝子 20～30g；何首乌 15～25g；白术 10～25g；海螵蛸 15～25g；炙甘草 10～20g；白芍 10～15g；白芷 10～20g；岗稔根 20～30g

【制备方法】将菟丝子、何首乌、白术、海螵蛸、炙甘草、白芍、白芷、岗稔根用水煎煮，即可。

【主治】用于治疗妇女白带过多。

6.【申请号】200610040364

【药物组成】海金砂 30%；石膏 30%；大黄 30%；鸡蛋黄 10%

【制备方法】将海金砂、石膏、大黄、鸡蛋黄粉碎用水混合均匀，制作成丸剂。

【主治】清热利湿、健胃温肾，用于治疗妇科赤白带下、黄带、阴痒、白带黏稠有异味等。

七、更年期综合征

1.【申请号】200710094640

【药物组成】姜半夏 9～15；陈皮 9～15；茯苓 9～15；龙骨 9～15；牡蛎 9～15；百合 9～15；郁金 9～12

【制备方法】将姜半夏、陈皮、茯苓、龙骨、牡蛎、百合、郁金通过常规的水提醇沉工艺，制备出药物的活性成分，加入辅料，制成片剂、颗粒剂等。

【主治】用于治疗更年期综合征。

2. 【申请号】201010508589

【药物组成】仙灵脾 10g；仙茅 10g；巴戟天 10g；黄柏 10g；知母 10g；当归 10g；灵芝 10g

【制备方法】将仙灵脾、仙茅、巴戟天、黄柏、知母、当归、灵芝粉碎，制成丸剂。

【主治】补肾气、调整阴阳，用于治疗女性更年期综合征。

3. 【申请号】200410155436

【药物组成】阿胶 1~3；黄芪 4~8；益母草 2~4；淫羊藿 9~15；仙鹤草 4~8；大黄 1~3；枸杞子 2~4

【制备方法】由淫羊藿、黄芪、仙鹤草、阿胶、枸杞子、益母草和大黄制成。

【主治】用于治疗妇女更年期综合征。

4. 【申请号】200610025300

【药物组成】姜半夏 9~15；陈皮 9~15；茯苓 9~15；龙骨 9~15；牡蛎 9~15；百合 9~15；郁金 9~12

【制备方法】将姜半夏、陈皮、茯苓、龙骨、牡蛎、百合、郁金提取，粉碎，制成颗粒剂、片剂。

【主治】用于治疗更年期综合征。

5. 【申请号】200610200116

【药物组成】乌灵菌粉 60~100；女贞子 30~80；墨旱莲 30~80；栀子 20~40；玫瑰花 20~40；百合 20~40；益母草 20~40；远志 5~20

【制备方法】由乌灵菌粉、女贞子、墨旱莲、栀子、玫瑰花、百合、益母草和远志组成。

【主治】用于治疗妇女更年期综合征。

6. 【申请号】201010228049

【药物组成】熟地黄 6~15；龟甲胶 1.2~30；黄柏 4~100；知母 4~100；白芍 5~125

【制备方法】由熟地黄、龟甲胶、黄柏、知母、白芍经过提取、粉碎等工艺，制成胶囊剂、颗粒剂、散剂等剂型。

【主治】调肝益肾、滋阴降火，用于治疗妇女更年期综合征。

7.【申请号】200410018097

【药物组成】当归 0.2 ~ 50；牡丹皮 0.2 ~ 50；熟地黄 0.2 ~ 100；淫羊藿 0.2 ~ 100；白薇 0.2 ~ 50；败酱草 0.2 ~ 100；知母 0.2 ~ 50

【制备方法】将当归、牡丹皮、熟地黄、淫羊藿、白薇、败酱草和知母加水煎煮，得提取物；或者将当归提取挥发油后，将药渣和其他药物加水提取。

【主治】用于治疗绝经期综合征。

八、宫颈炎、宫颈糜烂

1.【申请号】201110148399

【药物组成】白毛夏枯草 20 ~ 30；女贞子 20 ~ 30；柴胡 20 ~ 30；鱼腥草 20 ~ 30；鸡血藤 20 ~ 30 份；薏苡仁 10 ~ 20；益母草 10 ~ 20；蟾酥 10 ~ 20；地龙 10 ~ 20

【制备方法】将白毛夏枯草、女贞子、柴胡、鱼腥草、鸡血藤、薏苡仁、益母草、蟾酥、地龙提取，取药液。

【主治】用于治疗宫颈糜烂。

2.【申请号】200910073904

【药物组成】猪苦胆 12 ~ 16；白矾 6 ~ 12；象皮 2 ~ 5；苦参 3 ~ 6

【制备方法】将猪苦胆、白矾、象皮、苦参烘干，粉碎成细粉，制成散剂。

【主治】用于治疗宫颈糜烂。

3.【申请号】200710165092

【药物组成】赤芍 10g；生地黄 10g；当归尾 10g；黄芩 20g；陈皮 20g；海螵蛸 20；牡丹皮 10g

【制备方法】由赤芍、生地黄、当归尾、黄芩、陈皮、海螵蛸，牡丹皮，经煎煮取汁、干燥、灭菌填入硬胶囊而成。

【主治】用于治疗妇女宫颈糜烂。

4.【申请号】95109315

【药物组成】珍珠 4% ~ 5%；乳香 15% ~ 17%；没药 15% ~ 17%；冰片 1% ~ 2%；象皮 20% ~ 22%；龙骨 20% ~ 22%；滑石粉 4% ~ 5%；儿茶 15% ~ 17%

【制备方法】将珍珠、乳香、没药、象皮、龙骨、滑石粉、儿茶共同粉碎，冰片单独粉碎与上述药同时过筛、混匀即可。

【主治】用于治疗宫颈糜烂、宫颈炎、阴道炎等。

5. 【申请号】02139814

【药物组成】椿皮 1500～2500g；苦参 1120～1880g；乳香 1120～1880g；牡丹皮 1120～1880g；冰片 38～62g

【制备方法】将椿皮、苦参、乳香、牡丹皮加水煎煮、浓缩成膏，加入冰片、辅料即可。

【主治】清热燥湿，去淤生肌，用于治疗宫颈炎、阴痒。

6. 【申请号】200510018254

【药物组成】苦参 1.3～2.0；白矾 0.15～0.3；苦杏仁 0.1～0.18；冰片 0.005

【制备方法】由苦参、白矾、苦杏仁、冰片制备而成。

【主治】祛腐生肌和收敛，用于治疗慢性宫颈炎。

九、流产

1. 【申请号】201110125581

【药物组成】阿胶 20～26；桑寄生 18～24；菟丝子 18～24；续断 18～22；杜仲 26～30；大枣 8～10；甘草 6～8

【制备方法】将阿胶、桑寄生、菟丝子、续断、杜仲、大枣、甘草提取，制成口服液。

【主治】用于治疗先兆流产、自然流产、习惯性流产。

2. 【申请号】200710014087

【药物组成】菟丝子 20；续断 10；杜仲 10；白芍 6；熟地黄 15；党参 15；白术 10；土黄芪 10；炙甘草 6；阿胶 10；枸杞子 10

【制备方法】将菟丝子、续断、杜仲、白芍、熟地黄、党参、白术、土黄芪、炙甘草、阿胶、枸杞子，加水煎煮制成。

【主治】用于治疗习惯性流产。

3. 【申请号】02135171

【药物组成】续断 28%～38%；杜仲炭 28%～38%；桑寄生 28%～38%

【制备方法】将续断、杜仲炭、桑寄生制成蜜丸剂、水丸、冲剂、颗粒剂等剂型。

【主治】用于治疗习惯性流产。

4. 【申请号】200810109094

【药物组成】菟丝子 30g；桑寄生 20g；龟甲 10g；丹参 10g；续断 10g；阿

胶 10g；党参 15g；山药 30g；生白芍 15g；甘草 10g

【制备方法】由菟丝子、桑寄生、龟甲、丹参、续断、阿胶、党参、山药、生白芍、甘草经过煎煮取汁服用。

【主治】补肾健脾、养血安胎，用于治疗各种习惯性流产和先兆流产。

十、尿道炎

1.【申请号】200810080106

【药物组成】赤茯苓 20 ~ 50；瞿麦 12 ~ 20；萹蓄 12 ~ 20；土茯苓 25 ~ 50；石韦 12 ~ 20；大黄 8 ~ 18；栀子 8 ~ 18；陈皮 15 ~ 30

【制备方法】将赤茯苓、瞿麦、萹蓄、土茯苓、石韦、大黄、栀子、陈皮为原料药，加水煎煮后浓缩成稠膏，并干燥粉碎成细粉，装入胶囊。

【主治】用于治疗非淋菌性尿道炎。

2.【申请号】03113856

【药物组成】栀子 18 ~ 30；黄芪 18 ~ 30；白花蛇舌草 15 ~ 26；麦冬 15 ~ 26；冬葵果 15 ~ 26；苦木 8 ~ 20

【制备方法】将栀子、白花蛇舌草、苦木用乙醇提取，滤液浓缩得醇提清膏；取黄芪、冬葵果、麦冬与上述药渣混合后加水煎煮，加入乙醇沉淀，回收乙醇并浓缩，与上述醇提清膏混合，制成胶囊剂。

【主治】清热利湿、益气养阴、利尿通淋，用于治疗非淋菌性尿道炎。

3.【申请号】200510004869

【药物组成】八角莲 4 ~ 8；半边莲 6 ~ 10；半枝莲 5 ~ 10；泽泻 4 ~ 6；重楼 2 ~ 6；虎杖 6 ~ 10；猫爪草 4 ~ 10；代赭石 0.2 ~ 1

【制备方法】由八角莲、半边莲、半枝莲、泽泻、重楼、虎杖、猫爪草、代赭石按一定重量配比制备而成。

【主治】用于治疗下焦湿热所致的非淋菌性尿道炎。

4.【申请号】200610138674

【药物组成】黄藤 4165g；金刚藤 4165g；蒲公英 4165g；黄柏 2080g；苦木 2080g；广金钱草 4165g

【制备方法】将黄藤、金刚藤、蒲公英、黄柏、苦木、广金钱草经提取，提取物中加入药用辅料，经压片，包衣制成薄膜衣片。

【主治】清热解毒、利尿通淋，用于治疗非淋菌性尿道炎。

十一、尿毒症

1. 【申请号】200710079013

【药物组成】薄树灵芝 5～130；桑黄 5～150；假芝 5～135

【制备方法】将薄树灵芝、桑黄、假芝加水煎煮而成。

【主治】用于治疗尿毒症。

2. 【申请号】200510049984

【药物组成】肉桂 2～5；黄柏 7～13；知母 7～13；竹茹 4～8；黄连 4～8；法半夏 4～8；茯苓 8～15；泽泻 8～15

【制备方法】将肉桂、黄柏、知母、竹茹、黄连、法半夏、茯苓、泽泻加水煎煮，取滤液，制成口服液、片剂、丸剂、胶囊剂等。

【主治】滋阴清热、化气行水，用于治疗尿毒症。

3. 【申请号】201010520838

【药物组成】丹参 30～35g；续断 28～35g；煅牡蛎 25～30g；生龙骨 27～35g；杜仲 30～35g；枸杞子 30～35g；车前子 28～35g；白果20～25g；金钱草 23～30g；鸡血藤 20～25g

【制备方法】将丹参、续断、煅牡蛎、生龙骨、杜仲、枸杞子、车前子、白果、金钱草、鸡血藤混合，用水煎服。

【主治】温阳、益气、滋阴，用于治疗尿毒症。

4. 【申请号】200710069366

【药物组成】平地木 30%～70%；粉萆薢 30%～70%

【制备方法】将平地木、粉萆薢，磨成粉末，混合均匀即可。

【主治】用于治疗尿毒症。

5. 【申请号】200510066377

【药物组成】鸡子壳 10～12g；丹参 10～15g；大黄 3～12g；罗布麻 5～15g；淫羊藿 10～12g；黄精 10～20g

【制备方法】将鸡子壳烘干，粉碎，口服；丹参、大黄、罗布麻、淫羊藿、黄精水煎服。

【主治】用于治疗尿毒症。

6. 【申请号】200910020294

【药物组成】石决明 4～6；桃树心 1～2；金银花 3～9；益母草 2～4；柳树根 10～40；黄芩 5～8；蒲公英 10～60；泽兰 3～20；鹿茸 9～30；茯苓

7～10

【制备方法】由石决明、桃树心、金银花、益母草、柳树根、黄芩、蒲公英、泽兰、鹿茸、茯苓制成。

【主治】用于治疗尿毒症。

十二、盆腔炎

1. 【申请号】200810200875

【药物组成】益母草1～3；蒲公英1～5；车前草1～2；柳树2～4；白茶1～3

【制备方法】将益母草、蒲公英、车前草、柳树、白茶分别提取，得干粉，混合搅拌，即可。

【主治】用于治疗妇科疾病、盆腔炎。

2. 【申请号】200710068690

【药物组成】忍冬藤50g；大血藤50g；甘草5g；大青叶15g；蒲公英15g；牡丹皮15g；川楝子15g；大黄10g

【制备方法】将忍冬藤、大血藤、甘草、大青叶、蒲公英、牡丹皮、川楝子、大黄粉碎，制成颗粒剂。

【主治】用于治疗妇女的盆腔炎、子宫内膜炎。

3. 【申请号】201010552152

【药物组成】川芎15～26；桃仁10～20；蒲公英30～40；赤芍20～30；益母草15～25；苦参10～18

【制备方法】由川芎、桃仁、蒲公英、赤芍、益母草、苦参按照现有技术制成胶囊剂、片剂、颗粒剂等。

【主治】清热解毒、活血化淤，用于治疗女性盆腔疾病，如慢性盆腔炎。

4. 【申请号】201210005622

【药物组成】连翘4～8；车前子3～6；杜仲2～5；黄柏3～6；锦灯笼1～10；旋覆花3～6；香附2～6；吴茱萸1～4；甘草3～7；当归2～6

【制备方法】将连翘、车前子、杜仲、黄柏、锦灯笼、旋覆花、香附、吴茱萸、甘草、当归加水加热，滤过，滤液浓缩，制成汤剂，还可制成片剂、散剂。

【主治】用于治疗慢性盆腔炎。

5. 【申请号】200910252716

【药物组成】土茯苓30～50；黄柏40～60；鸡冠花70～90；三白草80～

100；延胡索 80 ~ 100；牡丹皮 60 ~ 80

【制备方法】由土茯苓、黄柏、鸡冠花、三白草、延胡索、牡丹皮经过提取、粉碎，与辅料制剂而成。

【主治】用于治疗慢性盆腔炎。

6.【申请号】200810133121

【药物组成】黄连 18%；银花 18%；红藤 18%；丹参 18%；三棱 10%；莪术 10%；黄柏 8%

【制备方法】将黄连、银花、红藤、丹参、三棱、莪术、黄柏水煎灌肠。

【主治】用于治疗盆腔炎。

7.【申请号】201010191317

【药物组成】柴胡 25 ~ 35；牡丹皮 15 ~ 25；蒲公英 10 ~ 20；红花 8 ~ 12；延胡索 10 ~ 20；鱼腥草 15 ~ 25；益母草 20 ~ 30；败酱草 15 ~ 25；杜仲 10 ~ 20；牛膝 10 ~ 20

【制备方法】将柴胡、牡丹皮、蒲公英、红花、延胡索、鱼腥草、益母草、败酱草、杜仲、牛膝提取，乳化，制成贴剂。

【主治】用于治疗盆腔炎。

8.【申请号】200910193519

【药物组成】野菊花 1 ~ 20；夏枯草 1 ~ 20；延胡索 1 ~ 15；苦参 1 ~ 10；血竭 1 ~ 10；当归 1 ~ 20；黄芪 1 ~ 15

【制备方法】由野菊花、夏枯草、延胡索、苦参、血竭、当归、黄芪经过水提取，制成胶囊剂、片剂等剂型。

【主治】清热解毒、化淤止痛，用于治疗盆腔炎，尤其是慢性盆腔炎。

9.【申请号】200710144104

【药物组成】三七 4 ~ 9g；大黄 2 ~ 5g；川楝子 4 ~ 9g；乌药 2 ~ 6g；乌蕨 10 ~ 15g；天南星 2 ~ 6g；紫花地丁 10 ~ 15g

【制备方法】由三七、大黄、川楝子、乌药、乌蕨、天南星、紫花地丁经选料除杂、混合粉碎，制胶囊。

【主治】清热解毒利湿、化淤止痛行气，用于治疗女性盆腔炎。

十三、前列腺炎

1.【申请号】201110231383

【药物组成】沙参 4 ~ 12；当归 6 ~ 18；灵芝 6 ~ 18；地黄 6 ~ 18；三七 1 ~

3；萹蓄5~15；车前子5~15

【制备方法】由沙参、当归、灵芝、地黄、三七、萹蓄、车前子制成。

【主治】益气养血、活血化淤、利尿通淋，用于治疗慢性前列腺炎。

2.【申请号】200910218161

【药物组成】黄柏15~25；苦参13~23；王不留行25~35；茯苓10~20；车前草10~20；黄芪10~20；金樱子10~20；牛膝10~20

【制备方法】由黄柏、苦参、王不留行、茯苓、车前草、黄芪、金樱子、牛膝经过粉碎提取，制成片剂、浓缩丸、胶囊剂。

【主治】清热化湿、化淤通络、行气导滞、滋肾养阴、温阳固摄，用于治疗前列腺炎。

3.【申请号】200510054693

【药物组成】益母草187.5~1500；萹蓄125~1000；红花62.5~500；油菜蜂花粉25~200；知母37.5~300；黄柏37.5~300

【制备方法】将益母草、萹蓄、红花、盐炒知母、盐炒黄柏加水煎煮，浓缩、干燥、粉碎，加入油菜蜂花粉破壁粉碎后的细粉，制成片剂、颗粒剂、丸剂、胶囊剂等。

【主治】清热利湿，活血散结，用于治疗慢性前列腺炎。

4.【申请号】201010232071

【药物组成】萹蓄6~50；三七3~20；当归6~50；灵芝2~12；枸杞子6~50

【制备方法】由萹蓄、三七、当归、灵芝、枸杞子经过提取，制成胶囊剂。

【主治】扶正培本、益气养血、活血化淤、利尿通淋，用于治疗慢性前列腺炎。

5.【申请号】201110119791

【药物组成】黄柏2~30；车前子2~20；王不留行2~30；丹参2~20；淫羊藿1~10

【制备方法】由黄柏、车前子、王不留行、丹参、淫羊藿经过水煎煮、过滤、浓缩、粉碎等工艺，制成颗粒剂、片剂、胶囊剂等剂型。

【主治】清利湿热、化淤通络、补虚扶正，用于治疗慢性前列腺炎、前列腺增生。

6.【申请号】201010227982

【药物组成】车前子40g；海金沙20g；琥珀2g

【制备方法】将车前子、海金沙、琥珀粉碎，制成散剂，以萱草汤送服。

【主治】用于治疗前列腺炎。

7. 【申请号】95106717

【药物组成】牛膝40%～60%；琥珀40%～60%

【制备方法】将牛膝、琥珀研成细粉、混合即得。

【主治】用于治疗慢性前列腺炎、前列腺炎和前列腺肥大等前列腺疾病。

8. 【申请号】200910230937

【药物组成】川萆薢3～9；黄柏1～3；石菖蒲1～3；茯苓2～5；丹参3～6；白术2～5；莲子心1～3；车前子2～5

【制备方法】将川萆薢、黄柏、石菖蒲、茯苓、丹参、白术、莲子心、车前子混合，加水浸泡，煎煮，浓缩，分装，即可。

【主治】用于治疗前列腺炎、前列腺增生。

9. 【申请号】200610091098

【药物组成】非洲臀果木1～5；花粉1～5；蒲公英1～6；野菊花1～5

【制备方法】将非洲臀果木、花粉、蒲公英和野菊花经提取、精制而得。

【主治】用于治疗良性前列腺增生。

十四、乳糜尿

1. 【申请号】201010136290

【药物组成】降香8～10；当归8～10；两头尖5～7；薤白汁8～10；青皮14～16；郁金5～7；麝香0.4～0.6

【制备方法】将降香、当归、两头尖、薤白汁、青皮、郁金、麝香粉碎，制成散剂。

【主治】用于治疗乳糜尿。

2. 【申请号】200410093108

【药物组成】柿叶180～240；萆薢10～60；射干10～60

【制备方法】由柿叶、萆薢、射干制成。

【主治】扶正补虚、分清泌浊、清热解毒、利水通淋，用于治疗乳糜尿。

3. 【申请号】201010513298

【药物组成】白茅根20g；萆薢20g；杜仲18g；鹿角霜15g；黄毛耳草22g；怀山药18g；仙鹤草13g；党参20g；枸杞子18g；茯苓16g

【制备方法】由白茅根、萆薢、杜仲、鹿角霜、黄毛耳草、山药、仙鹤草、党参、枸杞子、茯苓制成。

【主治】化浊分清、清热利湿、固肾涩精，用于治疗乳糜尿。

十五、乳腺炎

1. **【申请号】** 200810139329

　　【药物组成】半夏 50%；葱白 50%

　　【制备方法】将半夏、葱白混合后，捣烂，捻成栓剂。

　　【主治】化痰散结、通乳消痈，用于治疗急性乳腺炎。

2. **【申请号】** 200610121104

　　【药物组成】蚯蚓 2~3 条；白糖 4~6g

　　【制备方法】将蚯蚓、白糖加水浸泡即可。

　　【主治】消痈肿、通血脉，用于治疗妇女产后急性乳腺炎。

3. **【申请号】** 201110079662

　　【药物组成】蜈蚣 20 条；血余炭 3g；核桃仁 40 枚；乳香 9g；没药 9g；蒲公英 10g

　　【制备方法】将蜈蚣、血余炭、核桃仁、乳香、没药、蒲公英混合研成细末，均分成 20 包，每次服用 1 包，每日 2 次，黄酒送下。

　　【主治】清热解毒、活血止痛，用于治疗急性乳腺炎。

4. **【申请号】** 200510130966

　　【药物组成】地胆草 40g；蒲公英 40g；一枝黄花 70g

　　【制备方法】由地胆草、蒲公英、一枝黄花与白酒经浸泡后制成。

　　【主治】用于治疗乳腺炎。

5. **【申请号】** 200610121195

　　【药物组成】赤芍 55~60g；甘草 30~35g

　　【制备方法】由赤芍、甘草制成。

　　【主治】清肝泻火、活血化淤、软坚散结，用于治疗肝火上炎型乳腺炎。

十六、乳腺增生

1. **【申请号】** 201010233373

　　【药物组成】半夏 15g；白及 15g；蒲公英 30g；知母 20g；皂角刺 15g；乳香 10g

【制备方法】将半夏用姜汁浸泡，焙干；将白及用艾醋汤浸泡，再与蒲公英、知母、皂角刺、乳香加水煎沸，滤出药液，再加水煎沸，去渣，将药液兑匀，分服。

【主治】用于治疗乳腺增生。

2.【申请号】200810000913

【药物组成】柴胡 20～40；白芍 15～30；蝉蜕 7～21；茯苓 10～20；乳香15～30；没药 15～30；血竭 6～16；水蛭 9～18；甘草 2～12

【制备方法】将柴胡、白芍、蝉蜕、茯苓、乳香、没药、血竭、水蛭、甘草等粉碎，蜜制成丸。

【主治】用于治疗乳腺增生。

3.【申请号】201010158441

【药物组成】穿山甲 3～15；香附 10～15；三棱 5～15；莪术 5～15；海藻10～15；昆布 10～15

【制备方法】将穿山甲、香附、三棱、莪术、海藻、昆布提取，制成胶囊剂、颗粒剂、散剂等。

【主治】用于治疗乳腺增生。

4.【申请号】96115288

【药物组成】全瓜蒌 5～16；橘叶 5～16；青皮、陈皮各 5～16；天南星5～16；半枝莲 8～19；川楝子 8～19；野菊花 8～19；香附 5～16

【制备方法】由全瓜蒌、橘叶、青皮、陈皮、天南星、半枝莲、川楝子、野菊花、香附用水煎煮，浓缩，再加入乙醇，搅拌离心分离沉淀，取上清液减压回收乙醇后制成成品。

【主治】用于治疗乳腺增生。

5.【申请号】200410043986

【药物组成】姜黄 1；槟榔 1；郁金 1

【制备方法】将姜黄、槟榔和郁金粉碎制成。

【主治】用于治疗乳癖疾病如乳腺小叶增生。

6.【申请号】200610109226

【药物组成】苦楝根皮 600～1500；白醋 50～150

【制备方法】将苦楝根皮切碎，用白醋浸泡，加入面粉搅拌均匀即可。

【主治】活血化淤、疏肝理气、通经活络、软坚散结，用于治疗乳腺增生、鼻炎。

十七、肾病

1. 【申请号】200910237105

【药物组成】牡丹皮 4～30；当归 4～30；三七 3～20；猪苓 4～30；牛膝 4～30；桑寄生 4～30；生地黄 5～40；灵芝 2～12

【制备方法】将牡丹皮、当归、猪苓、牛膝、桑寄生、生地黄用水提取，制成浸膏细粉；将三七、灵芝分别研成细粉，与浸膏细粉混合，搅拌均匀，制成冲剂、颗粒剂、散剂。

【主治】扶正培本、益气养血、活血化淤、滋补肝肾、利尿排浊，用于治疗慢性肾衰竭、泌尿系统疾病。

2. 【申请号】200910084204

【药物组成】薏苡仁 4～25；生地黄 5～40；灵芝 2～12；桂枝 4～25；三七 3～20；当归 5～40；枸杞子 4～25

【制备方法】将薏苡仁、生地黄、灵芝、桂枝、三七、当归、枸杞子提取，制成胶囊、颗粒剂、片剂等。

【主治】扶正培本、益气养血、活血化淤、补益肝肾、通利小便，用于治疗慢性肾炎。

3. 【申请号】200910238349

【药物组成】黄柏 4～30；灵芝 2～12；当归 4～30；玄参 4～30；生地黄 4～30；黄连 3～20；连翘 4～30；三七 3～20

【制备方法】将黄柏、当归、玄参、生地黄、黄连、连翘用水提取，制成浸膏细粉；将灵芝、三七分别研成细粉，与浸膏细粉混合，搅拌均匀，制成冲剂、颗粒剂、散剂。

【主治】扶正培本、益气养血、活血化淤、清热利水、解毒，用于治疗慢性肾衰竭、泌尿系统疾病。

4. 【申请号】201110326069

【药物组成】大黄 1500g；丹参 1500g；黄芪 4500g；红花 1500g

【制备方法】将大黄、丹参按配比提取后，经醇沉、水沉后过滤备用；再将黄芪、红花按配比提取、醇沉、水沉后过滤备用；最后合并以上二组药液，经超滤、精滤、分装、灭菌而成。

【主治】益气固本、化淤泄浊，用于治疗慢性肾衰竭。

5. 【申请号】200410098446

【药物组成】党参 30g；黄芪 60g；茯苓 30g；白术 20g；黄精 15g；当归

30g；益母草 30g；白茅根 30g；枸杞子 20g；甘草 15g

【制备方法】由党参、黄芪、茯苓、白术、黄精、当归、益母草、白茅根、枸杞子、甘草制成。

【主治】用于治疗肾病综合征。

6.【申请号】03111869

【药物组成】白术 10～40 份；苍术 8～50 份；小麦 15～60 份；冬虫夏草 2～20 份；茯苓 2～20 份；何首乌 2～35 份；白扁豆 10～30 份

【制备方法】将白术、苍术、小麦、冬虫夏草、茯苓、何首乌、白扁豆粉碎、分装即可，用时冲服。

【主治】用于治疗肾病综合征。

7.【申请号】201010178134

【药物组成】黄芪 30；仙灵脾 10～30；沉香粉 1～3；丹参 10～20；制大黄 10～20；红花 5～15；制黄精 15～25

【制备方法】由黄芪、仙灵脾、沉香粉、丹参、制大黄、红花、制黄精经过水提取，制剂而成。

【主治】用于治疗慢性肾衰。

十八、肾炎

1.【申请号】200310106372

【药物组成】茯苓 8～15 份；丹参 10～15 份；泽泻 6～10 份；杜仲 5～15 份；丁香 6～15 份；白芍 5～20 份

【制备方法】将茯苓、丹参、泽泻、杜仲、丁香、白芍分别粉碎再经熟化、灭菌制成散剂。

【主治】用于治疗慢性肾炎、肾病。

2.【申请号】200610117745

【药物组成】鹿含草 15～20g；米仁根 10～20g；金樱子 10～20g

【制备方法】由鹿含草、米仁根、金樱子制成。

【主治】用于治疗肾炎引起的蛋白尿。

3.【申请号】201110388165

【药物组成】黄芪 3；益母草 3；丹参 2；桃仁 2；茯苓 3；泽泻 3；连翘 2；麻黄 1

【制备方法】由黄芪、益母草、丹参、桃仁、茯苓、泽泻、连翘、麻黄加水煎煮制成。

【主治】健脾利湿、祛淤解毒，用于治疗急性肾小球肾炎。

4. 【申请号】03131664

【药物组成】龙葵48~64份；益母草8~13份；小蓟8~13份

【制备方法】将龙葵、益母草、小蓟加适量红糖或白糖，制成汤剂、冲剂、丸剂、胶囊剂。

【主治】用于治疗急性肾炎。

5. 【申请号】201010540086

【药物组成】苦荬莛子15；大蓟15；小蓟15；白茅根50；鱼腥草50；蒲公英50；甘草梢15

【制备方法】由苦荬莛子、大蓟、小蓟、白茅根、鱼腥草、蒲公英、甘草梢制成。

【主治】用于治疗各种原因引起的急性肾炎。

6. 【申请号】201110316267

【药物组成】瞿麦2~8；熟附子3~7；白术2~6；干姜2~5；黄柏2~7；茯苓1~3

【制备方法】由瞿麦、熟附子、白术、干姜、黄柏、茯苓制成。

【主治】用于治疗慢性肾炎。

7. 【申请号】96105833

【药物组成】补骨脂18；白茯苓9；白术5；没药3；蜈蚣1

【制备方法】将补骨脂、白茯苓、白术、没药、蜈蚣分别粉碎、过筛后混匀，用黄酒制成水丸。

【主治】补肾阳、振脾阳、生精血、固敛精气、健脾利水除湿，用于治疗慢性肾炎及蛋白尿、血尿。

8. 【申请号】200610027790

【药物组成】白花蛇舌草30；黄芪20；太子参15；菟丝子15；车前草15；丹参20；怀山药15；生地黄15

【制备方法】由黄芪、丹参、白花蛇舌草、太子参、怀山药、生地黄、菟丝子、车前草组成。

【主治】用于治疗慢性肾炎。

9. 【申请号】200810025119

【药物组成】大黄10~25g；桂枝5~18g；甘草5~18g；芒硝5~15g；桃仁5~18g；山楂5~18g；乌药5~15g

【制备方法】由大黄、桂枝、甘草、芒硝、桃仁、山楂、乌药经过煎煮，服用即可。

【主治】清热解毒，利尿化淤，用于治疗慢性肾盂肾炎。

10.【申请号】200810158276

【药物组成】牛黄 3% ~ 10%；大黄 20% ~ 35%；滑石 20% ~ 35%；大戟 20% ~ 35%

【制备方法】将牛黄、大黄、滑石、大戟混合共研细末，搅拌均匀，以温开水内服。

【主治】用于治疗肾小球疾病。

11.【申请号】201110008591

【药物组成】黄芪 1 ~ 5；当归 0.5 ~ 2；积雪草 0.5 ~ 2；雷公藤 0.1 ~ 1；桃仁 0.05 ~ 0.5；制大黄 0.05 ~ 0.5

【制备方法】由黄芪、当归、积雪草、雷公藤、桃仁、制大黄组成。

【主治】用于治疗慢性原发性肾小球疾病。

12.【申请号】200810079513

【药物组成】丹参 28 ~ 32；玉米皮 28 ~ 32；茯苓皮 13 ~ 17；大腹皮 10 ~ 15；陈皮 4 ~ 8；生姜皮 7 ~ 10；桑白皮 7 ~ 10；车前子 10 ~ 14；甘草 1 ~ 5

【制备方法】由丹参、玉米皮、茯苓皮、大腹皮、陈皮、生姜皮、桑白皮加水煎汤服用。

【主治】用于治疗老年肾炎。

13.【申请号】200610032423

【药物组成】威灵仙 150g；猪肾 150g

【制备方法】将威灵仙、猪肾用水煎提，滤液浓缩，制成冲剂或片剂。

【主治】用于治疗肾炎。

14.【申请号】92109914

【药物组成】陈皮 10 ~ 30g；五加皮 10 ~ 25g；桑白皮 10 ~ 30g；茯苓皮 10 ~ 25g；姜皮 10 ~ 30g

【制备方法】将陈皮、五加皮、桑白皮、茯苓皮、姜皮碾成细末，均匀混合而成。

【主治】用于治疗急性肾炎、慢性肾炎。

15.【申请号】94112651

【药物组成】川大黄 10 ~ 18g；鸡子黄一个

【制备方法】将粉碎的川大黄放入仅含蛋黄的鸡蛋壳内，搅匀后经文火烤制成粉状制成散剂。

【主治】用于治疗肾炎。

16.【申请号】201010242805

【药物组成】车前草 30g；栀子 40g；白茅根 15g；当归 20g；桂枝 35g；乌药 20g；金钱草 12g

【制备方法】由车前草、栀子、白茅根、当归、桂枝、乌药、金钱草经过水浸泡、煎煮、过滤，取汁服用即可。

【主治】用于治疗肾盂肾炎。

十九、痛经

1.【申请号】201110247436

【药物组成】当归 8～12；赤芍 8～12；五灵脂 8～12；三棱 8～12；莪术 8～12；益母草 15～25；肉桂 2～4

【制备方法】将当归、赤芍、五灵脂、三棱、莪术、益母草、肉桂洗净，加水浸泡煎煮，药汁分袋包装，即得，还可制成颗粒剂、片剂。

【主治】养血调经、温补肾阳，用于治疗痛经。

2.【申请号】201110327180

【药物组成】当归 10～15g；黄芪 20～30g；益母草 15～20g；桂枝 10～15g；生地黄 12～15g；熟地黄 12～15g；女贞子 15～20g；白芍 15～20g；延胡索 15～20g；红糖 15～20g

【制备方法】由当归、黄芪、益母草、桂枝、生地黄、熟地黄、女贞子、白芍、延胡索、红糖制成。

【主治】补气养血、益肾养肝，用于治疗气血虚弱，肝肾不足所致的痛经。

3.【申请号】201110247442

【药物组成】川楝子 8～12；小茴香 7～11；桃仁 8～12；红花 4～8；香附 7～11；延胡索 7～11；五灵脂 7～11；蒲黄 7～11；肉桂 7～11

【制备方法】将川楝子、小茴香、桃仁、红花、香附、延胡索、五灵脂、蒲黄、肉桂洗净，去杂质，加水浸泡，煎熬，药汁滤出，分袋包装，即得，还可制成颗粒剂、丸剂。

【主治】养血调经、温补肾阳，用于治疗痛经。

4.【申请号】200610128704

【药物组成】马鞭草 25～30g；黄酒 25～30g；茶油 25～30g；猪蹄

250~300g

【制备方法】将猪蹄洗净，切块，放入陶罐内；另将炒锅加热，下茶油烧热，将马鞭草放入热油锅中焗炒片刻，加入黄酒，一同起锅倒入上述陶罐内，加入清水炖至猪蹄熟即成。

【主治】补血填精、清热利水、活血止痛，用于治疗痛经。

5. 【申请号】200610128719

【药物组成】艾叶8~10g；生姜13~15g；鸡蛋2~3个

【制备方法】将艾叶、生姜加水煎煮，然后加入鸡蛋煮熟即可。

【主治】滋阴补血、散寒除湿、行气止痛，用于治疗寒凝气滞型痛经。

6. 【申请号】200810171821

【药物组成】鸡冠花10~40；益母草10~40；一点红5~25；艾叶5~25；延胡索5~25；香附5~25

【制备方法】由鸡冠花、益母草、一点红、艾叶、延胡索、香附制成。

【主治】用于治疗痛经。

7. 【申请号】200810158022

【药物组成】透骨草3~5；艾叶3~5；柴胡4~6；当归3~5；川芎1~3；香附子1~3；生姜粉5~8

【制备方法】由透骨草、艾叶、柴胡、当归、川芎、香附子、生姜粉加水煎煮后服用即可。

【主治】用于治疗痛经。

8. 【申请号】98124014

【药物组成】延胡索8~18份；三七7~16份；五灵脂12~18份；蒲黄7~12份；川芎6~12份；小茴香7~12份；香附7~12份；当归15~20份

【制备方法】将五灵脂用食用醋拌匀、浸润，加热干燥后粉碎；将延胡索、三七、蒲黄、川芎、小茴、香附、当归风干后粉碎；将上述药粉按配比混匀、灭菌后制成散剂。

【主治】用于治疗痛经。

9. 【申请号】200910077207

【药物组成】当归9~30；白芍15~45；香附6~20；小茴香6~15；甘草5~30

【制备方法】由当归、白芍、香附、小茴香、甘草经过粉碎，提取，制成滴丸剂、颗粒剂、胶囊剂等剂型。

【主治】养血温经、化淤止痛，用于治疗痛经。

10. 【申请号】200810107889

【药物组成】当归 10g；川芎 10g；生蒲黄 10g；郁金 10g；佛手 10g；生五灵脂 10g；枳壳 10g；制香附 10g；益母草 10g

【制备方法】由当归、川芎、生蒲黄、郁金、佛手、生五灵脂、枳壳、制香附、益母草经过煎煮取汁服用。

【主治】用于治疗痛经。

11. 【申请号】200910079396

【药物组成】当归 10~20；川芎 5~15；香附 5~15；乌药 5~10；莪术 5~15；延胡索 5~10；川牛膝 5~15

【制备方法】由当归、川芎、香附、乌药、莪术、延胡索、川牛膝经过提取，制成颗粒剂、胶囊剂、丸剂等剂型。

【主治】行气和血、祛淤止痛，用于治疗原发性痛经。

12. 【申请号】200510025931

【药物组成】当归 16%~70%；延胡索 20%~66%；肉桂 10%~18%

【制备方法】将当归制成当归油；将肉桂制成肉桂油；将延胡索制成延胡索总碱；将上述提取物混合，制成滴丸。

【主治】活血化淤、温经通脉、理气止痛，用于治疗寒凝血淤所引起的痛经。

13. 【申请号】201010590673

【药物组成】当归 6g；红花 6g；香附 6g；牛膝 6g；赤芍 3g；三棱 3g；莪术 3g

【制备方法】由当归、红花、香附、牛膝、赤芍、三棱、莪术制成胶囊食用。

【主治】行气活血、化淤止痛，用于治疗原发性痛经。

14. 【申请号】200610130820

【药物组成】鲜蔷薇根 55~60g；七叶莲 8~10g

【制备方法】将鲜蔷薇根、七叶莲加水提取即可。

【主治】清热除湿、活血止痛，用于治疗湿热下注型痛经。

15. 【申请号】200610128728

【药物组成】桂枝 4~6g；山楂肉 13~15g；红糖 25~30g

【制备方法】将桂枝、山楂肉加水煎煮，药汁加入红糖口服即可。

【主治】温经散寒、活血止痛，用于治疗寒凝血淤型痛经。

16. 【申请号】200610013053

【药物组成】当归 10~80；延胡索 10~80；干姜 10~50

【制备方法】将当归、延胡索、干姜提取后，制成滴丸剂。

【主治】用于治疗寒凝血淤型原发型痛经。

二十、性功能障碍

1.【申请号】200610045610

【药物组成】蜈蚣粉 50 ~ 150；淫羊藿提取物粉 50 ~ 1510；甘草提取物粉 30 ~ 100；蜂王浆 10 ~ 30

【制备方法】将蜈蚣粉、淫羊藿提取物粉、甘草提取物粉、蜂王浆混合，制成胶囊。

【主治】用于治疗肾虚阳衰引起的阳痿、早泄等性功能低下。

2.【申请号】201110443492

【药物组成】当归 40g；淫羊藿 40g；蜈蚣 12g；甘草 40g

【制备方法】将当归、淫羊藿、甘草晒干、研细、过筛，将蜈蚣研细粉和以上药粉混合拌匀，灭菌备用，温开水冲服。

【主治】养血柔肝、补肾阳、强筋骨、通络散结，用于治疗阳痿。

3.【申请号】200510056762

【药物组成】淫羊藿 10 ~ 30；人参 2 ~ 7；鹿茸 5 ~ 20；雄蚕蛾 10 ~ 30；枸杞子 10 ~ 30；菟丝子 5 ~ 20；蛇床子 1 ~ 4；黄精 8 ~ 20；紫花地丁 10 ~ 30；车前子 20 ~ 80

【制备方法】由淫羊藿、人参、鹿茸、雄蚕蛾、枸杞子、菟丝子、蛇床子、黄精、紫花地丁、车前子制成。

【主治】用于治疗性功能障碍、阳痿。

4.【申请号】97108554

【药物组成】人参 8% ~ 20%；仙灵脾 8% ~ 25%；紫梢花 8% ~ 25%；雄蚕蛾 8% ~ 26%；鸡内金 1% ~ 2%；蜈蚣 1% ~ 2%

【制备方法】由雄蚕蛾、仙灵脾、紫梢花、人参、鸡内金、蜈蚣，还可以含有韭子、海龙、黄连、芡实、菟丝子、补骨脂制成。

【主治】用于治疗男性功能障碍。

5.【申请号】200810054329

【药物组成】淫羊藿 10 ~ 20g；肉苁蓉 10 ~ 20g；丹参 10 ~ 20g；阳起石 20 ~ 40g；黄芪 20 ~ 40g

【制备方法】将净阳起石煅后拌黄酒和肉苁蓉拌黄酒水蒸后，晒干，加入淫羊藿、丹参、黄芪水煎，即可。

【主治】温肾壮阳，用于治疗阳痿。

6. 【申请号】201010214233

【药物组成】鹿茸 45～55g；蛤蚧 45～55g；白僵蚕 45～55g；当归 18～22g；枸杞子 18～22g；淫羊藿 27～33g；柏子仁 27～33g

【制备方法】将鹿茸、蛤蚧、白僵蚕、当归、枸杞子、淫羊藿、柏子仁烘干，混合，研为粉末，即得。

【主治】补肾壮阳，用于治疗阳痿。

二十一、阴道炎

1. 【申请号】201010301414

【药物组成】黄柏 100～300g；苦参 50～250g；蛇床子 50～250g；土茯苓 10～200g；苍术 10～200g；冰片 1～20g

【制备方法】由黄柏、苦参、蛇床子、土茯苓、苍术、冰片经过乙醇提取、水提取，制成外用洗剂。

【主治】清热解毒、杀虫止痒，用于治疗滴虫性阴道炎、霉菌性阴道炎、非特异性阴道炎。

2. 【申请号】200710017459

【药物组成】苦参 20.00%；百部 20.00%；花椒 20.00%；白鲜皮 20.00%；硼砂 13.36%；雄黄 6.64%

【制备方法】由苦参、百部、花椒、白鲜皮、硼砂、雄黄制成。

【主治】用于治疗霉菌性阴道炎、滴虫性阴道炎、非特异性阴道炎。

3. 【申请号】200610019513

【药物组成】苦木 50～120；蛇床子 40～200；乌梅 30～80

【制备方法】将苦木、蛇床子、乌梅加水浸泡，加热煎煮，过滤，去滤渣，加尼泊金乙酯，搅拌均匀，得药液。

【主治】用于治疗妇科疾病，如阴道炎。

4. 【申请号】200410024555

【药物组成】黄柏 25～35g；决明子 25～35g；苦参 25～35g；土槿皮 15～25g；茶叶 5～15g

【制备方法】将黄柏、决明子、苦参、土槿皮、茶叶混合制成。

【主治】用于治疗霉菌性阴道炎。

5. 【申请号】201110249410

【药物组成】苦参50g；大黄50g；金银花30g；白鲜皮30g；龙胆30g；黄柏30g；苍术20g；白矾20g

【制备方法】将苦参、大黄、金银花、白鲜皮、龙胆、黄柏、苍术加水煮制后，加入白矾再煮，捞渣过滤，制成外洗药剂。

【主治】清热除湿，用于治疗细菌性阴道炎、滴虫性阴道炎、霉菌性阴道炎。

6. 【申请号】201010571984

【药物组成】黄连10～30；苦参10～20；蛇床子10～20；龙胆5～15；花椒5～10；白矾5～10；冰片0.2～0.8

【制备方法】由黄连、苦参、蛇床子、花椒、白矾、龙胆、冰片经过粉碎、提取等工艺，制成外用洗液、栓剂、胶囊剂等剂型。

【主治】清热解毒、燥湿杀虫，用于治疗滴虫性阴道炎。

7. 【申请号】03135866

【药物组成】萹蓄20g；苦参10g；黄柏10g；甘草10g

【制备方法】将萹蓄、苦参、黄柏、甘草粉碎，制成胶囊。

【主治】用于治疗阴道炎。

8. 【申请号】200910021672

【药物组成】栀子15～20；土茯苓15～20；金银花7～12；龙胆5～8

【制备方法】由栀子、土茯苓、金银花、龙胆经过提取，制成颗粒剂、胶囊剂、口服液等剂型。

【主治】清热燥湿、杀虫止痒，用于治疗霉菌性阴道炎。

9. 【申请号】200810157385

【药物组成】苦参50～100g；苍术50～100g；冰片5～8g；黄柏10～15g；甘草20～40g；硫黄5～8g；五倍子20～40g；樟脑2～8g；龙胆20～40g

【制备方法】将苦参、苍术、冰片、黄柏、甘草、硫黄、五倍子、樟脑、龙胆干燥后混合调匀，制成外用喷剂或栓剂。

【主治】用于治疗阴道炎。

二十二、月经不调

1. 【申请号】200810140610

【药物组成】熟地黄0.3；当归0.35；白芍0.3；川芎0.2；酸枣仁10；木

瓜 20；麦冬 0.5；炙甘草 0.2

【制备方法】由熟地黄、当归、白芍、川芎、酸枣仁、木瓜、麦冬、炙甘草经过提取，与辅料混合，用乙醇作为湿润剂制成湿颗粒。

【主治】补血调经、养血柔肝，用于治疗月经不调。

2.【申请号】200510124097

【药物组成】黄芪 320g；阿胶 320g；党参 300g；白芍 100g；当归 80g；仙鹤草 320g；茜草 160g；佛手 80g；续断 80g

【制备方法】将黄芪、阿胶、党参、白芍、当归、仙鹤草、茜草、佛手、续断粉碎，提取后制成颗粒剂。

【主治】益气补血、止血止痛、调经，用于治疗月经失调。

3.【申请号】200810132677

【药物组成】当归 10%；川芎 10%；白芍 10%；甘草 7%；熟地黄 8%；香附 10%；延胡索 10%；黄芩 8%；牡丹皮 10%；茯苓 7%

【制备方法】将当归、川芎、白芍、甘草、熟地黄、香附、延胡索、黄芩、牡丹皮、茯苓加水煎煮，合并药汁，即可。

【主治】补血活血、行就止痛、和解阴阳，用于治疗月经不调。

4.【申请号】201110331233

【药物组成】半夏 30；木香 30；枳壳 15；桔梗 15；赤芍 15；茯苓 15；当归 15

【制备方法】由半夏、木香、枳壳、桔梗、赤芍、茯苓、当归制成。

【主治】行气止痛、消痞散结、补血活血、调经，用于治疗各种病因引起的月经不调。

5.【申请号】02120831

【药物组成】益母草 1000；当归 800；白芍 400；广木香 100；柴胡 200；川芎 50；冬虫夏草 5；紫河车 25

【制备方法】将益母草、当归、白芍、广木香、柴胡、川芎、冬虫夏草、紫河车烘干、粉碎后制成蜜丸。

【主治】用于治疗体虚瘦弱、月经不调。

二十三、子宫肌瘤

1.【申请号】200710122334

【药物组成】路路通 1.0~4；海浮石 1.0~4；泽兰 0.1~2；半枝莲 1.0~

4；制鳖甲1.0~4；橘核0.1~2；生山楂1.0~4；制香附0.1~2；乳香0.1~2；三棱1.0~4；土鳖虫0.1~2；没药0.1~2

【制备方法】由路路通、海浮石、泽兰、半枝莲、制鳖甲、橘核、生山楂、制香附、乳香、三棱、土鳖虫、没药加水煎汤服用。

【主治】活血化淤、解毒散结，用于治疗子宫肌瘤。

2.【申请号】97118316

【药物组成】仙鹤草50克；茜草60克；益母草150克；三七参50克；山药180克；黄芪50克；升麻150克；地丁150克；侧柏叶50克；龙骨50克

【制备方法】将仙鹤草、茜草、益母草、三七参、山药、黄芪、升麻、地丁、侧柏叶、龙骨混合粉碎，共研细末，过筛，然后炼蜜为丸。

【主治】用于治疗出血性子宫肌瘤。

3.【申请号】98122087

【药物组成】麝香0.03~0.3g；西红花6~7g；葶苈子3~9g；全蝎3~6g；土鳖虫3~9g；猪牙皂3~6g；水蛭1.5~3g

【制备方法】由麝香、西红花、葶苈子、全蝎、土鳖虫、猪牙皂、水蛭制成散剂或丸剂。

【主治】用于治疗子宫肌瘤。

4.【申请号】200510018989

【药物组成】筋骨草800~1200；白英800~1200；瓜子金400~600；薏苡仁500~700；化橘红300~360；橘核400~600；琥珀80~120

【制备方法】将琥珀粉碎；将化橘红用水蒸气蒸馏提取挥发油；将薏苡仁用乙醇提取，提取物备用，药渣与筋骨草、白英、瓜子金、橘核混合，用水和乙醇提取，提取物浓缩，加琥珀粉末、化橘红挥发油和薏苡仁提取物，干燥，制粒即可，或制成胶囊，或制成片剂。

【主治】疏肝理气，清热活血，化症消淤，用于治疗气滞血淤，淤热交结所致的子宫肌瘤。

5.【申请号】201110037989

【药物组成】白芍20~30；赤芍20~30；红花15~20；当归20~25；何首乌15~20；三棱20~30；莪术20~30；鲜芦荟20~30；熟地黄25~30；枸杞子20~25；泽兰叶20~25

【制备方法】由白芍、赤芍、红花、当归、何首乌、三棱、莪术、鲜芦荟、熟地黄、枸杞子、泽兰叶经过提取、浓缩、干燥，制成胶囊剂。

【主治】用于治疗子宫肌瘤。

二十四、子宫内膜异位症

1.【申请号】201110389329

【药物组成】红花 12g；银杏叶 16g；当归尾 12g；紫丹参 18g；桃仁 15g；三七 10g；连翘 12g；昆布 20g；三棱 12g；王不留行 12g

【制备方法】由红花、银杏叶、当归尾、紫丹参、桃仁、三七、连翘、昆布、三棱、王不留行制成。

【主治】活血化淤、破血散结，用于治疗子宫内膜异位症。

2.【申请号】200910185969

【药物组成】水蛭 0.5～3；牡丹皮 5～12；三棱 3～9；莪术 3～9；白芍 3～15；急性子 1～4.5；皂角刺 3～9

【制备方法】由水蛭、牡丹皮、三棱、莪术、白芍、急性子、皂角刺经过粉碎、蒸馏、提取等工艺，制成颗粒剂、胶囊剂等剂型。

【主治】用于治疗子宫内膜异位症。

3.【申请号】200610144968

【药物组成】大黄 2.80～3.20；鳖甲 2.80～3.20；琥珀 1.30～1.70

【制备方法】将大黄加乙醇浸泡，回流提取三次，滤过，合并滤液，回收乙醇后减压浓缩；鳖甲加水提取四次，滤过，合并滤液，减压浓缩；将上述两种浓缩液合并，加入琥珀，混匀，真空干燥后粉碎成细粉，将上述细粉加入适量辅料，混匀，制成颗粒，压片，包薄膜衣，即得。

【主治】化淤通腑，用于治疗子宫内膜异位症。

4.【申请号】92106441

【药物组成】醋香附 6～15g；醋延胡索 8～22g；桂枝 3～10g；丹参 8～25g；三棱 3～10g；炒莪术 3～10g

【制备方法】由香附、延胡索、桂枝、丹参、三棱、莪术加水煎煮，浓缩成稠膏加辅料过筛制成颗粒。

【主治】用于治疗子宫内膜异位症。

5.【申请号】200510054682

【药物组成】制香附 20%；肉桂粉 10%；莪术 20%；赤芍 20%；川芎 15%；陈皮 15%

【制备方法】将制香附、肉桂粉、莪术、赤芍、川芎、陈皮煎煮取汁，喷雾干燥，填入硬胶囊。

【主治】用于治疗子宫内膜异位症。

6. 【申请号】200710045069

【药物组成】红藤 15 ~ 60g；蒲黄 10 ~ 30g；香附 10 ~ 30g；延胡索 10 ~ 40g；牡丹皮 5 ~ 20g；牡蛎 15 ~ 60g；桃仁 5 ~ 20g

【制备方法】由红藤、蒲黄、香附、延胡索、牡丹皮、牡蛎、桃仁组成；并经乙醇提取、水提取，加药用辅料，制成冲剂、颗粒剂、片剂等剂型。

【主治】用于治疗子宫内膜异位症。

第七章 五官科疾病方剂

一、白内障

1.【申请号】200710114106

【药物组成】白芍 15g；当归 10g；青葙子 6g；茺蔚子 10g；石决明 15g；生地黄 15g；枸杞子 10g；车前子 10g；甘草 3g

【制备方法】将白芍、当归、青葙子、茺蔚子、石决明、生地黄、枸杞子、车前子、甘草等加水煎煮即可。

【主治】用于治疗白内障。

2.【申请号】200710116199

【药物组成】白芍 10g；决明子 15g；青葙子 6g；五味子 8g；当归 10g；茺蔚子 10g；枸杞子 10g；车前子 10g；生地黄 15g；甘草 3g

【制备方法】将白芍、决明子、青葙子、五味子、当归、茺蔚子、枸杞子、车前子、生地黄、甘草用水煎汤服用即可。

【主治】活血通络、清肝补肝，用于治疗白内障。

3.【申请号】200710132725

【药物组成】葛根 25g；麦冬 12g；枳壳 6g；甘草 3g；茵陈 12g；枇杷叶 9g；石斛 10g；黄芩 6g；薏苡仁 12g；生何首乌 10g

【制备方法】由葛根、麦冬、枳壳、甘草、茵陈、枇杷叶、石斛、黄芩、薏苡仁、生何首乌煎汤后服用。

【主治】用于治疗白内障。

4.【申请号】02137058

【药物组成】白仙草 40%～60%；绿星藤 8%～28%；红月花 10%～30%；山野豆 6%～25%；细叶沙参 4%～8%；紫灯花 5%～10%；珍珠粉 2%～6%；甘草 5%

【制备方法】由白仙草、绿星藤、红月花、山野豆、细叶沙参、紫灯花、珍珠粉、甘草制成胶囊剂或片剂等。

【主治】用于治疗白内障。

5. 【申请号】**99113152**

【药物组成】冰片 30 ~ 60g；硼砂 30 ~ 60g；朱砂 30 ~ 60g

【制备方法】将冰片、硼砂、朱砂混合，加热烘烤，温度为650℃ ~ 700℃，时间为 15 ~ 60 分钟，得霜状晶体即可。

【用法用量】使用时将其涂抹于眼睛上。

【主治】用于治疗白内障。

6. 【申请号】**01114358**

【药物组成】山药 15 ~ 25 份；山茱萸 6 ~ 10 份；泽泻 7 ~ 15 份；茯苓 8 ~ 10 份；牡丹皮 4 ~ 8 份；附子 2 ~ 4 份；石决明 10 ~ 16 份；人参 2 ~ 6 份；羚羊角 1 ~ 5 份

【制备方法】将粉碎的山药、山茱萸、泽泻、茯苓、牡丹皮、附子、石决明、人参、羚羊角同蜂蜜或菊糖蜜混匀制成丸剂。

【主治】补肝肾、平肝明目，用于治疗老年性白内障。

7. 【申请号】**94111435**

【药物组成】珍珠水解液 88% ~ 97%；水蛭水解液 0.5% ~ 3.3%；冰片 0.2% ~ 1.8%；薄荷 0.5% ~ 3.3%；硼酸 0.5% ~ 1.5%

【制备方法】将珍珠水解液、水蛭水解液、冰片、薄荷提取液、硼酸混合，调节 pH 值和渗透压、过滤既得。

【主治】用于防治老年性白内障

8. 【申请号】**200710190338**

【药物组成】菊花 5 ~ 10；谷精草 2 ~ 8；牛胆 5 ~ 10；白毛根 5 ~ 10；苦竹叶 3 ~ 8；绿豆 5 ~ 10；桑叶 5 ~ 10

【制备方法】由菊花、谷精草、牛胆、白毛根、苦竹叶、绿豆、桑叶按常规方法制剂而成。

【主治】疏风清热、明目解毒，用于治疗白内障。

二、鼻出血

1. 【申请号】**200710160449**

【药物组成】谷精草 25g；穿心莲 20g；吴茱萸 18g

【制备方法】由谷精草、穿心莲、吴茱萸组成，将原料药烘干，研成细药粉，过 120 目筛，混合均匀，用食醋调成糊状即可。

【主治】祛风散热、理气燥湿，用于治疗鼻出血。

2.【申请号】201010146378

【药物组成】生地黄 10～14；柴胡 10～14；白茅根 12～18；藕节 10～14；栀子 10～18；当归 10～14；黄芪 10～14；菊花 10～14；汉三七 8～12

【制备方法】将生地黄、柴胡、白茅根、藕节、栀子、当归、黄芪、菊花、汉三七制成汤剂或水丸。

【主治】用于治疗鼻出血。

3.【申请号】201010508616

【药物组成】血余炭 10g；血竭 10g；百草霜 10g；生地黄 10g；核桃仁 10g；侧柏叶 10g

【制备方法】将血余炭、血竭、百草霜、生地黄、核桃仁、侧柏叶研磨成粉，制成丸剂。

【主治】用于治疗鼻出血。

4.【申请号】201110279171

【药物组成】熟地黄 30～40；麦冬 25～35；生石膏 30～40；知母 25～35；牛膝 25～35；白茅根 30～50；侧柏叶 25～35；当归炭 30～40

【制备方法】将熟地黄、麦冬、生石膏、知母、牛膝、白茅根、侧柏叶、当归炭加水煎煮，过滤，取上清液混合均匀，即得。

【主治】清热养阴、补气益肝，用于治疗鼻出血。

5.【申请号】200610121727

【药物组成】白茅根 25～30g；生地黄 18～20g；玄参 18～20g

【制备方法】由白茅根、生地黄、玄参制成。

【主治】滋阴降火、凉血止血，用于治疗阴虚火旺型鼻出血。

6.【申请号】02128353

【药物组成】石决明 50～300；朱砂 34～77；银朱 14～49；雄黄 42～77；寒水石 15～500；冰片 29～61

【制备方法】将石决明、朱砂、银朱、雄黄、寒水石和冰片混合，研磨为细末。

【用法用量】当鼻腔出血时将头仰高，将研磨好的上述中药吸入鼻腔内。

【主治】用于治疗鼻出血。

7.【申请号】200610125998

【药物组成】车前草 25～30g；旱莲草 25～30g

【制备方法】将车前草、旱莲草加水煎熬，除去药渣，取汤剂即可。

【主治】祛湿热、凉血止血，用于治疗湿热型鼻出血。

8. 【申请号】200810132676

　　【药物组成】麦冬48%；生地黄24%；玄参28%

　　【制备方法】将麦冬、生地黄、玄参加水煎煮，即可。

　　【主治】滋阴清火、凉血止血，用于治疗鼻出血。

9. 【申请号】92110032

　　【药物组成】槐米20；白茅根35；白芍10；生地黄12；牡丹皮10；石斛10；紫草6；瓜蒌9

　　【制备方法】将槐米、白茅根、白芍、生地黄、牡丹皮、石斛、紫草和瓜蒌冲洗、切片、浸泡、煎煮、过滤和装瓶而成。

　　【主治】用于治疗鼻出血。

三、鼻息肉

1. 【申请号】201010520532

　　【药物组成】乌梅肉炭5%～30%；猪蹄甲炭5%～30%；枯矾10%～50%；僵蚕5%～30%；连须藕节炭1%～50%；冰片1%～15%

　　【制备方法】将乌梅肉、猪蹄甲、连须藕节干燥，焙成黑炭样，与僵蚕、枯矾、冰片共同研成极细末后，贮瓶内密封备用。

　　【用法用量】用时将药末吹撒在鼻息肉上。

　　【主治】用于治疗鼻息肉。

2. 【申请号】201110436516

　　【药物组成】人工牛黄0.05～0.15g；人工麝香0.05～0.15g；全蝎0.1～0.5g；鹅不食草0.25～0.75g；干蒲公英0.1～0.5g

　　【制备方法】将人工牛黄、人工麝香、全蝎、鹅不食草、干蒲公英碾碎过筛，加入清凉油和凡士林，调匀，制成药膏。

　　【主治】用于治疗鼻息肉。

3. 【申请号】200420004621

　　【药物组成】枯矾5；乌梅肉5；硼砂5；鹅不食草5；苦丁香10；细辛10；苍耳子10；辛夷10；僵蚕10；硇砂3；冰片17

　　【制备方法】由外包皮、药物芯体等构成。药物芯是由枯矾、乌梅肉、硼砂、鹅不食草、苦丁香、细辛、苍耳子、辛夷、僵蚕、硇砂和冰片粉碎制成。

　　【用法用量】使用时将研细的药粉用两层纱布包成圆柱状药栓，将药栓塞入鼻腔内与鼻息肉接触，利用药物将鼻息肉内的液状物排出。

【主治】用于治疗鼻息肉。

四、鼻炎

1.【申请号】94102438

【药物组成】白僵蚕 10%～15%；钩藤 10%～15%；芦根 10%～15%；石韦 5%～15%；蒲公英 10%～15%；薏苡仁 25%～40%；乌梅 15%～20%

【制备方法】由白僵蚕、钩藤、芦根、石韦、蒲公英、薏苡仁、乌梅制成汤剂、散剂、丸剂。

【主治】用于治疗鼻炎。

2.【申请号】200610017754

【药物组成】枯矾 10～50；辛夷 3～30；苍耳子 3～30；鹅不食草 2～20

【制备方法】将枯矾、辛夷、苍耳子、鹅不食草粉碎，制成鼻用栓。

【主治】用于治疗鼻窦炎。

3.【申请号】200610104884

【药物组成】苍耳子 4～4.5；辛夷 0.8～1.2；白芷 1.8～2.2

【制备方法】将苍耳子、辛夷、白芷粉碎，浸泡在芝麻油中并加热，过滤，去药渣即可。

【主治】祛风散寒、宣肺通窍，用于治疗慢性鼻窦炎。

4.【申请号】200410069312

【药物组成】苍耳子 64～82；金银花 3～6；野菊花 3～6；辛夷 9～18；茜草 3～6

【制备方法】由苍耳子、金银花、野菊花、辛夷、茜草制成。

【主治】清热祛淤、通窍活血，用于治疗鼻炎、鼻窦炎。

5.【申请号】200810016063

【药物组成】苍耳子 45%～55%；木鳖子 1.5%～2.0%；菊花 3.0%～4.0%；茜草 3.0%～4.0%；金银花 3.0%～4.0%；白芷 3.0%～4.0%；薄荷 0.8%～1.0%；蜂蜜 27%～40%

【制备方法】苍耳蜂蜜复方汤。将苍耳子、木鳖子、菊花、茜草、金银花、白芷、薄荷等加水煎煮，加入蜂蜜熬和即得。

【主治】用于治疗鼻窦炎。

6.【申请号】200710015853

【药物组成】鹅不食草药 40～60g；五指枫叶 120～160g；苍耳子鲜果

120 ~160g；山药 20 ~30g；生姜 8 ~12g

【制备方法】将新鲜鹅不食草药、新鲜五指枫叶、苍耳子、山药、生姜榨取液汁，瓶装密封，置阴凉干燥处备用。

【主治】用于治疗鼻炎。

7. 【申请号】201010221881

【药物组成】白芷 50g；太子参 80g；板蓝根 200g；野菊花 100g；黄连 200g；羌活 60g

【制备方法】由白芷、太子参、板蓝根、野菊花、黄连和羌活加水煎煮，取汁服用。

【主治】用于治疗鼻炎。

8. 【申请号】201010162685

【药物组成】白芷 8 ~15g；薄荷 8 ~15g；辛荑花 8 ~20g；千里光 8 ~20g；苍耳子 10 ~15g；红花 6 ~10g；草果 30g

【制备方法】将白芷、薄荷、辛荑花、千里光、苍耳子、红花、草果加水煎煮，静置，取上层清液。

【主治】用于治疗鼻炎。

9. 【申请号】201110065166

【药物组成】辛夷 18 ~22；苍耳子 18 ~22；鹅不食草 17 ~20；白芍 24 ~27；板蓝根 13 ~17；柴胡 18 ~22；白芷 18 ~22

【制备方法】将辛夷、苍耳子、鹅不食草、白芍、板蓝根、柴胡、白芷提取，制成胶囊。

【主治】用于治疗鼻炎。

10. 【申请号】200610017509

【药物组成】辛夷挥发油 1 ~8；鹅不食草挥发油 1 ~5；野菊花挥发油 1 ~6

【制备方法】将辛夷挥发油、鹅不食草挥发油、野菊花挥发油加入吐温 -80、水，搅拌均匀，分装，即得。

【主治】用于治疗鼻炎。

11. 【申请号】201110228512

【药物组成】鹅不食草 20g；冰片 1g；细辛 5g；皂角 3g；白蒺藜 3g

【制备方法】将鹅不食草、冰片、细辛、皂角、白蒺藜分别磨成粉，混合均匀，过筛，收集药粉，即得粉剂。

【用法用量】使用时用药棉蘸药粉塞入鼻腔内。

【主治】开窍通闭，用于治疗鼻炎。

12. 【申请号】200410002378

【药物组成】麻黄 1 ~3g；肉桂 1 ~3g；细辛 1g；白芷 3 ~6g；乳香 3 ~6g；没药 3 ~6g

【制备方法】由麻黄、肉桂、细辛、白芷、乳香和没药组成，将各药研末、过细筛后，浸泡在食用白酒内制成蘸擦液。

【主治】用于治疗过敏性鼻炎。

13. 【申请号】200710110967

【药物组成】荜茇 30；鹅不食草 30；辛夷花 200；丁香 15；川芎 15

【制备方法】由荜茇、鹅不食草、辛夷花、丁香、川芎经过研磨粉碎，搅拌均匀后制成。

【用法用量】使用时用脱脂棉将药粉包裹成球状，塞入鼻孔内。

【主治】疏风散寒、宣通鼻窍、活血化淤，用于治疗过敏性鼻炎。

14. 【申请号】200610125999

【药物组成】黄芩 15 ~18g；防风 15 ~18g；苍耳子 9 ~12g；辛夷花 9 ~12g；甘草 5 ~7g

【制备方法】将黄芩、防风、苍耳子、辛夷花、甘草加水煎熬，除去药渣，取汤即可。

【主治】祛风除湿、解表通窍，用于治疗急性鼻窦炎。

15. 【申请号】200810130247

【药物组成】丝瓜花 20 ~25g；木姜花 20 ~25g；玉米须 15 ~18g；水百合 9 ~12g；山辛夷 9 ~12g

【制备方法】由丝瓜花、木姜花、玉米须、水百合、山辛夷经水煎煮，制成汤剂。

【主治】清热解毒，用于治疗急性鼻窦炎。

16. 【申请号】201010236932

【药物组成】荆芥 5 ~10；防风 5 ~10；板蓝根 10 ~15；地骨皮 10 ~15；人参 5 ~10；山药 15 ~20

【制备方法】由荆芥、防风、板蓝根、地骨皮、人参和山药加水煎煮，取上清液，浓缩后制成合剂。

【主治】用于治疗慢性鼻窦炎。

17. 【申请号】200810130267

【药物组成】鱼脑石 20 ~24g；苍耳子 9 ~12g；贝子 9 ~12g；白刺花 13 ~15g；水百合 13 ~15g；丝瓜藤 25 ~30g

【制备方法】将鱼脑石、苍耳子、贝子、白刺花、水百合、丝瓜藤加水煎煮而成。

【主治】散风凉血、通淋消炎，用于治疗慢性鼻窦炎。

18.【**申请号**】**201010249314**

【药物组成】防风 10～20；辛夷 10～20；黄芩 5～10；鹅不食草 10～20；生姜 5～10；甘草 5～10

【制备方法】由防风、辛夷、黄芩、鹅不食草、生姜、甘草制成。

【主治】用于治疗慢性鼻炎。

19.【**申请号**】**200710138949**

【药物组成】黄芪 13～15g；荆芥 8～10g；黄芩 8～10g；白术 8～10g；防风 8～10g

【制备方法】将黄芪、荆芥、黄芩、白术、防风煎汤服用即可。

【主治】清热泻火、补气固表、除湿利水，用于治疗慢性鼻炎。

20.【**申请号**】**200610121758**

【药物组成】樟脑 2～3g；鹅不食草 40～60g

【制备方法】将樟脑、鹅不食草粉碎后塞鼻即可。

【主治】祛风除湿、散寒通窍，用于治疗慢性鼻炎。

五、结膜炎

1.【**申请号**】**200610022189**

【药物组成】千里光 30%～50%；金银花 50%～70%；冰片 0.05%～0.15%

【制备方法】将千里光、金银花加水煎煮，药液浓缩，加入乙醇冷藏，滤过，回收乙醇，浓缩，加注射用水溶解，滤过，加入乙醇溶解的冰片，滤过，加注射用水，用微孔滤膜滤过，分装即得。

【主治】用于治疗细菌性结膜炎和病毒性结膜炎。

2.【**申请号**】**200610130850**

【药物组成】蒲公英 25～30g；木贼 13～15g；菊花 13～15g；决明子 13～15g

【制备方法】将蒲公英、木贼、菊花、决明子加水煎煮，去药渣，取汤剂，即成。

【主治】清热解毒、平肝明目，用于治疗急性结膜炎。

3.【**申请号**】**200610130876**

【药物组成】茶叶 20～25g；川黄连 5～7g

【制备方法】将茶叶、川黄连，用水煮至沸腾，除去药渣，取药汤即成。

【主治】清热泻火、解毒明目，用于治疗急性结膜炎。

4. 【申请号】200710160487

【药物组成】苦参25g；龙胆25g；紫花地丁25g；青葙子25g；菊花25g；冰石50g；金精石50g

【制备方法】将苦参、龙胆、紫花地丁、青葙子、菊花、冰石、金精石混合，加清水煎熬，用纱布滤去药渣，取药汁，即成。

【主治】清热解毒、散风除湿、退赤明目，用于治疗慢性结膜炎。

六、口腔溃疡

1. 【申请号】200910230855

【药物组成】牛黄5～10；黄芩2～5；地榆2～5；冰片2～5；白及2～5；大青叶5～10

【制备方法】将牛黄、黄芩、地榆、冰片、白及、大青叶晾干，磨成粉末混合后涂于患处。

【主治】用于治疗复发性口腔溃疡。

2. 【申请号】201010108776

【药物组成】丁香15mg；薄荷15mg；骨碎补15mg；冰片13mg

【制备方法】将丁香、薄荷、骨碎补、冰片黏合搅拌，煮料，研细，罐装，即得。

【主治】用于治疗口腔溃疡。

3. 【申请号】200610125971

【药物组成】黄连45～50g；薄荷55～60g；金银花70～80g；霜桑叶90～100g

【制备方法】由黄连、薄荷、金银花、霜桑叶制成。

【主治】清热泻火、祛风凉血，用于治疗口腔溃疡。

4. 【申请号】201010249306

【药物组成】黄芩10～20；大黄5～10；生地黄10～15；熟地黄10～15；黄芪15～30；延胡索5～10；熟大黄5～10

【制备方法】由黄芩、大黄、生地黄、熟地黄、黄芪、延胡索、熟大黄制成。

【主治】用于治疗口腔溃疡。

5. 【申请号】200510119058

【药物组成】儿茶 20～25；血竭 20～25；青黛 12～15；黄连 8～10；红花 8～10；白芷 8～10；甘草 3～5

【制备方法】将儿茶、血竭、青黛、黄连、红花、白芷、甘草研磨成细粉，混合即得。

【主治】用于治疗口腔溃疡。

6. 【申请号】201110435676

【药物组成】冰片 6～12；吴茱萸 9～15；细辛 2～4；黄芪 3～9；甘草 3～9

【制备方法】由冰片、吴茱萸、细辛、黄芪、甘草制成。

【主治】用于治疗口腔溃疡。

7. 【申请号】201110428490

【药物组成】煅石膏 200～450；白芷 150～400；白及 50～300；生甘草 50～200；冰片 20～200

【制备方法】将煅石膏、白芷、白及、生甘草、冰片混合，加工成粉末，即可。

【主治】用于治疗口腔溃疡。

8. 【申请号】200710113652

【药物组成】白及 7.5；珍珠 4.5；冰片 2.5；僵蚕 4.5；麝香 0.5

【制备方法】由白及、珍珠、冰片、僵蚕、麝香超微粉碎后制成粉剂，喷于患处即可。

【主治】用于治疗口腔溃疡。

9. 【申请号】96115722

【药物组成】附子 1～5；干姜 3～5；甘草 3～5；甘菊花 5～15

【制备方法】用附子、干姜、甘草、甘菊花为原料，加水煎煮制成煎剂或合剂；也可将煎煮液浓缩，干燥，制成颗粒剂或片剂。

【主治】温肾健脾、平肝潜阳、镇痛，用于治疗口腔溃疡。

七、美尼尔氏综合征

1. 【申请号】200910143484

【药物组成】泽泻 30；白术 15；茯苓 10；酸枣仁 10；五味子 6；女贞子 6；炒山药 6；怀牛膝 9

【制备方法】由泽泻、白术、茯苓、酸枣仁、五味子、女贞子、炒山药和怀牛膝制成散剂、片剂、胶囊剂等常规剂型。

【主治】滋肾补肝、敛肺滋肾、补气健脾、利水渗湿，用于治疗美尼尔氏综合征。

2. 【申请号】200910074935

【药物组成】煅磁石 30～35；蔓荆子 10～12；半夏 9～12；车前子 9～12；僵蚕 9～12；夏枯草 6～7；郁金 9～12；菊花 6～7

【制备方法】由煅磁石、蔓荆子、半夏、车前子、僵蚕、夏枯草、郁金、菊花经过煎煮，制成口服液。

【主治】用于治疗美尼尔氏综合征。

八、青光眼

1. 【申请号】200710116195

【药物组成】车前子 10g；石决明 30g；羚羊角 1g；大黄 3g；生地黄 12g；陈皮 9g；柴胡 6g；炙甘草 5g

【制备方法】由车前子、石决明、羚羊角、大黄、生地黄、陈皮、柴胡、炙甘草用水煎煮后服用。

【主治】利湿化痰、清肝泻火、清肝明目，用于治疗青光眼。

2. 【申请号】200710115103

【药物组成】羚羊角 1g；大黄 3g；犀角 3g；玄参 9g；桔梗 9g；黄芩 10g；决明子 10g；知母 10g；防风 6g；甘草 6g

【制备方法】由羚羊角、大黄、犀角、玄参、桔梗、黄芩、决明子、知母、防风、甘草组成，水煎服。

【主治】用于治疗青光眼。

3. 【申请号】200710114730

【药物组成】白术 9g；白芍 9g；当归 6g；蔓荆子 6g；车前子 10g；茯苓 10g；知母 12g；柴胡 6g；甘草 6g；石决明 30g

【制备方法】由白术、白芍、当归、蔓荆子、车前子、茯苓、知母、柴胡、甘草、石决明除杂后制成。

【主治】用于治疗青光眼。

4. 【申请号】200710132766

【药物组成】羚羊角粉 3g；菊花 20g；草决明 25g；五味子 15g

【制备方法】将羚羊角粉、菊花、草决明、五味子用水煎服。

【主治】用于治疗慢性单纯性青光眼。

九、牙痛

1. 【申请号】93115568

　　【药物组成】生石膏 3 份；生白矾 2 份；食盐 0.2 份

　　【制备方法】将生石膏、生白矾、食盐混合，碾成细末即成。

　　【用法用量】使用时可将该药填抹在牙痛处或用牙刷蘸药粉刷牙。

　　【主治】用于防治各种急、慢性牙痛。

2. 【申请号】98122558

　　【药物组成】知母 12～25g；黄柏 12～25g；食盐 12～25g；升麻 8～20g；山豆根 12～25g

　　【制备方法】将知母切段，黄柏切条或切块，食盐研碎，升麻切片，山豆根切段加水浸泡煎煮，放凉，过滤即可。

　　【主治】用于治疗牙痛。

3. 【申请号】93117469

　　【药物组成】细辛 10g；皂角刺 10g；荜拨 5g；蛇胆粉 0.1g；冰片 10g

　　【制备方法】将细辛、皂角刺、荜拨经过水洗，晒干后粉碎成细末；蛇胆粉在烘箱中烘干后，球磨成细末；冰片直接球磨成细末；按比例混匀，密封包装即得。

　　【用法用量】通过鼻子吸闻给药。

　　【主治】用于治疗牙痛。

4. 【申请号】200910142141

　　【药物组成】火硝 1；雄黄 1；没药 1；冰片 1

　　【制备方法】由火硝、雄黄、没药、冰片经过粉碎成细末，吹入鼻孔内即可。

　　【主治】用于治疗牙痛。

5. 【申请号】200810231101

　　【药物组成】洋金花 1～10；细辛 1～20；草乌 1～20；川乌 1～20；花椒 10～40；高良姜 10～50；荜拨 20～70

　　【制备方法】由洋金花、细辛、草乌、川乌、花椒、高良姜、荜拨经过乙醇浸泡，制成浸泡液。

　　【用法用量】使用时将棉签用浸泡液浸渍，咬于患处。

【主治】用于治疗牙痛。

6. 【申请号】200910016745

【药物组成】白矾 25g；白胡椒 25g

【制备方法】将白矾、白胡椒粉混合后放到容器内，高温加热后搅拌成膏状。

【用法用量】使用时将其取适量放于患牙上，咬牙，闭嘴，禁止吐流涎，半小时后吐出。

【主治】用于治疗牙痛。

7. 【申请号】200810151814

【药物组成】巴豆 5～10；蓖麻 3～10；薄荷脑 3～10

【制备方法】由巴豆、蓖麻、薄荷脑经过粉碎、提取、浓缩，制成贴膏剂。

【主治】用于治疗牙痛。

8. 【申请号】200810138907

【药物组成】薄荷 5～20g；白蒺藜 5～20g；露蜂房 10～20g

【制备方法】将薄荷、白蒺藜、露蜂房加水煎服。

【主治】清热解毒、祛风止痛，用于治疗风热牙痛。

9. 【申请号】200910182136

【药物组成】细辛 15%；防风 15%；丁香 15%；白芷 15%；薄荷 20%；花椒 20%

【制备方法】将细辛、防风、丁香、白芷、薄荷、花椒洗净晾干，用白酒浸泡，即可。

【主治】用于治疗牙痛。

十、牙周炎

1. 【申请号】200910170047

【药物组成】生地黄 1～10；玄参 1～5；黄连 10～30；大黄 1～10；木通 10～30；川芎 1～10；白芷 1～5

【制备方法】由生地黄、玄参、黄连、大黄、木通、川芎和白芷经过加热回流提取，过滤即可。

【主治】用于治疗牙根尖周炎。

2. 【申请号】201010260429

【药物组成】栀子 50g；黄柏 36g；泽泻 47g；连翘 48g；女贞子 20g；升麻

23g

【制备方法】由栀子、黄柏、泽泻、连翘、女贞子、升麻加水煎煮，取汁服用。

【主治】用于治疗牙周炎。

3.【申请号】201010278965

【药物组成】独活5~10；连翘5~15；升麻1~5；白芷3~8；冰片0.1~0.5；金银花3~10；甘草5~10；玄参3~8；川芎5~10；细辛10~20

【制备方法】将独活、连翘、升麻、白芷、冰片、金银花、甘草、玄参、川芎、细辛加水煎煮，得漱口液。

【主治】用于治疗儿童牙周炎。

4.【申请号】201010221364

【药物组成】金银花30；连翘30；生地黄30

【制备方法】将金银花、连翘、生地黄切成细末，倒入纯芝麻油密封浸泡，去除残渣。

【主治】用于治疗牙周炎。

5.【申请号】200710114250

【药物组成】黄芩9g；赤芍9g；生地黄20g；生石膏15g；升麻2g；细辛2g；蒲公英30g；白芷9g

【制备方法】将黄芩、赤芍、生地黄、生石膏、升麻、细辛、蒲公英、白芷用水煎煮服用即可。

【主治】清热解毒、祛风止痛，用于治疗牙周炎。

6.【申请号】200810130258

【药物组成】毛冬青叶18~20g；车桑仔根13~15g；地苍根13~15g；杨梅根13~15g；山竹子9~12g

【制备方法】将毛冬青叶、车桑仔根、地苍根、杨梅根、山竹子加水煎煮，取药汁。

【主治】用于治疗牙周炎。

十一、中耳炎

1.【申请号】200610041264

【药物组成】明雄黄5~7g；硫黄5~7g；枯矾5~7g；冰片5~7g；麝香0.3~0.5g

【制备方法】将明雄黄、硫黄、枯矾、冰片、麝香等混合后进行粉碎、碾成粉末过细筛，制成散剂。

【主治】用于治疗急、慢性中耳炎。

2. 【申请号】200910016991

【药物组成】黄连 1～10g；乌贼骨 1～10g；枯矾 1～10g

【制备方法】将黄连、乌贼骨、枯矾研为细末。

【用法用量】使用时用细管将其吹到患耳内。

【主治】用于治疗化脓性中耳炎。

3. 【申请号】200810130266

【药物组成】滑石 20～24g；鱼脑石 20～24g；蒲黄 13～15g；水百合 13～15g

【制备方法】将滑石、鱼脑石、蒲黄、水百合加水煎煮，取药汁。

【主治】清热渗湿、凉血消炎，用于治疗慢性化脓性中耳炎。

4. 【申请号】200710132989

【药物组成】猪苦胆 1 个；黄连 6g；冰片 0.5g

【制备方法】将黄连、冰片共为细末后浸入猪苦胆汁中，24 小时后取汁滴耳。

【主治】用于治疗急性中耳炎。

5. 【申请号】200710132992

【药物组成】大黄 20g；黄芩 20g；黄柏 20g；黄连 20g；苦参 20g；冰片 6g

【制备方法】将大黄、黄芩、黄柏、黄连、苦参放入香油锅内浸泡 24 小时，加热炸至药枯成黑黄色时，滤净药渣，加石蜡、冰片，搅拌过滤，分装于眼药水瓶内。

【主治】用于治疗急、慢性中耳炎。

6. 【申请号】201010579854

【药物组成】牡蛎 1～40；枯矾 5～40

【制备方法】由牡蛎、枯矾洗净去杂、晾干、研末。

【用法用量】使用时吹入耳内，即可。

【主治】用于治疗中耳炎。

7. 【申请号】201110306269

【药物组成】猪胆汁 10；白矾 10；樟丹 1

【制备方法】将白矾研磨成细粉末，加入猪胆汁混合，阴干后再细压成粉，再加入樟丹混匀，成药粉。

【用法用量】用小纸筒将药末吹入耳内病灶处。

【主治】用于治疗中耳炎。

8. 【申请号】201010206612

【药物组成】冰片 1g；枯矾 15g；苦参 15g；黄柏 15g

【制备方法】由冰片、枯矾、苦参、黄柏经过粉碎，与芝麻油混合、搅拌均匀即可。

【主治】用于治疗中耳炎。

第八章　精神神经系统方剂

一、偏瘫

1. 【申请号】200810085994

　　【药物组成】生川乌 15g；生草乌 15g；川木瓜 15g；蜈蚣 3 条；全蝎 5 个；蜜炙金银花 30g；当归 20g；白术 10g；防风 10g；豨莶草 30g；忍冬藤 30g

　　【制备方法】由生川乌、生草乌、川木瓜、蜈蚣、全蝎、蜜炙金银花、当归、白术、防风、豨莶草、忍冬藤用白酒浸泡煎煮，服用即可。

　　【主治】用于治疗偏瘫。

2. 【申请号】200510107465

　　【药物组成】天麻 15g；石决明 30g；桑寄生 20g；白芍 15g；桑枝 15g；牛膝 12g；地龙 10g；丝瓜络 10g；僵蚕 10g；钩藤 18g

　　【制备方法】将天麻、石决明、桑寄生、白芍、桑枝、牛膝、地龙、丝瓜络、僵蚕、钩藤煎汤服用即可。

　　【主治】平肝通络，用于治疗肝阳上亢型半身不遂。

3. 【申请号】01103876

　　【药物组成】肉桂 1～10；玫瑰 1～10；佛手 1～10；秦艽 1～10；山奈 1～10；当归 1～10；红花 1～10；羌活 1～10

　　【制备方法】将肉桂、玫瑰、佛手、秦艽、山奈、当归、红花、羌活在白酒中密闭浸渍后，过滤得酒剂，或将上述药材切碎水煎，过滤浓缩灌装得口服液，或研细装入胶囊。

　　【主治】活血化淤、舒筋活血、补阴壮阳、清肺养颜，用于治疗偏瘫。

4. 【申请号】02146746

　　【药物组成】炙马钱子 1；樟木 2～6；苏木 2～6；鸡血藤 2～6；艾叶 2～6；穿山甲 1～3

　　【制备方法】将炙马钱子、樟木、苏木、鸡血藤、艾叶、穿山甲和黄酒煎成，配合摩擦按摩运动及磁疗。

【主治】舒筋活血通络，用于治疗偏瘫。

5.【申请号】200510107458

【药物组成】黄芪50g；当归尾12g；赤芍12g；川芎10g；桃仁10g；红花10g；地龙10g；僵蚕10g；石菖蒲6g；远志6g；全蝎5g

【制备方法】将黄芪、当归尾、赤芍、川芎、桃仁、红花、地龙、僵蚕、石菖蒲、远志、全蝎混合，用水煎煮即可。

【主治】益气通络，用于治疗气虚型半身不遂。

6.【申请号】201010612701

【药物组成】黄芪10~16；全蝎1~2；龟甲9~14；胆南星7~12；炮山甲8~16；人参5~8；白术9~14；紫河车7~9；白僵蚕8~12；乌梢蛇5~8

【制备方法】由黄芪、全蝎、龟甲、胆南星、炮山甲、人参、白术、紫河车、白僵蚕、乌梢蛇制成。

【主治】活血化淤、通脉利窍、舒筋活络，用于治疗偏瘫。

7.【申请号】200510017858

【药物组成】何首乌10~20；生地黄15~30；枸杞子6~15；天麻3~10；牛膝6~12；石斛6~12；薏苡仁10~30；菊花10~15；茯神10~15

【制备方法】将何首乌、生地黄、枸杞子、天麻、牛膝、石斛、薏苡仁、菊花、茯神碾碎至180~200目后，加蜜调制成蜜丸即可。

【主治】用于治疗中风后遗症。

8.【申请号】02113828

【药物组成】黄芪5~150；丹参2~20；牛膝2~20；淫羊藿2~20

【制备方法】将黄芪、丹参、牛膝、淫羊藿或还有银杏叶的提取物制成胶囊、片剂、缓释或控释等。

【主治】用于预防和治疗中风后遗症。

二、阿尔茨海默病

1.【申请号】201110391803

【药物组成】党参7.5g；桂枝5g；白芍5g；甘草5g；远志4.5g；石菖蒲5g；龙骨5g

【制备方法】将党参、桂枝、白芍、甘草、远志、石菖蒲、龙骨提取，制成颗粒。

【主治】用于治疗阿尔茨海默病。

2. 【申请号】201110391806

【药物组成】制首乌 7.5g；熟地黄 5g；仙灵脾 7.5g；锁阳 5g；山茱萸 5g

【制备方法】将制首乌、熟地黄、仙灵脾、锁阳、山茱萸加水煎煮，合并煎液，滤过，滤液浓缩，干燥，加入麦芽糊精，混匀制粒，分装即得。

【主治】用于治疗阿尔茨海默病。

3. 【申请号】00134078

【药物组成】人参 20 ~ 50g；灵芝 40 ~ 80g；鹿茸 5 ~ 10g；石菖蒲 60 ~ 100g；大黄 10 ~ 20g

【制备方法】将人参、灵芝和石菖蒲用水提取，石菖蒲提取挥发液，提取液浓缩，加入粉碎的大黄和鹿茸，制成颗粒，

【主治】用于治疗阿尔茨海默病。

4. 【申请号】201110053682

【药物组成】茯苓 200 ~ 600；人参 100 ~ 300；远志 100 ~ 300；石菖蒲 100 ~ 300

【制备方法】将茯苓、人参、远志、石菖蒲用乙醇提取，加弱极性或非极性大孔树吸附树脂纯化，制成提取物。

【主治】用于治疗阿尔茨海默病。

5. 【申请号】200510064849

【药物组成】何首乌 20% ~ 30%；人参 20% ~ 25%；天麻 10% ~ 15%；茯苓 10% ~ 15%；远志 3% ~ 8%；生姜 5% ~ 10%；陈皮 5% ~ 10%；丁香 0.5% ~ 5%

【制备方法】将何首乌、人参、天麻、茯苓、远志、生姜、陈皮、丁香用水和乙醇提取，提取物可以制成丸剂、颗粒剂、煎剂、片剂、胶囊剂等剂型。

【主治】用于防治阿尔茨海默病。

6. 【申请号】200710306046

【药物组成】川芎 4；天麻 1

【制备方法】由川芎、天麻经过提取，制成滴丸、胶囊剂、颗粒剂等各种剂型。

【主治】用于治疗阿尔茨海默病。

7. 【申请号】201110336170

【药物组成】化橘红 1 ~ 10；知母 1 ~ 10；杜仲叶 1 ~ 10；人参 0.4 ~ 8

【制备方法】将化橘红、知母、杜仲叶、人参加乙醇浸泡，回流提取，过滤，滤液合并，浓缩，干燥，加入辅料淀粉，湿法制粒，灌注胶囊，即得胶囊

剂，还可制成颗粒剂、片剂。

【主治】用于预防和治疗阿尔茨海默病。

8. 【申请号】201110077640

【药物组成】黑水缬草提取物 0.25 ~ 2；远志提取物 2 ~ 0.25

【制备方法】由黑水缬草、远志经过水蒸气蒸馏、乙醇提取，制成提取物；可进一步与辅料制成胶囊剂、片剂、颗粒剂等剂型。

【主治】用于治疗阿尔茨海默病。

9. 【申请号】200810149028

【药物组成】黄精 10 ~ 25；龙眼肉 20 ~ 40；核桃仁 10 ~ 30；冬虫夏草 10 ~ 15

【制备方法】将黄精、龙眼肉、核桃仁、冬虫夏草粉碎，装胶囊。

【主治】用于防治阿尔茨海默病。

10. 【申请号】200610040362

【药物组成】石菖蒲 18%；远志 18%；白茯苓 18%；巴戟天 9%；人参 10%；地骨皮 9%

【制备方法】将石菖蒲、远志、白茯苓、巴戟天、人参、地骨皮研碎为粉末，服用即可。

【主治】用于预防阿尔茨海默病。

11. 【申请号】200610065626

【药物组成】肉苁蓉 75 ~ 100；制何首乌 50 ~ 75；枸杞子 40 ~ 60；川芎 25 ~ 50

【制备方法】将肉苁蓉、制何首乌、枸杞子、川芎用乙醇提取，水提取，共同制成。

【主治】生精养血、补髓充脑，用于治疗阿尔茨海默病。

三、癫痫

1. 【申请号】201010251570

【药物组成】海蛇 4 ~ 8g；全蝎 1 ~ 10g；蜈蚣 2 ~ 5g；蝉蜕 3 ~ 5g；僵蚕 3 ~ 5g；石榴 30 ~ 50g；板栗仁 10 ~ 15g；苹果 20 ~ 30g；梨 10 ~ 15g

【制备方法】将海蛇、全蝎、蜈蚣、蝉蜕、僵蚕、石榴、板栗仁、苹果和梨烘干后研磨成粉状物。

【主治】用于预防或治疗癫痫。

2. 【申请号】200510048579

【药物组成】天麻 80 ~ 100g；全蝎 75 ~ 85g；当归 140 ~ 160g；炙甘草 75 ~

85g；胆南星 25～35g；细辛 160～200g；制半夏 80～100g；陈皮 90～110g；代赭石 25～35g

【制备方法】将天麻、全蝎、当归、炙甘草、胆南星、细辛、制半夏、陈皮、代赭石粉碎，装胶囊。

【主治】用于治疗癫痫。

3.【申请号】201010214805

【药物组成】天麻 25～35；酸枣仁 12～18；茯神 8～12；钩藤 8～12；人参 5～8；远志 5～8；白术 5～8；橘红 5～8；生姜 1～3；石菖蒲 5～8

【制备方法】将天麻、酸枣仁、茯神、钩藤、人参、远志、石菖蒲、白术、橘红、生姜共研细末，制成散剂。

【主治】用于治疗癫痫。

4.【申请号】201010233363

【药物组成】天麻 5g；蜈蚣 1 条；钩藤 6g；朱砂 6g；牛黄 0.5g

【制备方法】将天麻隔水蒸熟，烤干；蜈蚣沸水泡，凉干，瓦上焙黄；再与钩藤、朱砂、牛黄一起加水煎煮，滤出药液，去渣，药液兑匀，即可。

【主治】用于治疗小儿癫痫。

5.【申请号】201010586368

【药物组成】蝉蜕 90～120；僵蚕 12～18；沉香 6～10；山药 6～12

【制备方法】将用黄酒泡制的沉香、炒蝉蜕与僵蚕、山药混合均匀，粉碎，装入胶囊，灭菌消毒，制成胶囊剂。

【主治】用于治疗癫痫。

6.【申请号】200910182589

【药物组成】赤芍 10%～20%；水红花子 10%～20%；片姜黄 5%～15%；辰茯苓 10%～20%；白蒺藜 10%～20%；地龙 10%～20%；菊花 5%～15%；天麻 5%～10%

【制备方法】由赤芍、水红花子、片姜黄、辰茯苓、白蒺藜、地龙、菊花、天麻按常规方法制成片剂、颗粒剂。

【主治】用于治疗癫痫。

7.【申请号】201010131341

【药物组成】胆南星 18%～25%；天麻 12%～18%；青礞石 8%～12%；地龙 10%～18%；黄芩 15%～22%；人参 5%～12%；玄参 5%～12%；全蝎 3%～5%

【制备方法】由胆南星、天麻、青礞石、地龙、黄芩、人参、玄参、全蝎经过提取，干燥，制成胶囊剂。

【主治】用于治疗癫痫病。

8. **【申请号】200910230898**

【药物组成】天麻25~35；酸枣仁12~18；茯神8~12；钩藤8~12；人参5~8；半夏5~8；白术5~8；橘红5~8；生姜1~3

【制备方法】由天麻、酸枣仁、茯神、钩藤、人参、半夏、白术、橘红、生姜经过研粉服用即可。

【主治】用于治疗癫痫。

9. **【申请号】03104743**

【药物组成】蜈蚣1.8~2.2份；天竺黄1.8~2.2份；朱砂0.8~1.2份；天麻1.8~2.2份；大枣1.8~2.2份

【制备方法】将蜈蚣、天竺黄、朱砂、天麻、大枣制成丸剂和散剂。

【主治】用于治疗癫痫。

四、多动症

1. **【申请号】03118255**

【药物组成】人参295~325g；黄芪450~550g；石菖蒲100~150g；远志100~150g；茯苓700~800g；甘草32~45g

【制备方法】将人参粉碎，与黄芪、石菖蒲、远志、茯苓、甘草的提取物混合，制成胶囊。

【主治】用于治疗儿童多动症。

2. **【申请号】200810016206**

【药物组成】柴胡10~15g；黄芩8~12g；半夏5~10g；五味子5~10g；龙骨20~40g；牡蛎10~30g；山豆根5~10g；板蓝根15~20g；甘草5~8g

【制备方法】将柴胡、黄芩、半夏、五味子、龙骨、牡蛎、山豆根、板蓝根、甘草加水煎煮，取药汁即可。

【主治】用于治疗多动症。

3. **【申请号】02114179**

【药物组成】人参9~1份；黄芪3~5份；党参0.9~1.1份；甘草0.9~1.1份

【制备方法】将人参、黄芪、党参、甘草清洗、晒干、粉碎过筛，制成胶囊剂。

【主治】用于治疗儿童多动症。

五、焦虑症

1. **【申请号】200410054065**

   【药物组成】知母100g；酸枣仁100g；柴胡1000g

   【制备方法】将柴胡、知母、酸枣仁分别用乙醇提取，各提取物混合，可以制成片剂、胶囊、颗粒剂等。

   【主治】用于治疗由各种原因引起的焦虑症。

2. **【申请号】201010604032**

   【药物组成】红景天5~25；贯叶连翘5~15；天麻5~15；熟地黄5~18

   【制备方法】由红景天、贯叶连翘、天麻、熟地黄组成。

   【主治】用于治疗焦虑症。

3. **【申请号】200410069787**

   【药物组成】柴胡25.80%~38.70%；延胡索18.00%~27.00%；合欢花18.00%~27.00%；首乌藤18.00%~27.00%

   【制备方法】将柴胡、延胡索、合欢花、首乌藤混合，可制成片剂、胶囊、滴丸等。

   【主治】用于治疗焦虑症。

4. **【申请号】200810184964**

   【药物组成】柴胡3~60；白芍4~45；丹参4~45；当归4~45；酸枣仁4~45；佛手2~15；黄连2~15

   【制备方法】由柴胡、白芍、丹参、当归、酸枣仁、佛手、黄连经过提取，制成胶囊剂、片剂、颗粒剂等剂型。

   【主治】疏肝理气、清心安神，用于治疗焦虑症。

5. **【申请号】201110177105**

   【药物组成】柴胡5~25；栀子5~25；刺五加10~80；灯芯草5~40；夏枯草5~40；砂仁10~30；珍珠母10~40

   【制备方法】将灯芯草、珍珠母、砂仁、刺五加加乙醇加热回流提取，滤过，回收乙醇并浓缩；将夏枯草、柴胡、栀子加水煎煮，合并煎液，滤过，滤液浓缩后与上述浓缩液混合，浓缩，加入辅料，制成胶囊剂、丸剂、颗粒剂。

   【主治】用于治疗焦虑症。

6. **【申请号】200710054493**

   【药物组成】熟地黄10~20g；百合10~15g；酸枣仁15~25g；知母

5～10g

【制备方法】将熟地黄、百合、酸枣仁、知母制备出水或醇提物，再加入辅料，用乙醇作溶剂制软材，混拌后，过筛，挤出颗粒，烘干成粒即可。

【主治】用于防治焦虑症。

7.【申请号】201010127218

【药物组成】柴胡10～15；黄芩6～12；桂枝10～15；龙骨25～35；牡蛎25～35；珍珠粉0.8～1.2；茯苓10～20；大黄4～8

【制备方法】由柴胡、黄芩、桂枝、龙骨、牡蛎、珍珠粉、茯苓、大黄组成；并经过提取挥发油、水提取、乙醇提取等工艺，制成颗粒剂。

【主治】安神定志、平肝息风、疏肝利胆，用于治疗焦虑症。

六、药物依赖

1.【申请号】200710108047

【药物组成】黄连100g；地黄100g；麦冬100g；天冬100g；杜仲100g；牛膝100g；乌梅100g；党参100g

【制备方法】将黄连、地黄、麦冬、天冬、杜仲、牛膝、乌梅、党参用水提取，乙醇沉淀，制成片剂、胶囊剂。

【主治】用于戒毒，尤其是抗阿片类药物依赖性。

2.【申请号】200810045302

【药物组成】制附子500～700；人工牛黄10～90；洋金花5～30；钩藤60～140；珍珠10～90；人参20～100；郁金60～140；芦荟60～140；甘草20～100

【制备方法】由制附子、人工牛黄、洋金花、钩藤、珍珠、人参、郁金、芦荟和甘草通过粉碎、提取等工艺，制成颗粒剂、胶囊剂。

【主治】回阳益气、定惊安神，用于戒断阿片成瘾。

3.【申请号】200310111578

【药物组成】石菖蒲4.5～18；冰片0.1～0.7；丹参7～28；何首乌1～4；合欢皮1.5～6；骨碎补1.5～6

【制备方法】由丹参、石菖蒲、骨碎补、合欢皮、何首乌、冰片组成。

【主治】用于戒毒。

4.【申请号】200510085531

【药物组成】地不容0.4～0.5；人参0.08～0.1；黄芪0.25～0.3；当归

0.1~0.15；麦冬0.08~0.1

【制备方法】由地不容、人参、黄芪、当归和麦冬制成。

【主治】用于戒毒。

5. 【申请号】00124992

【药物组成】串铃12~25；人参10~20；白刺花子10~25；熟地黄8~15；莱菔子10~20；天麻4~10；小龙胆10~25

【制备方法】将串铃、人参、白刺花子、熟地黄、莱菔子、天麻、小龙胆除杂、烘干、粉碎、过筛制成胶囊即可。

【主治】用于戒毒。

6. 【申请号】97115697

【药物组成】野萝卜菜10%~17%；斑鸠窝草18%~20%；地钉子38%~30%；马路香25%~20%；藤木香9%~13%

【制备方法】将野萝卜菜、斑鸠窝草、地钉子、马路香和藤木香共同或分别制成粉剂，同紫米粉一起混合均匀，制成粉剂、丸剂、片剂、胶囊剂。

【主治】提神益气，用于戒毒。

七、其他精神病

1. 【申请号】200610019087

【药物组成】法半夏80~120g；陈皮40~60g；茯苓80~120g；琥珀40~60g；苦参400~600g

【制备方法】将法半夏、陈皮、茯苓、琥珀、苦参烤干，研细，加蜂蜜制成丸剂。

【主治】用于治疗精神病。

2. 【申请号】200810102290

【药物组成】郁金53~62g；石菖蒲38~42g；丹参38~42g；香附18~22g；大黄23~26g；半夏15~20g

【制备方法】将郁金、石菖蒲、丹参、香附、大黄、半夏研末搅拌，加入赋形剂，制成片剂。

【主治】用于治疗精神分裂症。

3. 【申请号】201010247067

【药物组成】石菖蒲6g；耶金6g；白芷5.25g；南星3.75g；朱砂3.75g；甘遂6.75g；琥珀3.75g；麝香0.33g；猪心1颗

【制备方法】将石菖蒲、郁金、白芷、南星、琥珀分别制成粉；将新鲜猪心劈开，加入朱砂、甘遂、麝香粉，用纸包好后再用土包紧，然后用杂草熏制，熏干后取出，碾成粉末后与上述药粉混合，即得。

【主治】用于治疗精神病。

4. 【申请号】200710018484

【药物组成】淮小麦 10～20；胆南星 6～14；栀子 11～19；石菖蒲 10～14；大枣 9～15；远志 7～13；茯神 10～20；枳壳 10～14；甘草 1～5

【制备方法】将淮小麦、胆南星、栀子、石菖蒲、大枣、远志、茯神、枳壳、甘草分别炮制，加水煎煮，制成汤剂，或者直接粉碎，制成丸剂、胶囊、散剂。

【主治】用于治疗精神病。

5. 【申请号】200910230043

【药物组成】石菖蒲 40；远志 20；朱砂 30；苦参 30；连翘 20；大黄 20；丹参 30；桃仁 20

【制备方法】将石菖蒲、远志、朱砂、苦参、连翘、大黄、丹参、桃仁共轧为粉，过筛，混合均匀，装入胶囊，即可。

【主治】镇心涤痰、安神定志，用于治疗精神分裂症、癫狂。

6. 【申请号】00135455

【药物组成】酸枣仁 15～30g；柏子仁 10～30g；石菖蒲 10～30g；陈胆星 5～20g；黄连 5～20g；玳瑁 10～40g；朱砂 5～20g；天竺黄 20～40g；淮小麦 30～60g；羚羊角 10～30g

【制备方法】将酸枣仁、柏子仁、石菖蒲、陈胆星、黄连、玳瑁、朱砂、天竺黄、淮小麦、羚羊角清洗、烘干，研成细粉制成蜜丸。

【主治】理气化痰，息风开窍安神，清火调痰镇心，用于治疗癫狂。

八、面神经麻痹

1. 【申请号】96115853

【药物组成】川乌 10%～35%；草乌 10%～35%；皂矾 30%～80%

【制备方法】将川乌、草乌、皂矾分别研成粉状、筛滤，按比例均匀混合而成。

【主治】活血、通七窍、温经通络，用于治疗面神经麻痹。

2. 【申请号】00100630

【药物组成】姜粉 20～120；花椒 2～10；去皮巴豆 2～10；斑蝥 2～10

【制备方法】将去皮巴豆、花椒、斑蝥、粉碎后与姜粉混合均匀、紫外线消毒制成散剂或块剂。

【用法用量】使用时用注射用水稀释并涂于医用纱布上，依次贴敷于患侧太阳穴，四白穴，阳白穴，颊车穴，地仓穴和下关穴。

【主治】用于治疗面神经麻痹。

3. 【申请号】200710013090

【药物组成】全蝎 1.5 ~ 4.5；僵蚕 3 ~ 10；白附子 1.5 ~ 4.5；鳝鱼 60 ~ 90；地龙 6 ~ 12

【制备方法】由全蝎、僵蚕、白附子、鳝鱼、地龙制成。

【主治】用于治疗面神经麻痹。

4. 【申请号】200710035715

【药物组成】鲜白附子 20；鲜川乌 10；鲜草乌 10；南星 10；细辛 10；冰片 10

【制备方法】将鲜白附子、鲜川乌、鲜草乌、南星、细辛、冰片混合研磨成粉末，将白酒加热后，与药粉混合调匀成糊状敷于患部。

【主治】用于治疗面神经麻痹。

5. 【申请号】201110390746

【药物组成】白附子 1；僵蚕 2；川芎 3；防风 2；天麻 3

【制备方法】由白附子、僵蚕、川芎、防风、天麻制成。

【主治】用于治疗面神经麻痹。

6. 【申请号】201110454404

【药物组成】制附子 8 ~ 10；制川乌 8 ~ 10；制乳香 5 ~ 7；生姜 2 ~ 4

【制备方法】将制附子、制川乌、制乳香、生姜洗净，混合均匀，粉碎成粉，灭菌消毒，制成散剂，还可制成膏剂、搽剂。

【主治】祛风通络、温经散寒，用于治疗面神经麻痹。

7. 【申请号】200610018017

【药物组成】全蝎 3 ~ 7；艾叶 7 ~ 12；胡椒 1 ~ 3；僵蚕 8 ~ 14；生姜 13 ~ 18

【制备方法】由全蝎、艾叶、胡椒、僵蚕、生姜加水煎煮而成。

【主治】用于治疗面神经麻痹。

8. 【申请号】200510017107

【药物组成】肉桂 8 ~ 12；白芥子 4 ~ 6；白附子 0.8 ~ 1.2

【制备方法】将肉桂、白芥子、白附子细面混合后用植物油调和成膏状，涂敷于面部患处即可。

【主治】用于治疗面神经麻痹。

九、帕金森综合征

1. 【申请号】200910028871

【药物组成】蝉蜕 5% ~ 15%；僵蚕 5% ~ 20%；片姜黄 5% ~ 15%；柴胡 10% ~ 25%；黄芩 10% ~ 25%；木瓜 5% ~ 15%；白芍 10% ~ 25%；生牡蛎 5% ~ 15%

【制备方法】由蝉蜕、僵蚕、片姜黄、柴胡、黄芩、木瓜、白芍、生牡蛎制成。

【主治】用于治疗帕金森综合征。

2. 【申请号】200910182587

【药物组成】桑枝 10% ~ 20%；丝瓜络 10% ~ 20%；柴胡 10% ~ 15%；黄芩 10% ~ 20%；旱莲草 15% ~ 25%；何首乌 10% ~ 20%；水蛭 5% ~ 10%；黄精 5% ~ 10%

【制备方法】由桑枝、丝瓜络、柴胡、黄芩、旱莲草、何首乌、水蛭、黄精经过常规方法，制成片剂或颗粒剂。

【主治】用于治疗帕金森综合征。

3. 【申请号】201110302854

【药物组成】肉苁蓉 5 ~ 15；淫羊藿 5 ~ 15；制黄精 8 ~ 18；冰片 0.05 ~ 0.5

【制备方法】将肉苁蓉、淫羊藿、制黄精加蒸馏水煎煮，合并煎液，过滤，滤液浓缩，加入乙醇溶液，静置，取上清液，回收乙醇后浓缩，再加入冰片，干燥，然后与辅料混合，制成散剂、颗粒剂、胶囊剂。

【主治】补肾填精、益髓健脑，用于治疗帕金森综合征。

十、神经衰弱

1. 【申请号】201010136585

【药物组成】鲜油螺肉 150 ~ 250g；干油螺肉 25 ~ 75g；红豆150 ~ 250g

【制备方法】由鲜油螺肉、干油螺肉、红豆煲水口服即可。

【主治】用于治疗神经衰弱。

2. 【申请号】200810194730

【药物组成】生地黄 25% ~ 35%；酸枣仁 25% ~ 35%；五味子 10% ~ 25%；知母 10% ~ 25%；茯苓 10% ~ 20%；远志 10% ~ 20%

【制备方法】由生地黄、酸枣仁、五味子、知母、茯苓、远志为原料制成。

【主治】用于治疗神经衰弱。

3. 【申请号】200910230778

【药物组成】西洋参 10 ~ 15g；山茱萸 15 ~ 20g；枸杞子 15 ~ 20g；杜仲 10 ~ 15g；五味子 15 ~ 20g；党参 15 ~ 20g；生地黄 15 ~ 20g；夏枯草 10 ~ 15g

【制备方法】由西洋参、山茱萸、枸杞子、杜仲、五味子、党参、生地黄、夏枯草经过水煎煮服用即可。

【主治】用于治疗神经衰弱。

十一、失眠

1. 【申请号】200810139412

【药物组成】丹参 4 ~ 6 钱；酸枣树根 14 ~ 18 钱

【制备方法】将丹参、酸枣树根加水煎服。

【主治】用于治疗失眠。

2. 【申请号】200810055303

【药物组成】龙眼肉 15 ~ 25；桑葚 20 ~ 30；酸枣仁 20 ~ 30；远志 16 ~ 28；益智仁 20 ~ 30；首乌藤 20 ~ 30

【制备方法】由龙眼肉、桑葚、酸枣仁、远志、益智仁、首乌藤经过提取，制成胶囊剂。

【主治】疏肝解郁、健脾益气、滋阴潜阳、养心安神，用于治疗失眠。

3. 【申请号】200910062226

【药物组成】女贞子 40% ~ 50%；酸枣仁 20% ~ 30%；莲子 20%；五味子 5% ~ 10%；琥珀 3% ~ 5%

【制备方法】将女贞子、酸枣仁、莲子、五味子、琥珀粉碎，制成水丸、蜜丸。

【主治】用于治疗失眠。

4. 【申请号】200710114234

【药物组成】陈皮 5 ~ 30g；半夏 5 ~ 30g；竹茹 5 ~ 30g；枳壳 5 ~ 30g；远

志 5~30g；胆南星 5~30g；石菖蒲 5~30g；甘草 5~30g

【制备方法】由陈皮、半夏、竹茹、枳壳、远志、胆南星、石菖蒲、甘草制成。

【主治】用于治疗因胆热、痰热引起的失眠。

5. 【申请号】200710114240

【药物组成】黄连 5~20g；肉桂 2~10g；黄芩 5~20g；茯苓 5~20g；生地黄 5~30g；泽泻 5~30g；莲子心 3~20g

【制备方法】由黄连、肉桂、黄芩、茯苓、生地黄、泽泻、莲子心制成。

【主治】用于治疗失眠。

6. 【申请号】201110378405

【药物组成】五味子 6~12g；炒酸枣仁 6~12g；合欢花 6~12g；合欢皮 6~12g；夜交藤 6~12g；茯神 6~12g；丹参 6~12g；龙眼肉 6~12g

【制备方法】由五味子、炒酸枣仁、合欢花、合欢皮、夜交藤、茯神、丹参、龙眼肉混合后研磨成细粉或研磨成细粉后混合。

【主治】用于治疗失眠。

7. 【申请号】201010508600

【药物组成】灯芯草 10g；黄芪 10g；柏子仁 10g；白术 10g；麦冬 10g；五味子 10g；龙骨 10g；茯神 10g；甘草 10g

【制备方法】将灯芯草、黄芪、柏子仁、白术、麦冬、五味子、龙骨、茯神、甘草研磨成粉，制成丸剂。

【主治】用于治疗失眠。

8. 【申请号】201010205073

【药物组成】夜交藤 6g；合欢花 6g；远志 6g；珍珠母 5g；女贞子 5g；黄连 2g

【制备方法】将夜交藤、合欢花、远志、珍珠母、女贞子、黄连粉碎即可。

【用法用量】使用时加黄酒调匀成糊状，敷于双侧三阴交、涌泉、照海、内关穴。

【主治】用于治疗失眠。

十二、头痛

1. 【申请号】200910127487

【药物组成】川芎 15g；白芷 15g；防风 12g；蔓荆子 10g；葛根 8g；全蝎

8g；僵蚕 10g；羌活 10g；天麻 8g

【制备方法】由川芎、白芷、防风、羌活、蔓荆子、葛根、全蝎、僵蚕、天麻制成煎剂或冲剂。

【主治】用于治疗偏头痛。

2.【申请号】201010263671

【药物组成】玫瑰花 1~20；代代花 1~20；生乌头 1~20；生南星 1~20；生白附子 1~20

【制备方法】将玫瑰花、代代花、生乌头、生南星、生白附子分别提取，加入含醇水溶液搅拌，沉淀，过滤，灭菌消毒，即可。

【主治】用于治疗偏头痛。

3.【申请号】200710159962

【药物组成】延胡索 15g；防风 15g；白芷 15g；降香 15g；川芎 15g；石决明 10g；石仙桃 10g

【制备方法】将延胡索、防风、白芷、降香、川芎、石决明、石仙桃，用 75%酒精浸泡，制成酊剂，外用涂抹头痛处即可。

【主治】活血散淤、祛风止痛，用于治疗偏头痛。

4.【申请号】200710159984

【药物组成】独活 20g；川芎 20；茜草 20g；附子 20g；络石藤 30g；生姜 40g；葱白 40g

【制备方法】将独活、川芎、茜草、附子、络石藤粉碎，加入鲜生姜、葱白捣烂，装入袋中。

【用法用量】使用时将其隔水蒸热后敷于患处。

【主治】祛风散寒、活血止痛，用于治疗偏头痛。

5.【申请号】200710159960

【药物组成】莪术 13~15g；姜黄 13~15g；木香 13~15g；延胡索 9~12g；天麻 9~12g；丹参 9~12g；狗脊 9~12g；附子 9~12g；络石藤 18~20g

【制备方法】将莪术、姜黄、木香、延胡索、天麻、丹参、狗脊、附子、络石藤煎汤后服用。

【主治】行气活血、化淤止痛，用于治疗偏头痛。

6.【申请号】00134079

【药物组成】天南星 50~100g；细辛 15~30；菊花 80~100g；冰片 2~5g

【制备方法】将天南星、细辛用水提取，药渣中加菊花再提取，合并提取液，加冰片溶解，加黄糊精成膏，干燥，粉碎，装胶囊。

【主治】祛风化痰、开窍止痛，用于治疗顽固的神经性头痛。

7.【申请号】200710132333

　　【药物组成】水蛭粉 40g；川芎粉 20g

　　【制备方法】由水蛭粉和川芎粉制成。

　　【主治】用于治疗顽固性淤血头痛。

8.【申请号】201110236373

　　【药物组成】川乌 1～5；地龙 1～5；细辛 1～5；天南星 1～5；菊花 5～15；冰片 0.6～1.2；川芎 10～30；黄芪 25～35；酸枣仁 10～20

　　【制备方法】由川乌、地龙、细辛、天南星、菊花、冰片、川芎、黄芪、酸枣仁制成。

　　【主治】用于治疗头痛。

9.【申请号】200810013317

　　【药物组成】徐长卿 8～15；细辛 8～15；川芎 8～15；地龙 8～15；菊花 8～15；桑叶 8～15

　　【制备方法】由徐长卿、细辛、川芎、地龙、菊花、桑叶分别粉碎，制成药丸，放置鼻孔中即可。

　　【主治】清热祛湿、通络行气、开郁活血、化淤止痛，用于治疗头痛。

10.【申请号】201010287708

　　【药物组成】川芎 20g；白芷 20g；蔓荆子 10g；细辛 3g；藁本 10g

　　【制备方法】由川芎、白芷、蔓荆子、细辛和藁本加水煎 2 次，取汁服用。

　　【主治】祛风止痛、通关利窍、活血通经，用于治疗风湿性头痛。

11.【申请号】201010525912

　　【药物组成】天麻 30；白芷 120；细辛 3；荆芥 15

　　【制备方法】由天麻、白芷、细辛、荆芥制成丸剂、片剂、口服液。

　　【主治】祛风解表、息风止痉、通窍止痛，用于治疗头痛。

十三、抑郁症

1.【申请号】200910084305

　　【药物组成】知母 10～14；生地黄 13～17；白芍 8～12；龙骨 23～27；牡蛎 28～32；黄柏 8～12；栀子 10～14；枸杞子 10～14；山茱萸 10～14

　　【制备方法】由知母、生地黄、白芍、龙骨、牡蛎、黄柏、栀子、枸杞子、山茱萸按常规方法制成胶囊剂、片剂、颗粒剂等剂型。

【主治】滋阴降火、潜镇安神，用于治疗抑郁症。

2. 【申请号】200910084301

【药物组成】龙眼肉 10～14；炒酸枣仁 10～14；远志 8～12；柏子仁 8～12；炙甘草 3～7；人参 8～12；黄芪 10～14；茯苓 13～17；白术 10～14；当归 8～122

【制备方法】将龙眼肉、炒酸枣仁、远志、柏子仁、炙甘草、人参、黄芪、茯苓、白术、当归提取，制成胶囊剂、片剂、颗粒剂等。

【主治】养心健脾、益气养血，用于治疗抑郁症。

3. 【申请号】200610002021

【药物组成】柴胡 2～4；白芍 3～5；当归 3～5；合欢皮 3～5；远志 2～4；茯苓 2～4；石菖蒲 2～4

【制备方法】由柴胡、白芍、当归、合欢皮、远志、茯苓、石菖蒲制成丸剂、片剂、颗粒剂、胶囊剂、口服液等。

【主治】用于治疗抑郁症。

4. 【申请号】200810125609

【药物组成】香附 10；枳壳 5；郁金 10；栀子 10；淡豆豉 20；茯苓 30；白术 15；生姜 6；薄荷 8

【制备方法】将香附、枳壳、郁金、栀子、淡豆豉、茯苓、白术、生姜、薄荷按常规方法制成汤剂。

【主治】用于治疗抑郁症。

5. 【申请号】200910059522

【药物组成】郁金 10%～50%；贯叶金丝桃 10%～50%；蒺藜 10%～30%；石菖蒲 10%～30%

【制备方法】将郁金、贯叶金丝桃、蒺藜、石菖蒲用水或不同浓度的乙醇溶液按常规方法提取，混合均匀，制成颗粒剂、胶囊剂、片剂等；还可加入柴胡、积雪草。

【主治】行气化淤、化痰开窍，用于治疗抑郁症。

6. 【申请号】200910236464

【药物组成】巴戟天 40～50；石菖蒲 20～30；远志 10～20；肉桂 10～20

【制备方法】将巴戟天、石菖蒲、远志、肉桂用乙醇提取，合并提取液，减压浓缩，即可。

【主治】用于治疗抑郁症。

7. 【申请号】01107355

　　【药物组成】贯叶连翘 35% ~ 50%；刺五加 50% ~ 65%

　　【制备方法】由贯叶连翘及刺五加制成。

　　【主治】清热泻火，解郁安神，补肾健脾，用于治疗抑郁症。

8. 【申请号】03114143

　　【药物组成】当归 24 ~ 26；赤芍 24 ~ 26；川芎 24 ~ 26；地黄 11.6 ~ 13.6；黄芩 11.6 ~ 13.6；黄连 11.6 ~ 13.6；黄柏 11.6 ~ 13.6；栀子 11.6 ~ 13.6

　　【制备方法】将当归、赤芍、川芎、地黄、黄芩、黄连、黄柏、栀子按比例混合，水和乙醇提取、浓缩后混合制成颗粒剂，也可制成片剂、胶囊、口服液等。

　　【主治】用于治疗抑郁症。

9. 【申请号】200410009817

　　【药物组成】远志 10 ~ 15g；郁金 5 ~ 8g；香附 5 ~ 8g；甘草 1 ~ 3g

　　【制备方法】将郁金、香附用乙醇提取，提取物和远志、甘草的水提取物混合，制成片剂或胶囊剂。

　　【主治】用于治疗抑郁症。

十四、坐骨神经痛

1. 【申请号】200810230361

　　【药物组成】制川乌 10 ~ 18；制草乌 12 ~ 17；细辛 10 ~ 15；防己 20 ~ 35；制乳香 8 ~ 13；川牛膝 15 ~ 25；川芎 8 ~ 10；桂枝 9 ~ 12；甘草 6 ~ 8

　　【制备方法】将制川乌、制草乌、细辛、防己、制乳香、川牛膝、川芎、桂枝、甘草加水煎煮而成。

　　【主治】通痹止痛、散寒除湿，用于治疗坐骨神经痛。

2. 【申请号】200810160493

　　【药物组成】桂枝 500；当归 250；丹参 250；乳香 250；没药 250；全蝎 200；蜈蚣 100

　　【制备方法】由桂枝、当归、丹参、乳香、没药、全蝎、蜈蚣经过粉碎，制成丸剂。

　　【主治】活血化淤、活络止痛，用于治疗坐骨神经痛。

3. 【申请号】200910143485

　　【药物组成】桑寄生 30；独活 12；鸡血藤 20；川牛膝 15；制川乌 6；细辛

3；桂枝9；甘草5

【制备方法】由桑寄生、独活、鸡血藤、川牛膝、制川乌、细辛、桂枝和甘草制成散剂、胶囊剂、丸剂等各种口服制剂。

【主治】活血化淤、温经通络、祛风散寒，用于治疗坐骨神经痛。

4. 【申请号】201110390634

【药物组成】独活3；川乌2；雷公藤2；狗脊3；仙灵脾2；白花蛇1；穿山龙3

【制备方法】由独活、川乌、雷公藤、狗脊、仙灵脾、白花蛇、穿山龙制成酒剂。

【主治】温经散寒、舒筋活络，用于预防和治疗坐骨神经痛。

5. 【申请号】201110273833

【药物组成】土三七15～30；三脚虎15～30；八角枫根20～30；马鞍藤30～60；飞龙掌血6～18；乌多年根30～40

【制备方法】将土三七、三脚虎、八角枫根、马鞍藤、飞龙掌血、乌多年根加水煎煮而成。

【主治】用于治疗坐骨神经痛。

6. 【申请号】200810015715

【药物组成】木香1～2；川芎02～0.5；木鳖子2～10；麝香03～0.8；甘草3～12；白术1～6；怀山药5～15

【制备方法】由木香、川芎、木鳖子、麝香、甘草、白术、怀山药经过粉碎，与蜂蜜调和，服用即可。

【主治】用于治疗坐骨神经痛。

7. 【申请号】201010539886

【药物组成】桑寄生30；独活12；鸡血藤20；川牛膝15；制川乌6；细辛3；桂枝9；甘草5

【制备方法】由桑寄生、独活、鸡血藤、川牛膝、制川乌、细辛、桂枝、甘草经过常规方法，制剂而成。

【主治】活血化淤、温经通络、祛风散寒，用于治疗坐骨神经痛。

8. 【申请号】200610069916

【药物组成】桃仁15g；红花15g；赤芍15g；当归15g；荆芥15g；防风15g；蒲公英10g；鸡血藤15g；木瓜15g；麻黄15g

【制备方法】将桃仁、红花、赤芍、当归、荆芥、防风、蒲公英、鸡血藤、木瓜、麻黄，用50度以上白酒浸泡五天以上制成。

【主治】用于治疗坐骨神经痛。

9. 【申请号】**201010246949**

【药物组成】威灵仙 30~35g；苦参 9~12g；水胡满根 15~18g；三叉虎根 15~18g；大叶钩藤根 15~18g

【制备方法】将威灵仙、苦参、水胡满根、三叉虎根、大叶钩藤根加水浸泡，煎煮，滤去药渣，取药汁，即可。

【主治】祛风燥湿、活血止痛，用于治疗坐骨神经痛。

10. 【申请号】**200810158531**

【药物组成】独活 10~25g；威灵仙 10~20g；千年健 10~20g；杜仲 10~20g；续断 10~20g；鸡血藤 20~30g；红花 10~20g；地龙 10~20g

【制备方法】将独活、威灵仙、千年健、杜仲、续断、鸡血藤、红花、地龙加入白酒中浸泡，过滤，即可。

【主治】舒筋活络、行血止痛，用于治疗坐骨神经痛。

第九章 肿瘤方剂

一、癌症疼痛

1. 【申请号】200710131721

【药物组成】紫灵芝 15g；干蟾皮 24g；白花蛇舌草 30g；白英 30g；山慈菇 15g；猪苓 30g；半枝莲 30g；蜈蚣 3g；七叶一枝花 12g

【制备方法】将紫灵芝、干蟾皮、白花蛇舌草、白英、山慈菇、猪苓、半枝莲、蜈蚣、七叶一枝花煎汤服用即可。食欲不振者加陈皮、鸡金；气虚乏力者加党参、黄芪；阴虚者加西洋参、石斛。

【主治】用于治疗肝癌疼痛。

2. 【申请号】200710015867

【药物组成】冰片 40～50g；枯矾 10～20g；硼砂 8～12g；薄荷 10～15g

【制备方法】将冰片溶于酒精中，加入枯矾、硼砂、薄荷，混合，封瓶保存即得。

【用法用量】使用时，涂敷在病痛部位即可。

【主治】用于缓解癌症疼痛。

3. 【申请号】02112794

【药物组成】鼠妇虫 40%～95%；徐长卿 1%～15%；白芍 1%～15%；姜黄 1%～15%；甘草 1%～15%

【制备方法】将鼠妇虫、徐长卿、白芍、姜黄、甘草混匀，干燥，粉碎，灭菌，瓶装，制成散剂。

【主治】用于治疗癌性疼痛。

4. 【申请号】201110022602

【药物组成】人参 10～20；延胡索 10～50；青风藤 10～40；肉桂 1～3；夏天无 10～50；川芎 5～15；蟑螂 5～15

【制备方法】由人参、延胡索、青风藤、肉桂、夏无天、川芎、蟑螂制成。

【主治】益气活血、通络止痛，用于治疗癌症引起的疼痛。

5. 【**申请号**】**201110207107**

【药物组成】朱砂根4～12；当归6～18；灵芝6～18；三七4～12

【制备方法】由朱砂根、当归、灵芝、三七制成。

【主治】扶正培本，益气养血，活血化淤止痛，用于治疗癌性疼痛。

二、鼻咽癌

1. 【**申请号**】**201010542922**

【药物组成】白英15～20；野菊花15～25；苦参15～20；白头翁10～15；白花蛇舌草15～25

【制备方法】由白英、野菊花、苦参、白头翁、白花蛇舌草制成。

【主治】清热解毒、祛湿利水、化淤，用于治疗鼻咽癌。

2. 【**申请号**】**200710016117**

【药物组成】生石膏40g；制大黄6g；川芎5g；白芷5g；蝉蜕4g；生地黄30g；玄参30g；牡丹皮10g；人中黄10g；银花10g；夏枯草20g；甘草6g

【制备方法】由生石膏、制大黄、川芎、白芷、蝉蜕、生地黄、玄参、牡丹皮、人中黄、银花、夏枯草、甘草加水煎服。

【主治】用于治疗鼻咽癌。

3. 【**申请号**】**201010571086**

【药物组成】玄参2～40；麦冬2～40；女贞子1～20；石斛1～20；花粉2～30

【制备方法】由玄参、麦冬、女贞子、石斛、花粉加冷水文火煎成。

【主治】用于治疗鼻咽癌。

4. 【**申请号**】**201110238239**

【药物组成】山慈菇50～100；鹅不食草30～50；山豆根20～40；鱼腥草20～40

【制备方法】将山慈菇、鹅不食草、山豆根、鱼腥草粉碎，包装即得。

【主治】用于防治鼻咽癌。

三、肠癌

1. 【**申请号**】**99124411**

【药物组成】巴豆霜1～2；轻粉1～2；雄黄4～6；黄连2～4；黄芩3～4；

冰片 2~5；没药 5~8；枯矾 6~10

【制备方法】将巴豆霜、轻粉、雄黄、黄连、黄芩、冰片、没药、枯矾粉碎后加入黄蜡制成栓剂。

【用法用量】使用时塞入直肠内。

【主治】用于治疗直肠癌。

2.【申请号】201110238357

【药物组成】山慈菇 50~80；黄药子 30~40；马齿苋 20~40；乌梅 20~30

【制备方法】将山慈菇洗净，晾干，粉碎过筛；将黄药子、马齿苋、乌梅粉碎后，与上述药粉混合，分袋包装，即可。

【主治】用于防治大肠癌。

3.【申请号】201010552256

【药物组成】川芎 15~75；五灵脂 4~8；穿山甲 20~50；藤梨根 1~10

【制备方法】将川芎、五灵脂、穿山甲、藤梨根提取，制成胶囊剂、滴丸、片剂等。

【主治】用于治疗结肠癌。

4.【申请号】201110406315

【药物组成】白花蛇舌草 15~20；三七 8~12；川芎 8~12；当归 15~20；牛蒡子 10~15；连翘 15~20；红参 4~6；大黄 8~12

【制备方法】由白花蛇舌草、三七、川芎、当归、牛蒡子、连翘、红参、大黄制成。

【主治】用于治疗结肠癌。

四、肺癌

1.【申请号】97105196

【药物组成】白鲜皮 800~1100g；半枝莲 800~1300g；茯苓 800~1000g；猪苓 800g；山豆根 800g

【制备方法】由白鲜皮、半枝莲、茯苓、猪苓和山豆根制成片剂。

【主治】清热解毒，扶正祛邪，化淤散结，用于治疗肺癌。

2.【申请号】94102473

【药物组成】白花蛇舌草 16%；半枝莲 16%；白英 16%；鱼腥草 16%；臭牡丹 9%；大蓟 9%；天花粉 9%；土茯苓 9%

【制备方法】将白花蛇舌草、半权莲、白英、鱼腥草、臭牡丹、大蓟、天花粉、土茯苓切碎、加水煎汁服用。

【主治】用于治疗肺癌。

3. 【申请号】97107941

【药物组成】蛞蝓20～50份；浙贝母2～10份；胡桃1～5份

【制备方法】由蛞蝓、浙贝母、胡桃研成粉后装入胶囊；也可煎熬滤汁，配以蜂蜜制成口服液。

【主治】清热解毒、祛痰定喘、软坚散结，用于治疗肺癌。

4. 【申请号】200910263047

【药物组成】牡荆子20%～40%；黄芪20%～40%；鸦胆子10%～20%；瓦楞子10%～20%；葶苈子10%～20%；甘草8%～20%

【制备方法】将牡荆子、黄芪、鸦胆子、瓦楞子、葶苈子、甘草提取，制成颗粒、片剂、胶囊等。

【主治】用于治疗肺癌。

5. 【申请号】201010532956

【药物组成】黄芪10～20；斑蝥5～8；壁虎10～30；山豆根10～30；水蛭10～30；莪术10～30；土鳖虫10～30

【制备方法】由黄芪、斑蝥、壁虎、山豆根、水蛭、莪术、土鳖虫经过提取、浓缩，制成片剂、胶囊剂、丸剂等剂型。

【主治】软坚散结、活血祛淤、益气扶正，用于治疗肺癌。

五、肝癌

1. 【申请号】03116510

【药物组成】三棱150～400份；莪术150～400份；射干800～1200份；苎麻根300～700份；乳香150～400份；没药150～400份；猪板油150～400份

【制备方法】将三棱、莪术、射干、苎麻根、乳香、没药、猪板油碾碎成粉末，放入水中煎熬成膏状，即可。

【主治】用于治疗肝癌。

2. 【申请号】200910065930

【药物组成】雷丸30～50；柏子仁10～18；槟榔30～50；大黄20～40；白丑20～40；黑丑20～40；五灵脂5～15

【制备方法】由雷丸、柏子仁、槟榔、大黄、白丑、黑丑和五灵脂加水煎煮，取汁服用，或制成片剂、丸剂、口服液等。

【主治】用于治疗肝癌。

3.【申请号】201110238237

【药物组成】山慈菇 50～100；铁马鞭 30～50；马蹄草 20～40；马齿苋 20～40

【制备方法】将山慈菇洗净、晾干，用粉碎机粉碎过筛，与粉碎的铁马鞭、马蹄草、马齿苋混合，分袋包装即可。

【主治】用于治疗肝癌。

4.【申请号】201110313737

【药物组成】白花蛇舌草 3～20g；僵蚕 3～10g；蜈蚣 1～3g；八月札 3～12g；太子参 3～15g；麦冬 3～12g；山慈菇 3～10g

【制备方法】将白花蛇舌草、僵蚕、蜈蚣、八月札、太子参、麦冬、山慈菇放入砂锅，加水浸泡，煎煮，过滤，药汁混匀，即可。

【主治】用于治疗肝癌。

5.【申请号】200310106147

【药物组成】樟脑 10～15；冰片 8～12；大黄 15～20；生石灰15～20

【制备方法】将樟脑、冰片、大黄、生石灰、酒精中任何至少二味药混合制成的外敷剂型如散剂、糊剂、贴剂；还可以加入马钱子、生草乌、川草乌、透骨草。

【用法用量】使用时将中药敷贴于癌变患部，每次 40～60 分钟，每日敷贴 1～2 次。

【主治】清热解毒、活血化淤，用于治疗肝癌。

六、淋巴瘤

1.【申请号】200910015892

【药物组成】半夏 3～9；陈皮 3～9；猫爪草 9～15；夏枯草 9～15；白芥子 3～9；天龙 1.5～4.5；猪苓 6～18；贝母 3～6；牡蛎 15～30

【制备方法】将半夏、陈皮、猫爪草、夏枯草、白芥子、天龙、猪苓、贝母、牡蛎洗净烘干，超微粉碎，制成散剂并注入胶囊，即可。

【主治】用于治疗恶性淋巴瘤。

2.【申请号】200910064866

【药物组成】莪术 7%～9%；夏枯草 12%～14%；半夏 7%～9%；白芥

子 7% ~ 9%；泽漆 16% ~ 18%；牡蛎粉 16% ~ 18%；黄药子 16% ~ 18%；野葡萄根 7% ~ 9%

【制备方法】由莪术、夏枯草、半夏、白芥子、泽漆、牡蛎粉、黄药子、野葡萄根加水浸泡，煎煮，过滤，再在药渣中加水，煎煮，过滤，合并滤液，浓缩，即可。

【主治】用于治疗恶性淋巴瘤。

七、乳腺癌

1. 【申请号】93106641

【药物组成】穿山甲 15g；木鳖子 150g；生甘草 15g；大枫子 250g

【制备方法】由穿山甲、木鳖子、生甘草、大枫子与白酒放入砂锅中煎煮，制成浓药汁。

【主治】用于治疗乳腺癌。

2. 【申请号】98124767

【药物组成】天冬 300 ~ 450g；土贝母 100 ~ 150g；绿茶 30 ~ 45g；蜂蜜 30 ~ 45g

【制备方法】将部分去皮天冬、土贝母与绿茶共研细粉，余量去皮天冬、土贝母加水煎煮，过滤，加入淀粉、上述细粉、蜂蜜制粒，烘干即得。

【主治】清热解毒、散结消肿，用于乳腺癌。

3. 【申请号】201010128546

【药物组成】狠毒 70 ~ 90；天南星 20 ~ 30；半夏 20 ~ 30；黄连 5 ~ 15；大黄 3 ~ 7；甘草 3 ~ 7

【制备方法】将狠毒、天南星、半夏、黄连、大黄、甘草提取，装胶囊。

【主治】用于治疗乳腺癌。

4. 【申请号】200910019205

【药物组成】蜈蚣 45 ~ 55 条；全蝎 110 ~ 135g；土鳖虫 130 ~ 150g；滑石粉 20 ~ 35g

【制备方法】将蜈蚣、全蝎、土鳖虫混合，炒干研磨成粉，加入滑石粉，混合均匀，装入胶囊，即可。

【主治】用于治疗乳腺癌。

5. 【申请号】200610076453

【药物组成】薏苡仁 9 ~ 50；灵芝 9 ~ 15；王不留行 6 ~ 15；香附 6 ~ 10；

山慈菇 6~15；守宫 4.5

【制备方法】将薏苡仁、灵芝、王不留行、香附、山慈菇和守宫用水浸泡后水煮，倒出药液，浓缩加蜂蜜制成绿豆大小丸干燥。

【主治】疏肝理气、健脾排毒、活血化淤，散结消瘤，用于治疗乳腺癌。

八、食道癌

1. 【申请号】90109821

【药物组成】黄药子 3~6；夏枯草 18~25；拳参 17~21；败酱草 17~23；山豆根 18~24；白鲜皮 8~12

【制备方法】由黄药子、夏枯草、拳参、败酱草、山豆根、白鲜皮等六味中药经水提取有效成分成浸膏，可制成糖衣片、片剂、冲剂、胶囊剂、粉剂等不同剂型。

【主治】用于防治食管癌。

2. 【申请号】201110366621

【药物组成】板蓝根 50~80；猫眼草 50~80；人工牛黄 1~3；硇砂 1~3；威灵草 50~100

【制备方法】由板蓝根、猫眼草、人工牛黄、硇砂、威灵草制成。

【主治】用于治疗食道癌。

3. 【申请号】200910312823

【药物组成】蛤蚧粉 100~300；硼砂 80~100；朱砂 10~30；冰片 15~45；黄连 10~20；麝香 0.2~0.5；牛黄 0.2~0.5

【制备方法】将蛤蚧粉、硼砂、朱砂、冰片、黄连、麝香、牛黄提取，制成胶囊。

【主治】用于治疗食道癌。

4. 【申请号】98117406

【药物组成】花蜘蛛 1；守宫 1

【制备方法】将花蜘蛛、守宫分别烘干粉碎和白酒，按比例混合而成。

【主治】用于治疗晚期食道癌。

5. 【申请号】200910173643

【药物组成】鼠妇虫 60~100；青礞石 60~100；韭菜汁 60~100ml；生半夏 20~40

【制备方法】由鼠妇虫、青礞石、韭菜汁、生半夏经过粉碎、混合，制成丸剂。

【主治】下气消痰，用于治疗早、中期食道癌。

6.【申请号】99100387

【药物组成】硼砂 25 ~ 75g；硇砂 10 ~ 40g；礞石 10 ~ 40g；沉香 10 ~ 30g；冰片 5 ~ 15g

【制备方法】由硼砂、硇砂、礞石、沉香、冰片经过筛选、称重、粉碎、过筛、混合而成。

【主治】用于治疗食道癌。

7.【申请号】200910075037

【药物组成】麝香 3 ~ 5；冰片 6 ~ 9；全蝎 5 ~ 7；乌梅 5 ~ 7；蜈蚣 5 ~ 7；土鳖虫 5 ~ 7；蜂蜜 20 ~ 30

【制备方法】将麝香、冰片、全蝎、乌梅、蜈蚣、土鳖虫研成细末，清除杂质，搅拌均匀，与蜂蜜混合，制成丸剂。

【主治】用于治疗食管癌。

8.【申请号】200710304853

【药物组成】紫硇砂 5 ~ 7；硼砂 8 ~ 12；沉香 12 ~ 18；礞石 18 ~ 22；藿香 25 ~ 32；冰片 8 ~ 12；醋 90 ~ 110

【制备方法】由紫硇砂、硼砂、沉香、礞石、藿香、冰片、醋经过结晶、粉碎、混合等工艺，制成蜜丸剂。

【主治】用于治疗食管癌。

九、胃癌

1.【申请号】98108522

【药物组成】槟榔 10% ~ 13%；大枣 12% ~ 15%；葱白 10% ~ 13%；砒霜 20% ~ 25%；枳壳 7% ~ 8%；大黄 6% ~ 7%；寒水石 15% ~ 17%；核桃 12% ~ 13%

【制备方法】由槟榔、大枣、葱白、砒霜、枳壳、大黄、寒水石、核桃共研细末或细粉，制成丸剂。

【主治】用于治疗胃癌。

2.【申请号】201110138572

【药物组成】萝卜干 2 ~ 5；葱白 1 ~ 2；胡椒 0.1 ~ 1；八角茴香 1 ~ 3；白扁豆 2 ~ 5

【制备方法】将萝卜干、葱白、胡椒、八角茴香、白扁豆混合粉碎成细粉，直接服用。

【主治】清热解毒、健胃，用于治疗胃癌。

3. 【申请号】201110262095

【药物组成】党参 10～20；生白术 15～35；莪术 10～20；法半夏 10～15；藤梨根 10～30；红景天 10～30

【制备方法】将党参、生白术、莪术、法半夏、藤梨根、红景天提取，取汁，浓缩即得。

【主治】益气健脾、活血祛淤、散结解毒，用于治疗胃癌。

4. 【申请号】200910312201

【药物组成】淫羊藿 20%～30%；乌梅 5%～15%；郁金 5%～15%；香附 5%～15%；干漆 10%～20%；米醋 25%～35%

【制备方法】将淫羊藿、乌梅、干漆用水提取，提取物浓缩，与郁金、香附的乙醇提取物混合，加入米醋和水，静置，过滤，即可。

【主治】用于治疗胃癌。

5. 【申请号】200810167288

【药物组成】苍术 20～40；牛膝 20～40；白矾 20～40；五灵脂 5～25；杜仲 20～40；松子仁 20～40；寒食面 5～25

【制备方法】将苍术、牛膝、五灵脂、杜仲、松子仁、寒食面、白矾加水煎熬，得药液，加入白酒，搅拌均匀，制成丸剂、片剂、糖浆剂或胶囊剂。

【主治】用于治疗胃癌。

十、子宫癌

1. 【申请号】200910232965

【药物组成】山慈菇 12～15；雄黄 8～12；蛇床子 2～5；麝香 0.5；枯矾 14～15；冰片 2～3

【制备方法】将山慈菇、雄黄、蛇床子、麝香、枯矾、冰片研磨成细粉，加入糯米糊中拌和均匀，制成栓剂。

【主治】用于治疗宫颈癌。

2. 【申请号】201110238380

【药物组成】山慈菇 50～100；三棱 30～50；赤芍 20～40；夏枯草 20～40

【制备方法】将山慈菇洗净，晾干，粉碎过筛网；将三棱、赤芍、夏枯草粉碎后，与上述药粉混合，分袋包装，即可。

【主治】用于治疗宫颈癌。

3. 【申请号】201010109562

【药物组成】银花 5~25；莪术 10~40；连翘 5~2；蜈蚣 5~25；紫草 5~25；黄柏 5~25

【制备方法】将莪术和连翘提挥发油，将银花、蜈蚣、紫草和黄柏制成药粉，与挥发油混合，进一步加工成栓剂、泡腾剂、喷雾剂。

【主治】用于治疗宫颈癌。

十一、其他癌症

1. 【申请号】201010173972

【药物组成】丹参 10~180g；冬凌草 6~90g；长春花 1~60g；龙葵 1~80g；三尖杉 6~100g；芦笋 10~100g

【制备方法】将丹参、冬凌草、长春花、龙葵、三尖杉、芦笋提取，制成丸剂、颗粒剂、冲剂等。

【主治】用于治疗癌症。

2. 【申请号】200510014771

【药物组成】附子 1.2%~30.5%；商陆 1.0%~30.3%；三七 1.5%~28.9%；土贝母 1.9%~28.3%；守宫 3.6%~33.1%

【制备方法】将守宫先用甲醇提取，去甲醇，药渣与附子、商陆、三七、土贝母用水浸，煎煮，过滤，离心，加守宫提取液干燥，制成胶囊、口服液、片剂等。

【主治】用于治疗癌症。

3. 【申请号】200910074041

【药物组成】雄黄 2~4；威灵仙 2~4；肉桂 1~4；大蒜粉 2~4；麝香 1~4

【制备方法】将雄黄、威灵仙、肉桂、大蒜粉、麝香筛拣，晒洗，炮煅，浸润，粉碎，即得。

【主治】祛湿散寒、疏肝理气、活血化淤，用于治疗癌症。

4. 【申请号】200810052243

【药物组成】斑蝥 0.01~0.3；马钱子 0.1~3

【制备方法】将斑蝥、马钱子用乙醇水溶液提取，得提取物，加入透皮促渗剂制成橡胶膏剂、巴布膏剂和贴剂，或制成膏药、凝胶剂、软膏剂、搽剂、气雾剂和喷雾剂等；该制剂中还可加入川乌、草乌。

【主治】用于治疗癌症。

5. 【申请号】98115380

【药物组成】芦笋15%～35%；白屈菜10%～20%；藤梨根25%～45%；生川乌15%～22%；蜂蜜15%～20%

【制备方法】将芦笋、白屈菜、藤梨根混合，加水浸泡，煎煮2次，合并滤液，过滤后与生川乌的水煎煮液混合并加入蜂蜜，浓缩即可。

【主治】用于治疗各种癌症。

6. 【申请号】200910119180

【药物组成】蝉蜕400～500g；露蜂房10～20g；白僵蚕5～15g；薏苡仁15～35g

【制备方法】将蝉蜕除去杂质后，烘干，粉碎，获得超微粉；将露蜂房、白僵蚕烘干，粉碎；将薏苡仁烘干粉碎；将上述四种粉末混合，装胶囊。

【主治】用于治疗癌症。

7. 【申请号】200810032188

【药物组成】重楼10%；生川乌10%；生草乌10%；麝香10%；威灵仙20%；长春花12%；蜂毒6%；莪术10%；三棱10%；白芥子10%

【制备方法】将重楼、生川乌、生草乌、麝香、威灵仙、长春花、蜂毒、莪术、三棱、白芥子研磨后调制成敷剂。

【主治】活血化淤、清热解毒，用于治疗癌症。

8. 【申请号】200610090928

【药物组成】仙鹤草10～60；人参1～30；绞股蓝10～60；石刁柏10～60；冬凌草10～60；乌梅1～30；香菇1～30；甘草1～20

【制备方法】由仙鹤草、人参、绞股蓝、石刁柏、冬凌草、乌梅、香菇、甘草制成。

【主治】用于治疗癌症。

9. 【申请号】01119869

【药物组成】甘遂6；人参20；黄芪15；白花蛇9；芒硝20；大黄15；大枣15

【制备方法】由甘遂、人参、黄芪、白花蛇、芒硝、大黄和大枣以及制药允许的辅助添加成分制成胶囊。

【主治】用于治疗癌症。

10. 【申请号】200510104352

【药物组成】白花蛇舌草50～800；人参25～1600；黄芪75～1600

【制备方法】将白花蛇舌草或其提取物总黄酮，人参或其提取物人参多糖或皂苷，黄芪或其提取物多糖或皂苷，制成口服制剂和注射剂。

【主治】用于治疗癌症。

11. 【申请号】201010225877

【药物组成】龙葵 10g；天葵 5g；蒺藜 10g；重楼 5g；蟾皮 3g；炮山甲 10g；全蝎 10g；蜈蚣 3 条

【制备方法】将龙葵、天葵、蒺藜、重楼、蟾皮、炮山甲、全蝎、蜈蚣加水煎煮，制成口服液、胶囊等。

【主治】化淤散结、通络消瘤，用于治疗癌症。

12. 【申请号】99101777

【药物组成】灵芝 10g；云芝 5g；人参 3g

【制备方法】由灵芝真菌、云芝真菌和人参组成。将各组分研磨，加水煮沸，回流冷凝，过滤即成。

【主治】用于治疗癌症。

13. 【申请号】200910102894

【药物组成】斑蝥 0.9~2.1；人参 30~70；黄芪 60~140；刺五加 90~210

【制备方法】由斑蝥、人参、黄芪、刺五加经提取后混合，再加工制成各种药物制剂。

【主治】用于治疗癌症。

14. 【申请号】201010590563

【药物组成】半夏 1~4；夏枯草 1~4；山慈菇 0.75~3.5；海藻 0.75~5.5

【制备方法】将半夏、夏枯草、山慈菇、海藻粉碎，用水或含有乙醇的水提取其有效成分，制成口服药剂。

【主治】软坚散结，用于治疗癌症。

第十章　血液、免疫系统疾病方剂

一、高脂血症

1. 【申请号】200910014150

   【药物组成】金银花 5~25；菊花 3~20；红花 1~15；淡竹叶 1~15；枸杞子 1~15；山楂 1~15；绿萼梅 1~15；决明子 1~15

   【制备方法】由金银花、菊花、红花、淡竹叶、枸杞子、山楂、绿萼梅、决明子制成。

   【主治】用于治疗高脂血症。

2. 【申请号】200910185461

   【药物组成】山楂 2000~3000；泽泻 1200~1300；荷叶 900~1100；生何首乌 900~1100

   【制备方法】将山楂、荷叶、泽泻、生何首乌经过水提醇沉，浓缩，制粒，干燥，即得。

   【主治】用于治疗高脂血症。

3. 【申请号】200410081585

   【药物组成】月见草油 200g；大蒜油 200g

   【制备方法】由月见草油和大蒜油与辅助添加成分制成。

   【主治】用于治疗高脂血症。

4. 【申请号】200710064834

   【药物组成】荷叶 2.5~10；茯苓 1.5~6；白术 1.5~6；泽泻 2.5~10；山药 1.5~6；猪苓 1.5~6；薏苡仁 1.5~6；桔梗 0.1~2；砂仁 0.1~2

   【制备方法】由荷叶、茯苓、白术、泽泻、山药、猪苓、薏苡仁、桔梗、砂仁等制成。

   【主治】益气健脾、和胃渗湿，用于治疗高脂血症。

5. 【申请号】200910236322

   【药物组成】银杏叶提取物 4.5~13.5；红曲 5.5~16.5；制何首乌提取物

5～15；泽泻提取物5～15

【制备方法】将红曲、银杏叶提取物、制何首乌提取物、泽泻提取物分别过筛，混合，压片，即可。

【主治】用于治疗高脂血症。

6.【申请号】200810011820

【药物组成】决明子500g；丹参500g；泽泻500g；山楂500g

【制备方法】将决明子、丹参、泽泻、山楂干燥，混合粉碎，筛取细粉，剩下粗粉加水煎煮，合并滤液，加热浓缩，加入上述细粉、白砂糖，搅拌均匀，搓揉，过筛，制粒，烘干，得冲剂。

【主治】用于治疗高脂血症。

7.【申请号】200910079059

【药物组成】决明子200～700；桑葚100～600；大黄80～200；何首乌200～500；山楂300～800

【制备方法】由决明子、桑葚、大黄、何首乌、山楂按一定配比制成。

【主治】升清降浊，活血益肾，用于治疗高脂血症。

8.【申请号】200910072950

【药物组成】红曲0.3～0.8；荷叶提取物粉0.1～0.5；纳豆粉0.3～0.8

【制备方法】将红曲、荷叶提取物粉和纳豆粉混合，制粒，装胶囊即可。

【主治】用于治疗高血脂。

9.【申请号】03143712

【药物组成】生何首乌20%～30%；制何首乌10%～20%；黄精20%～30%；桑寄生10%～20%；丹参7%～13%；生黄芪7%～13%

【制备方法】将生何首乌、黄精切碎放入锅中用文火煮成膏状，再将碾成细末的制何首乌、桑寄生、丹参、生黄芪放入锅中搅拌均匀，做成药丸。

【主治】用于治疗高血脂。

10.【申请号】201110316241

【药物组成】何首乌1～3；山楂1～3；穿心草1～2；丹参2～4

【制备方法】将何首乌、山楂、穿心草、丹参混合，用水煎服。

【主治】用于治疗高血脂。

11.【申请号】200510053302

【药物组成】生山楂12～30g；制何首乌6～12g；决明子6～15g；沙苑子6～12g

【制备方法】将生山楂、制何首乌、决明子、沙苑子制成片剂、丸剂、胶囊等口服制剂。

【主治】用于治疗高血脂。

12.【申请号】201110136668

【药物组成】红曲 10%~50%；泽泻提取物 10%~50%；茶多酚 10%~30%；山楂提取物 10%~50%；银杏叶提取物 5%~20%

【制备方法】将红曲、泽泻提取物、茶多酚、山楂提取物、银杏叶提取物混匀，加入辅料，制成片剂、胶囊、颗粒剂等。

【主治】健脾化湿、降浊活血去淤，用于治疗高脂血症。

13.【申请号】200510017418

【药物组成】南山楂 30g；葛根 15g；决明子 15g；泽泻 15g；银杏叶 10g

【制备方法】将南山楂、葛根、决明子、泽泻、银杏叶共同研碎成末，放入提取罐内加高度白酒过滤，加入冰糖进行溶解，制成口服液。

【主治】用于治疗高脂血症。

二、红斑狼疮

1.【申请号】200810151386

【药物组成】莲草 20~30；紫草 20~30；枸杞子 10~20；川楝子 10~20；党参 10~20；白术 10~20；白花蛇舌草 10~20；半枝莲 10~20；当归 10~20g；女贞子 5~15；蜈蚣 5~15

【制备方法】将莲草、紫草、枸杞子、川楝子、党参、白术、白花蛇舌草、半枝莲、当归、女贞子、蜈蚣加水煎汁。还可加入夏枯草、薤白、金樱子、香薷、威灵仙、鸡血藤、防风、桑葚、何首乌。

【主治】用于治疗系统性红斑狼疮。

2.【申请号】201110239323

【药物组成】百合 10~30；生地黄 10~30；桂枝 10~30；桃仁 10~30；知母 10~30；当归 20~60；玄参 10~40；白芍 10~40；牡丹皮 10~40；白术 10~40；山茱萸 10~40；仙鹤草 10~30

【制备方法】将百合、知母、白芍、牡丹皮、仙鹤草的乙醇提取物，和生地黄、桂枝、桃仁、当归、玄参、白术、山茱萸的水提取物混合，浓缩，加入辅料，制成胶囊剂、丸剂、颗粒剂。

【主治】用于治疗系统性红斑狼疮。

3.【申请号】201110234612

【药物组成】荆芥 4~6；防风 5~7；秦艽 8~12；生地黄 12~18；紫草

12 ~ 18；水牛角 45 ~ 55；牡丹皮 8 ~ 12；赤芍 8 ~ 12；知母 8 ~ 12；卫矛 12 ~ 18；何首乌 9 ~ 15；枸杞子 8 ~ 12

【制备方法】将荆芥、防风、秦艽、生地黄、紫草、水牛角、牡丹皮、赤芍、知母、卫矛、何首乌、枸杞子加水浸泡，煎煮，熬制；将药汁滤出，分袋包装，早晚服用，兼用药液清洗患部。

【主治】祛风燥湿、滋补肝肾，用于治疗系统性红斑狼疮。

4. 【申请号】200910010746

【药物组成】鬼箭羽 22% ~ 24%；菝葜 10% ~ 12%；莪术 10% ~ 12%；白花蛇舌草 10% ~ 12%；紫花地丁 10% ~ 12%；穿心莲 10% ~ 12%；甘草 16% ~ 18%

【制备方法】由鬼箭羽、菝葜、莪术、白花蛇舌草、紫花地丁、穿心莲、甘草经过粉碎，提取，制成包衣片剂。

【主治】用于治疗系统性红斑狼疮。

5. 【申请号】96117099

【药物组成】鹿茸 2% ~ 5%；三七 4% ~ 6%；川芎 5% ~ 8%；红花 14% ~ 18%；冰片 0.5% ~ 2%；蜈蚣 10% ~ 20%；黄芪 8% ~ 20%；当归 10% ~ 15%；丹参 15% ~ 20%；地龙 10% ~ 20%；白花蛇 4% ~ 8%；牛黄 1% ~ 3%；穿山甲 2% ~ 5%

【制备方法】由鹿茸、三七、川芎、红花、冰片、蜈蚣、黄芪、当归、丹参、地龙、白花蛇、牛黄、穿山甲混合后加水煎煮即可服用。

【主治】活血化淤、清热解毒、温肾健脾，用于治疗免疫系统疾病如系统性红斑狼疮。

三、甲状腺功能减退

1. 【申请号】201010206700

【药物组成】党参 15% ~ 25%；黄芪 15% ~ 25%；金银花 25% ~ 40%；麦冬 15% ~ 30%；夏枯草 10% ~ 20%

【制备方法】由党参、黄芪、金银花、麦冬、夏枯草制成。

【主治】用于治疗甲状腺功能减退。

2. 【申请号】200710117843

【药物组成】党参 1.5 ~ 6；茯苓 1.5 ~ 6；白术 1.5 ~ 6；生黄芪 1.0 ~ 4；巴戟天 1.0 ~ 4；补骨脂 1.0 ~ 4；当归 1.0 ~ 4；陈皮 1.0 ~ 4；山药 1.0 ~ 4；远

志 0.1 ~ 2；干姜 0.1 ~ 2；桂枝 0.1 ~ 2

【制备方法】将党参、茯苓、白术、生黄芪、巴戟天、补骨脂、当归、陈皮、山药、远志、干姜、桂枝煎汤服用即可。

【主治】健脾益气、温肾助阳，用于防治甲状腺功能减退。

3. 【申请号】200710117845

【药物组成】生地黄 1.5 ~ 6；生龙骨 1.5 ~ 6；生牡蛎 1.5 ~ 6；炙黄芪 1.0 ~ 4；黄精 1.0 ~ 4；肉苁蓉 1.0 ~ 4；枸杞子 1.0 ~ 4；玄参 1.0 ~ 4；菟丝子 1.0 ~ 4；麦冬 0.1 ~ 2；泽泻 0.1 ~ 2；制鳖甲 0.1 ~ 2

【制备方法】将生地黄、生龙骨、生牡蛎、炙黄芪、黄精、肉苁蓉、枸杞子、玄参、菟丝子、麦冬、泽泻、制鳖甲煎汤服用即可。

【主治】滋阴潜阳、益气散结，用于防治甲状腺功能减退。

4. 【申请号】200910019576

【药物组成】附子 8 ~ 12g；桂枝 8 ~ 12g；干姜 4 ~ 8g；党参 28 ~ 32g；黄芪 28 ~ 32g；白术 13 ~ 17g；茯苓 13 ~ 17g；甘草 4 ~ 8g；熟地黄 13 ~ 17g；砂仁 4 ~ 8g；仙灵脾 8 ~ 12g；菟丝子 13 ~ 17g；泽泻 13 ~ 17g

【制备方法】将附子、桂枝、干姜、党参、黄芪、白术、茯苓、甘草、熟地黄、砂仁、仙灵脾、菟丝子、泽泻加水煎煮，制成汤剂。

【主治】温肾助阳、益气健脾，用于治疗甲状腺功能减退。

四、甲状腺功能亢进

1. 【申请号】200710015602

【药物组成】煅龙骨 15 ~ 30；煅牡蛎 12 ~ 28；怀山药 6 ~ 12；旱莲草 8 ~ 17；夏枯草 7 ~ 15；龙胆 3 ~ 5；知母 5 ~ 10

【制备方法】将煅龙骨、煅牡蛎、怀山药、旱莲草、夏枯草、龙胆、知母加水煎煮、过滤制备成汤剂。

【主治】滋阴潜阳、软坚散结、活血化淤，用于治疗甲状腺功能亢进。

2. 【申请号】201010219145

【药物组成】夏枯草 5% ~ 25%；昆布 5% ~ 25%；连翘 15% ~ 30%；浙贝母 10% ~ 40%；生牡蛎 15% ~ 40%；香附 5% ~ 25%；郁金 5% ~ 25%；陈皮 5% ~ 20%

【制备方法】将夏枯草、昆布、连翘、浙贝母、生牡蛎、香附、郁金、陈皮提取，制成片剂、胶囊、颗粒剂等。

【主治】理气化痰、软坚散结、活血祛淤，用于治疗甲状腺功能亢进。

3. 【申请号】201010256746

【药物组成】柴胡 6 ~ 9g；黄连 10 ~ 15g；生地黄 12 ~ 15g；枳壳 10 ~ 15g；党参 10 ~ 15g；竹茹 10 ~ 15g；白芍 20 ~ 30g；沙参 12 ~ 15g；甘草 3 ~ 6g

【制备方法】将柴胡、黄连、生地黄、枳壳、党参、竹茹、白芍、沙参、甘草混合，除去杂质，晒干，用水煎煮，即可。

【主治】滋阴降火，用于治疗甲状腺功能亢进。

4. 【申请号】200910230787

【药物组成】夏枯草 20g；合欢皮 50g；柴胡 60g；丹参 20g；半夏 30g；浙贝母 60g；白术 50g

【制备方法】将夏枯草、合欢皮、柴胡、丹参、半夏、浙贝母、白术加水煎煮，过滤，合并煎液，即得。

【主治】用于治疗甲状腺功能亢进。

5. 【申请号】96114615

【药物组成】黄芪 50 ~ 80；当归 10 ~ 20；白及 10 ~ 20；牡蛎 10 ~ 15；龙骨 10 ~ 20；海藻 40 ~ 50；丹参 10 ~ 20；麦冬 10 ~ 20

【制备方法】由黄芪、当归、白及、牡蛎、龙骨、海藻、丹参、麦冬制成。

【主治】用于治疗甲状腺功能亢进。

五、免疫力低下

1. 【申请号】201010108473

【药物组成】人参 450 ~ 550；天麻 450 ~ 550；蜂王浆 50 ~ 70

【制备方法】将人参、天麻、蜂王浆提取，制成片剂、颗粒剂、泡腾片剂。

【主治】用于提高免疫力。

2. 【申请号】200610029364

【药物组成】花粉 50 ~ 300；天麻 5 ~ 40

【制备方法】将花粉、天麻粉碎，制成各种剂型。

【主治】用于提高免疫力。

3. 【申请号】201010230987

【药物组成】灰树花 0.5 ~ 2；发酵虫草菌粉 0.05 ~ 1

【制备方法】由灰树花、发酵虫草菌粉组成。还可加入虫草多糖。

【主治】用于提高免疫力。

4. 【申请号】200610029363

【药物组成】灵芝 200~700；花粉 100~500；珍珠层粉 50~300

【制备方法】将灵芝加水煎煮，将滤液浓缩成浸膏；将花粉破壁粉碎，干燥；将珍珠层粉用水飞法研磨，烘干；将三者混匀，制成各种剂型。

【主治】用于提高免疫力。

5. 【申请号】200910081266

【药物组成】灵芝 6~12g；西洋参 3~6g；大枣 6~15g；百合 6~12g

【制备方法】将灵芝、西洋参、大枣、百合用水洗净，混匀，烘干，灭菌后，分装入袋，即可。

【主治】用于提高免疫力。

6. 【申请号】201010167131

【药物组成】破壁灵芝孢子粉 100~200；紫苏子油 300~500

【制备方法】将破壁灵芝孢子粉中加入紫苏子油，研磨均匀，即可。

【主治】用于提高免疫力。

7. 【申请号】200910119871

【药物组成】西兰花浓缩粉 325.5g；人参茎叶提取物 14g

【制备方法】将西兰花、人参茎叶提取，加入微晶纤维素制成胶囊。

【主治】用于提高免疫力。

8. 【申请号】200910079060

【药物组成】黄芪 10~150；西洋参 15~100；大枣 50~300；枸杞子 10~200

【制备方法】由黄芪、西洋参、大枣、枸杞子制成。

【主治】用于提高免疫力。

9. 【申请号】200910252714

【药物组成】香菇 10~20；黄芪 10~15；茯苓 5~8；白术 2~5；甘草 2~5

【制备方法】由香菇、黄芪、茯苓、白术、甘草按常规方法，制成口服制剂。

【主治】用于提高免疫力。

六、贫血

1. 【申请号】201010282473

【药物组成】黑豆 5~30；黑米 1~10；黑芝麻 1~15；黄豆 5~15；核桃

仁 2 ~ 10；杏仁 1 ~ 7；山药 1 ~ 5

【制备方法】将黑豆、黑米、黑芝麻、黄豆、核桃仁、杏仁、山药烘烤后均匀混合，粉碎过筛，与辅料混合均匀，杀菌装袋，即得。

【主治】益肾补血，用于补血。

2. 【申请号】200910230237

【药物组成】熟地黄 20 ~ 40；阿胶 20 ~ 40；黄芪 10 ~ 30；白术 20 ~ 40；陈皮 9 ~ 15

【制备方法】由熟地黄、阿胶、黄芪、白术、陈皮经过水煎煮服用。

【主治】补气养血，用于治疗慢性贫血。

3. 【申请号】200910015803

【药物组成】黑矾 40 ~ 60；核桃仁 45 ~ 65；鸡内金 45 ~ 60；黑豆 40 ~ 60；大枣 46 ~ 64；山羊血 40 ~ 60

【制备方法】由黑矾、核桃仁、鸡内金、黑豆、大枣、蜂蜜、山羊血、黄蜡经过粉碎，制成丸剂。

【主治】用于治疗贫血。

4. 【申请号】200810240557

【药物组成】党参 15 ~ 60；黄芪 20 ~ 70；当归 40 ~ 75；白术 40 ~ 90；苍术 50 ~ 100；莪术 20 ~ 80；桑葚子 30 ~ 90；枸杞子 10 ~ 40；大枣 10 ~ 30

【制备方法】将党参、黄芪、当归、白术、苍术、莪术、桑葚子、枸杞子、大枣提取，制成颗粒剂。

【主治】用于治疗缺铁性贫血。

5. 【申请号】201110262971

【药物组成】川芎 6 ~ 8；厚朴 6 ~ 8；龙眼肉 10 ~ 12；灵芝 8 ~ 10；大枣 10 ~ 12；麦冬 6 ~ 8；阿胶 12 ~ 15；苍术 8 ~ 10；丹参 8 ~ 10；蜂蜜 10 ~ 12

【制备方法】将川芎、厚朴、龙眼肉、灵芝、大枣、麦冬、阿胶、苍术、丹参粉碎，加入蜂蜜，制成丸剂。

【主治】用于治疗缺铁性贫血。

6. 【申请号】201010260357

【药物组成】白芍 35g；桑葚子 22g；党参 17g；炙甘草 38g；苍术 16g；茵陈 40g

【制备方法】由白芍、桑葚子、党参、炙甘草、苍术和茵陈加水煎煮，取汁服用。

【主治】益气生血、健脾补肾，用于治疗缺铁性贫血。

7. 【申请号】01135886

【药物组成】鲜金灯藤 100~120g；肉苁蓉 10~14g；狗脊 20~30g；鹿茸 5~7g

【制备方法】将鲜金灯藤、肉苁蓉、狗脊煎汁，与鹿茸末一起口服。

【主治】用于治疗再生障碍性贫血。

8. 【申请号】200910050850

【药物组成】大枣 100~350；龙眼肉 5~50；枸杞子 10~80；冬虫夏草 2~10；乌梅 3~6；阿胶 2~50；龟甲胶 3~50；鹿角胶 2~50

【制备方法】由大枣、龙眼肉、枸杞子、冬虫夏草、乌梅、阿胶、龟甲胶和鹿角胶制成。

【主治】用于治疗再生障碍性贫血。

9. 【申请号】201010573363

【药物组成】黄芪 100g；当归 75g；酸枣仁 100g；白术 75g；党参 100g；山药 100g；生姜 30g；茯神 200g

【制备方法】将黄芪、党参、当归、白术、茯神、酸枣仁、山药、生姜粉碎，与黏合剂一起拌匀，糅合，再用制片机制成小片，烘干包装，即成。

【主治】益气养血、强肾固精，用于治疗再生障碍性贫血。

10. 【申请号】201110330667

【药物组成】石斛 1~2；龟甲 1~3；三七 1~2

【制备方法】将石斛、龟甲、三七分别超微粉碎后，与微晶纤维素混匀，装入胶囊，制成胶囊剂，还可制成颗粒剂、片剂。

【主治】用于治疗再生障碍性贫血。

七、糖尿病

1. 【申请号】02154425

【药物组成】焦谷芽 8~15g；佛手 7~11g；人参 4~7g；黄芪 5~8g；桑螵蛸 4~8g；葛根 3~6g；大黄 1~4g

【制备方法】将焦谷芽、佛手、人参、黄芪、桑螵蛸、葛根及大黄经混合共研、过筛后取细粉，制成胶囊剂、冲剂或丸剂。

【主治】用于治疗 II 型糖尿病。

2. 【申请号】200310107482

【药物组成】黄芪 5；薏苡仁 3；白术 5；焦山楂 5；山药 4；麦冬 4；川芎

3；丹参3；葛根4；茯苓5

【制备方法】将黄芪、白术、茯苓、焦山楂、山药、葛根、麦冬、薏苡仁、丹参、川芎用水洗净，然后投入药物提取器中，加水煎煮，取成品液自然冷却后获得瓶装口服液。

【主治】用于治疗Ⅱ型糖尿病。

3. 【申请号】201010238185

【药物组成】黄连10~40；熟地黄25~45；玉米须5~30

【制备方法】由黄连、熟地黄和玉米须混合均匀即可。

【主治】用于治疗糖尿病。

4. 【申请号】200910048888

【药物组成】黄芪10~60；灵芝10~100；女贞子5~30；乌梅6~30

【制备方法】由黄芪、灵芝、女贞子、乌梅制成。

【主治】用于治疗Ⅱ型糖尿病。

5. 【申请号】200810023717

【药物组成】红参1~5g；麦冬10~20g；玉竹10~20g；知母5~15g；葛根10~20g

【制备方法】由红参、麦冬、玉竹、知母、葛根经过煎煮后服用。

【主治】用于治疗Ⅱ型糖尿病早期及中期。

6. 【申请号】96118010

【药物组成】熊胆粉10~20g；葛根70~90g；冬虫夏草70~90g；全石斛30~50g；山茱萸30~50g

【制备方法】将熊胆粉、葛根、冬虫夏草、全石斛、山茱萸制成粉剂，混合制成胶囊。

【主治】清热生精、补肾益气养阴，用于治疗糖尿病。

7. 【申请号】200610057532

【药物组成】五味子15~25；天冬6~12；生地黄15~30；麦冬10~20；人参9~18

【制备方法】将五味子、天冬、生地黄、麦冬、人参提取后制成颗粒剂、胶囊剂、片剂等剂型。

【主治】用于治疗糖尿病。

8. 【申请号】200910312199

【药物组成】玉米须30%~50%；天花粉20%~40%；知母10%~30%；地锦草5%~15%

【制备方法】将玉米须、天花粉、知母、地锦草用乙醇水溶液加热回流提取，过滤，浓缩，喷雾干燥成细粉，与辅料混匀，加热熔融，搅拌均匀，制成滴丸剂。

【主治】用于治疗糖尿病。

9. 【申请号】200810025290

【药物组成】生黄芪 30g；人参叶 15g；知母 20g；黄芩 10g；生地黄 30g；苍术 15g；玄参 30g；葛根 15g；丹参 30g

【制备方法】由生黄芪、人参叶、知母、黄芩、生地黄、苍术、玄参、葛根、丹参经过煎煮，取汁服用。

【主治】益气养阴、活血通脉，用于治疗气阴两虚型糖尿病。

10. 【申请号】200910016116

【药物组成】葛根 40% ~70%；仙灵脾 30% ~60%

【制备方法】由葛根、仙灵脾经过水煎煮提取，过滤，制剂而成。

【主治】用于治疗糖尿病。

11. 【申请号】201010106693

【药物组成】野生树舌 10 ~20g；野生赤芝 10 ~20g；野生桦褐 10 ~20g；野生木蹄 10 ~20g；野生茯苓 10 ~20g

【制备方法】由野生树舌、野生赤芝、野生桦褐、野生木蹄、野生茯苓经过水煮、过滤，制成口服液。

【主治】用于治疗糖尿病。

12. 【申请号】201010262140

【药物组成】蒲公英 3 ~7g；何首乌 1 ~3g；柳尖 3 ~7g；陈皮 1 ~3g；南瓜 1 ~5g

【制备方法】将蒲公英、何首乌、柳尖、陈皮、南瓜粉碎，制成片剂、丸剂、胶囊等。

【主治】用于治疗糖尿病。

13. 【申请号】201010573954

【药物组成】黄芪 25 ~35；太子参 10 ~25；生地黄 10 ~25；荔枝核 10 ~20；丹参 10 ~20；水蛭 5 ~10

【制备方法】将黄芪、太子参、生地黄、荔枝核、丹参、水蛭制成胶囊剂、汤剂。

【主治】益气养阴、活血化淤，用于治疗气虚血淤型的糖尿病。

14. 【申请号】200510050980

【药物组成】匙羹藤叶 10 ~30；黄精 5 ~20

【制备方法】由匙羹藤叶和黄精制成。

【主治】用于治疗Ⅱ型糖尿病。

15. 【申请号】02110050

【药物组成】苦瓜粉 10 ~ 35；匙羹藤粉 10 ~ 30

【制备方法】将苦瓜榨汁、过滤、冷冻干燥、粉碎，匙羹藤回流提取，真空干燥、粉碎，二者混合制成。

【主治】用于治疗糖尿病。

16. 【申请号】200510007230

【药物组成】桑叶 1 ~ 6；葛根 1

【制备方法】由桑叶、葛根制成。

【主治】用于治疗糖尿病。

八、痛风

1. 【申请号】200910252715

【药物组成】槟榔 20 ~ 40；淫羊藿 15 ~ 30；泽兰 10 ~ 20；苍术15 ~ 30；薏苡仁 10 ~ 20；地龙 5 ~ 15；蚕砂 25 ~ 40；姜黄 15 ~ 30；紫苏叶 15 ~ 30；吴茱萸 10 ~ 20

【制备方法】由槟榔、淫羊藿、泽兰、苍术、薏苡仁、地龙、蚕砂、姜黄、紫苏叶、吴茱萸制成。

【主治】用于治疗痛风。

2. 【申请号】200710030511

【药物组成】艾叶 1；车前子 4

【制备方法】将艾叶、车前子加水提取，取上清液，过滤，将滤液浓缩，离心，将上清液冷冻干燥，将干燥粉末溶解在生理盐水中，用微孔滤膜过滤制成。

【主治】用于治疗痛风。

3. 【申请号】201010233353

【药物组成】附子 200g；制半夏 100g；羌活 100g；酸枣仁 50g；黄芪 70g；川芎 60g；独活 60g

【制备方法】将附子、制半夏、羌活、酸枣仁、黄芪、川芎、独活加水煎煮而成。

【主治】用于治疗痛风。

4. 【申请号】201010156735

【药物组成】黄芪 10～50；土茯苓 20～120；川牛膝 10～50；山慈菇 5～30；防风 10～50；威灵仙 10～50

【制备方法】将黄芪、土茯苓、川牛膝、山慈菇、防风、威灵仙加水煎煮，药液加乙醇沉淀，静置，过滤，减压回收乙醇，浓缩，干燥，粉碎成粉，加入辅料，制成颗粒剂、丸剂、胶囊剂。还可加入牛蒡子、三棱、莪术。

【主治】用于治疗痛风。

5. 【申请号】200710052671

【药物组成】清毒草 45～55g；甘草 8～12g；苍术 45～55g；黄柏 45～55g；姜黄 28～35g；陈皮 28～35g；香附 28～35g

【制备方法】将清毒草、甘草、苍术、黄柏、姜黄、陈皮、香附粉碎，制成药面，分装。

【用法用量】使用时将药面用醋、白糖、水煮沸成棕色糊状，稍凉后敷于关节部位以保鲜膜覆盖。

【主治】用于治疗痛风。

6. 【申请号】200710175700

【药物组成】雪莲 15～25；苍术 30～40；黄柏 25～35；新疆大枣 15～25

【制备方法】将雪莲、苍术、黄柏与新疆大枣分别加水，加热提取，过滤收集提取液，经浓缩干燥再粉碎，混合制成片剂、胶囊剂或冲剂。

【主治】用于治疗痛风。

7. 【申请号】200710068716

【药物组成】防风 30g；当归 30g；藁本 30g；独活 30g；荆芥穗 30g；牡荆叶 30g；人参 8g

【制备方法】将防风、当归、藁本、独活、荆芥穗、牡荆叶、人参粉碎，制成颗粒剂。

【主治】祛风除湿、活血止痛，用于治疗痛风。

九、血小板减少

1. 【申请号】201010187480

【药物组成】紫珠草 20～40；卷柏 15～35；肿节风 10～30；紫草 15～25；茜草 10～25；大蓟 25～45；小蓟 20～40；青黛 5～10

【制备方法】由紫珠草、卷柏、肿节风、紫草、茜草、大蓟、小蓟和青黛制成胶囊、水丸或片剂。

【主治】用于治疗血小板减少。

2.【申请号】200910157294

【药物组成】黄芪 30；白芍 30；当归 30；茯苓 30；枳实 30；鸡血藤 30；熟地黄 30；柴胡 30；郁金 15；白术 15；大枣 15

【制备方法】将黄芪、白芍、当归、茯苓、枳实、鸡血藤、熟地黄、柴胡、郁金、白术、大枣制成汤剂、散剂、口服液等。

【主治】用于治疗血小板减少。

3.【申请号】200910020118

【药物组成】黄芪 7%～9%；山茱萸 4%～6%；白茅根 16%～18%；牡丹皮 7%～9%；仙鹤草 16%～18%；小蓟 16%～18%；旱莲草 2%～4%；大枣 16%～18%；鳖甲胶 7%～9%

【制备方法】由黄芪、山茱萸、白茅根、牡丹皮、仙鹤草、小蓟、旱莲草、大枣、鳖甲胶经过粉碎或煎煮，制成胶囊剂、丸剂。

【主治】益气养阴、凉血止血，用于治疗肿瘤病人放化疗后引起血小板减少。

4.【申请号】200910064996

【药物组成】红参 100g；黄芪 150g；商陆 200g；甘草 60g；仙鹤草 100g

【制备方法】将红参、黄芪、商陆、甘草、仙鹤草制成丸剂。

【主治】补气养血、活血止血，用于治疗血小板减少。

5.【申请号】200510064633

【药物组成】人参 10g；当归头 15g；生地黄 30g；黄芩 30g；栀子 10g；仙鹤草 30g；白茅根 10g；土大黄 10g；三七 3g；炒酸枣仁 10g；炙远志 10g；甘草 10g

【制备方法】将人参、当归头、生地黄、黄芩、栀子、仙鹤草、白茅根、土大黄、三七、炒酸枣仁、炙远志、甘草置于不锈钢容器内，加水煎煮，提取浓缩，分剂装瓶。

【主治】益气养血、止血，用于治疗原发性血小板减少。

第十一章 其他疾病方剂

一、胆结石

1.【申请号】200810220284

【药物组成】蒲公英 50～200；水线草 50～200；茵陈 50～150；广金钱草 40～200；溪黄草 30～100；枳壳 15～80；柴胡 20～100；大黄 20～100；黄芩 10～80；鹅胆汁干膏 0.2～5

【制备方法】由蒲公英、水线草、茵陈、广金钱草、溪黄草、枳壳、柴胡、大黄、黄芩和鹅胆汁干膏制成颗粒剂、胶囊剂、片剂、丸剂等剂型。

【主治】用于治疗胆结石、胆囊炎。

2.【申请号】200310114600

【药物组成】石斛 80～90g；凌霄花 80～90g；茵陈 80～90g；泽泻 80～90g；茯苓 80～90g；金银花 80～90g；牛黄 1～2g；蟋蟀 150～160g

【制备方法】将石斛、凌霄花、茵陈、泽泻、茯苓、金银花、牛黄、蟋蟀水煎服或制成口服液。

【主治】用于治疗胆结石。

3.【申请号】201010239244

【药物组成】茵陈 55～65；龙胆 8～15；栀子 8～15；生大黄 10～20；木香 8～15；白花蛇舌草 25～35；玉米须 25～35

【制备方法】由茵陈、龙胆、栀子、生大黄、木香、白花蛇舌草和玉米须组成，制成丸剂、胶囊剂、片剂等各种常规制剂。

【主治】清肝利胆、化淤排石，用于治疗胆结石。

4.【申请号】201010190744

【药物组成】厚朴 25～30g；虎杖 30～40g；茵陈 20～30g；金钱草 40～50g；半夏 10～20g；山楂 50～60g；鸡内金 40～55g；穿山甲 8～12g

【制备方法】将厚朴、虎杖、茵陈、金钱草、半夏、山楂、鸡内金、穿山甲加工成粉末，制成水蜜丸或其他剂型。

【主治】用于治疗胆结石。

5. 【申请号】201110022787

【药物组成】金不换粉 6% ~ 10%；夏枯草粉 6% ~ 10%；蒲公英粉 6% ~ 10%；青矾 15% ~ 20%；玄明粉 40% ~ 60%；薄荷粉 6% ~ 10%

【制备方法】由金不换粉、夏枯草粉、蒲公英粉、青矾、玄明粉、薄荷粉组成，制成胶囊剂。

【主治】用于治疗胆结石。

6. 【申请号】200810138712

【药物组成】金钱草 10 ~ 15；瞿麦 5 ~ 10；金银花 3 ~ 5；连翘 3 ~ 5；茯苓 1 ~ 2；赤苓 1 ~ 2 份；茵陈蒿 8 ~ 12；柴胡 5 ~ 9；薄荷 1 ~ 3

【制备方法】将金钱草、瞿麦、金银花、连翘、茯苓、赤苓、茵陈蒿、柴胡、薄荷混合，加水煎煮，即可。

【主治】用于治疗胆结石。

7. 【申请号】200710017289

【药物组成】柴胡 5 ~ 30；竹茹 5 ~ 15；枳实 5 ~ 15；珍珠 10 ~ 35；朴硝 5 ~ 15；甘草 5 ~ 10；酒制大黄 5 ~ 15；炮制化石草 20 ~ 70

【制备方法】将柴胡、竹茹、枳实、珍珠、朴硝、甘草、酒制大黄和炮制化石草分别精选后，洗净、晾干，切碎后混合均匀，装袋而成。

【主治】用于治疗胆结石。

8. 【申请号】200810157740

【药物组成】生大黄 5 ~ 25；茵陈 10 ~ 30；枳实 5 ~ 25；金钱草 10 ~ 30；郁金 5 ~ 25；木香 10 ~ 30；厚朴 5 ~ 25；金银花 5 ~ 25；虎杖 10 ~ 60

【制备方法】由生大黄、茵陈、枳实、金钱草、郁金、木香、厚朴、金银花、虎杖组成，并经过水煎煮服用。

【主治】用于治疗胆结石。

9. 【申请号】201010149667

【药物组成】萹蓄 9 ~ 15；瞿麦 9 ~ 15；木通 6 ~ 10；金钱草 18 ~ 30；海金沙 10 ~ 15；鸡内金 8 ~ 15；金果榄 0.5 ~ 1.5

【制备方法】由萹蓄、瞿麦、木通、金钱草、海金沙、鸡内金、金果榄组成。

【主治】用于治疗胆结石。

二、冻伤

1. 【申请号】200710160425

【药物组成】当归 13 ~ 15g；川芎 13 ~ 15g；乳香 10 ~ 12g；没药10 ~ 12g；老龙皮 8 ~ 10g；炉甘石 18 ~ 20g；甘草 5 ~ 6g

【制备方法】将当归、川芎、乳香、没药、老龙皮、炉甘石、甘草等加水煎煮，取药汁即可。

【主治】活血行气、化淤生肌，用于治疗局部冻伤。

2. 【申请号】201110125715

【药物组成】樟脑 10 ~ 100g；花椒 10 ~ 50g；辣椒 10 ~ 50g

【制备方法】将辣椒、花椒在酒精中浸泡，滤出液体，加入樟脑，精滤、沉淀，即得。

【主治】用于防治冻疮。

3. 【申请号】200610173317

【药物组成】黄芪 40 ~ 45g；大枣 13 ~ 15g；赤芍 8 ~ 10g；白芍 8 ~ 10g；桂枝 8 ~ 10g；生姜 5 ~ 6g；炙甘草 5 ~ 6g

【制备方法】将黄芪、大枣、赤芍、白芍、桂枝、生姜、炙甘草等加水煎煮，制成汤剂。

【主治】温经通络、补益气血，用于治疗冻伤。

4. 【申请号】200610173316

【药物组成】黄芪 40 ~ 45g；丹参 13 ~ 15g；红花 13 ~ 15g；大枣13 ~ 15g；赤芍 8 ~ 10g；白芍 8 ~ 10g；桂枝 8 ~ 10g；生姜 5 ~ 6g；炙甘草 5 ~ 6g

【制备方法】将黄芪、丹参、红花、大枣、赤芍、白芍、桂枝、生姜、炙甘草等加水煎煮，制成汤剂。

【主治】补益气血、活血化淤、温经通络，用于治疗血淤型冻伤。

5. 【申请号】200410000626

【药物组成】金草根 3% ~ 10%；生血草 2 ~ 10%

【制备方法】将经过清洗晾干的金草根和生血草放到白酒中密封5 ~ 6 个月即可。

【用法用量】使用时，将药棉蘸取泡制成的药液，涂抹于冻伤部位。

【主治】用于治疗冻伤。

三、肥胖

1.【申请号】97106087

【药物组成】荷叶1；山楂1；茯苓1；仙灵脾1；丹参0.5；何首乌0.75；薏苡仁0.75；女贞子0.75；白术0.75；草决明0.5；黑米1

【制备方法】由荷叶、山楂、茯苓、仙灵脾、丹参、何首乌、薏苡仁、女贞子、白术、草决明与黑米粉碎后制成。

【主治】用于治疗单纯性肥胖。

2.【申请号】200910118842

【药物组成】夏枯草800～1600；山楂800～1600；苍术600～1200；半夏600～1200；莪术400～800；大黄400～800；甘遂200～400

【制备方法】由苍术、半夏、山楂、夏枯草、莪术、甘遂、大黄经过酶解寡肽提纯加工的方法，制作超细粉末。

【用法用量】通过浸泡手脚、与涂敷局部穴位外用给药。

【主治】用于治疗肥胖症。

3.【申请号】200710131704

【药物组成】何首乌30g；当归30g；鸡血藤30g；茯苓20g

【制备方法】由何首乌、当归、鸡血藤、茯苓组成，采用传统炮制方法制成。

【主治】用于治疗单纯性肥胖症。

4.【申请号】200810106781

【药物组成】红曲1～5；柏子仁3～8；熟地黄1～5

【制备方法】将红曲、柏子仁、熟地黄中加入辅料，制成各种制剂。

【主治】用于治疗肥胖症。

5.【申请号】200980115337

【药物组成】吴茱萸提取物1.0；青皮提取物0.1～10；白茅根提取物0.1～30

【制备方法】由吴茱萸、白茅根及青皮经过提取制成。

【主治】用于防治肥胖。

四、肺结核

1.【申请号】201110092933

【药物组成】茯苓1～10g；百合1～10g；沙参1～10g；百部2～12g；山

药 1～10g；白及 2～12g

【制备方法】将茯苓、百合、沙参、百部、山药、白及研磨成粉末后混合均匀，制成粉剂，用冷水调和成糊状再隔水蒸煮即可。

【主治】用于治疗肺结核。

2. 【申请号】200810090866

【药物组成】生地黄 100～150g；麦冬 100～150g；川贝母 100～150g；太子参 100～150g；黄芪 150～200g；百部 150～200g

【制备方法】将生地黄、麦冬、川贝母、太子参、黄芪、百部粉碎，制成丸剂。还可加入沙参、茯苓、白术、银柴胡、地骨皮。

【主治】用于治疗肺结核。

3. 【申请号】200610076870

【药物组成】蜈蚣 1 条；全蝎 1.5g；土鳖虫 2g；冬虫夏草 3g

【制备方法】将蜈蚣、全蝎、土鳖虫、冬虫夏草，用文火炒微熟，研成细末，装胶囊即可。

【主治】攻毒散结、解毒通络、破血逐淤、益肾补肺，用于治疗肺结核。

4. 【申请号】98115821

【药物组成】地骨金 26.3%；白芍 26.3%；地骨皮 13.2%；麦冬 13.2%；桂枝 7.8%；甘草 13.2%

【制备方法】将地骨金、白芍、地骨皮、麦冬、桂枝、甘草炒至焦黄，粉碎过筛后装入胶囊而得。

【主治】用于治疗肺结核。

5. 【申请号】93119043

【药物组成】生白术 100g；云茯苓 150g；獭肝 90g；夏枯草 100g；百合 100g；仙鹤草 100g；蛤蚧 1 对；冬虫夏草 90g；川贝母 100g；济公草 90g

【制备方法】用生白术、云茯苓、獭肝、夏枯草、百合、仙鹤草、蛤蚧、冬虫夏草、川贝母、济公草加水煎煮、浓缩，再加冰糖收膏而成。

【主治】用于治疗肺结核。

6. 【申请号】99122213

【药物组成】白及 150～250g；黄芪 100～200g；灵芝 200～250g；核桃 200～250g；韭菜子 200～250g；大麻子 200～250g；茶叶 250～400g；白糖 400～500g

【制备方法】将白及、黄芪、灵芝、核桃、韭菜子、大麻子、茶叶、白糖分别处理后粉碎、混合煎煮取药汁即可。

【主治】用于治疗肺结核。

7.【申请号】200810133133

【药物组成】鳖肉75%；百部4.4%；地骨皮4.4%；生地黄11.8%；知母4.4%

【制备方法】将鳖肉、百部、地骨皮、生地黄、知母加水煎服。

【主治】滋阴凉血，用于治疗肺结核。

8.【申请号】200610020801

【药物组成】侧柏叶30~600；蜂胶30~600；百部20~400；葎草20~400；黄芪15~300；蚕蛹15~300

【制备方法】将侧柏叶、蜂胶、百部、葎草、黄芪、蚕蛹制成冲剂、片剂、丸剂或颗粒剂。

【主治】用于治疗肺结核。

9.【申请号】201010158458

【药物组成】黄芩150~300；绞股蓝150~300

【制备方法】由黄芩、绞股蓝组成。

【主治】用于治疗肺热多痰型的肺结核。

五、干燥症

1.【申请号】201110221118

【药物组成】玉竹6~10；百合4~8；罗汉果6~10；芦根10~14；白茅根6~10；乌梅6~10；甘草4~8

【制备方法】将玉竹、百合、罗汉果、芦根、白茅根、乌梅、甘草合并，加水煎煮，煎液加乙醇静置，回收乙醇，加水及辅料配制成口服饮料，或将浓缩液喷雾干燥，添加辅料制成胶囊剂、片剂。

【主治】润肺生津，用于治疗干燥综合征。

2.【申请号】200910046114

【药物组成】生黄芪28~32；南沙参28~32；石斛28~32；芦根80~120；生地黄13~17；乌梅8~12；白花蛇舌草28~32；莪术28~32

【制备方法】由生黄芪、南沙参、石斛、芦根、生地黄、乌梅、白花蛇舌草、莪术经过煎煮后服用。

【主治】用于治疗各种类型的干燥综合征。

六、骨结核

1.【申请号】01109918

【药物组成】血竭 15 ~ 25 份；珍珠 2.5 ~ 25 份；三七 10 ~ 20 份；乳香 25 ~ 40 份；陈皮 15 ~ 30 份；没药 20 ~ 30 份；蜈蚣 0.3 ~ 1.0 份；白芷 25 ~ 50 份

【制备方法】将血竭、珍珠、三七、乳香、陈皮、没药、蜈蚣、白芷粉碎、过筛，混匀即可。还可加入龙衣。

【主治】用于治疗骨结核。

2.【申请号】95104917

【药物组成】乳香 10 ~ 20g；儿茶 10 ~ 15g；藏红花 10 ~ 15g；没药 10 ~ 20g；海螵蛸 15 ~ 30g；血竭 10 ~ 15g；轻粉 10 ~ 15g；冰片 10 ~ 15g；龙骨 15 ~ 30g

【制备方法】将乳香、儿茶、藏红花、没药、海螵蛸、血竭、轻粉、冰片、龙骨洁净炮制后；至少 7 味任选组合，粉碎，研成细末过筛即成散剂。

【主治】用于治疗骨结核。

3.【申请号】200810238362

【药物组成】紫河车 1 ~ 3 具；龟甲 100 ~ 140；黄柏 10 ~ 50；党参 10 ~ 50；杜仲 30 ~ 90；牛膝 30 ~ 90；麦冬 30 ~ 90；天冬 30 ~ 90；生地黄 150 ~ 200

【制备方法】由紫河车、龟甲、黄柏、党参、杜仲、牛膝、麦冬、天冬、生地黄组成，研为细末，炼蜜为丸。

【主治】用于治疗骨结核。

七、抗辐射

1.【申请号】201110135663

【药物组成】淡竹叶 10% ~ 16%；大青叶 6% ~ 10%；菊花 13% ~ 20%；薄荷 6% ~ 10%；金银花 13% ~ 20%；陈皮 3.5% ~ 4%；绿茶 10% ~ 20%

【制备方法】将淡竹叶、大青叶蒸制，晾晒后，与菊花、薄荷、金银花、陈皮、绿茶混合烘炒，粉碎，合料，搅拌均匀，成型后装入过滤包中即可。

【主治】用于抗辐射。

2.【申请号】200410066035

【药物组成】灵芝 10% ~ 80%；红景天 20% ~ 90%

【制备方法】将灵芝、红景天按组成比例混合后粗粉碎，热水或20%~80%食用酒精浸提，提取液可冷冻干燥或喷雾干燥得浸膏粉制剂；或将灵芝、红景天分别用热水或20%~80%食用酒精浸提，得浸膏液，浸膏液可冷冻干燥或喷雾干燥得浸膏粉，两浸膏粉（液）合并后制成。

【主治】用于抗辐射。

3. 【申请号】200910078095

【药物组成】红景天5~50；枸杞子1~20；决明子1~20；杭白菊1~10；绿茶10~90

【制备方法】由红景天、枸杞子、决明子、杭白菊、绿茶组成，并经过提取，制成袋泡茶。

【主治】用于抗辐射。

4. 【申请号】200710134403

【药物组成】红景天60%~70%；冰片2%~3%；白芷10%~20%；肉豆蔻10%~20%

【制备方法】将红景天、冰片、白芷、肉豆蔻炮制后，粉碎成颗粒，制成随身携带型、悬挂型、摆放型香囊。

【主治】用于抗辐射。

八、淋巴结病

1. 【申请号】201010199252

【药物组成】金银花10g；蒲公英10g；地丁10g；野菊花10g；白芷10g；丹参10g；赤芍10g；生甘草10g

【制备方法】由金银花、蒲公英、地丁、野菊花、白芷、丹参、赤芍、生甘草制成。发于头颈部及上肢者加升麻，发于下肢者加龙胆、牛膝。

【主治】用于治疗淋巴结炎。

2. 【申请号】200810146478

【药物组成】白僵蚕50g；大黄50g；牡蛎50g；薄荷5g

【制备方法】将白僵蚕、大黄、牡蛎研极细末，装胶囊，或加入常规赋形剂，制成丸剂，开水泡薄荷送服。

【主治】用于治疗淋巴结肿大。

3. 【申请号】200910017323

【药物组成】冰片1~8g；硼砂10~25g；胆矾1~8g；猪胆3个；猫毛

0. 1 ~ 1g

【制备方法】将冰片、硼砂、胆矾、猪胆、烧成灰的猫毛，共研为细末，调匀涂抹于患处。

【主治】用于治疗淋巴结核。

4. 【申请号】201010534463

【药物组成】麝香 1 ~ 5；蜈蚣 15 ~ 30；全蝎 15 ~ 30；守宫 15 ~ 30；泽漆 20 ~ 100；石龙芮 20 ~ 100；芋艿 20 ~ 100

【制备方法】将麝香、蜈蚣、全蝎和守宫研磨制成粉末；将泽漆、石龙芮和芋艿捣碎后得到汁液；以食醋调制粉末和汁液。

【主治】用于治疗淋巴结核。

5. 【申请号】200410040324

【药物组成】猫爪草 50 ~ 90；金银花 10 ~ 30；瓜蒌 5 ~ 10；葛根 5 ~ 10；太子参 1 ~ 3；生姜 0. 5 ~ 1. 5；丝瓜络 0. 5 ~ 1. 5；银杏 0. 1 ~ 0. 5

【制备方法】由猫爪草、金银花、瓜蒌、葛根、太子参、生姜、丝瓜络、银杏制成。

【主治】用于治疗肺门淋巴结核。

6. 【申请号】201010199219

【药物组成】甘遂 37. 5kg；蒲公英 1. 5kg；连翘 0. 375kg；川贝母 0. 375kg

【制备方法】将甘遂、蒲公英、连翘、川贝母混匀，加水煎煮，过滤，得滤液，浓缩至稠膏，放凉，制丸。

【主治】清热解毒，消肿散结，用于治疗淋巴结核。

7. 【申请号】99101121

【药物组成】马钱子 2 ~ 10 个；巴豆 2 ~ 10 个；黑豆 3 ~ 15 个；大麦 2 ~ 15 个

【制备方法】将马钱子、巴豆、黑豆、大麦等几种原料磨碎制作成散剂或丸剂。

【用法用量】使用时用大枣脱皮后捣碎，拌上散剂，塞于鼻孔。

【主治】用于治疗淋巴结核。

8. 【申请号】201010102443

【药物组成】大青叶 30 ~ 50；木芙蓉叶 10 ~ 20；蒲公英 20 ~ 30；金银花 10 ~ 20；功劳叶 20 ~ 30；天葵子 10 ~ 20；夏枯草 10 ~ 20

【制备方法】由大青叶、木芙蓉叶、蒲公英、金银花、功劳叶、天葵子、夏枯草组成；并经过煎汤取汁服用。

【主治】用于治疗颈淋巴结核。

九、泌尿结石

1. 【申请号】200810123348

【药物组成】怀牛膝12g；续断12g；桑寄生12g；猪苓12g；茯苓12g；泽泻9g；滑石12g；丁香5g；郁金12g；车前子9g；萹蓄24g

【制备方法】将怀牛膝、续断、桑寄生、猪苓、茯苓、泽泻、滑石、丁香、郁金、车前子、萹蓄加水煎制，取汁，即可。

【主治】清热去湿、利窍通淋、溶石排石，用于治疗泌尿结石。

2. 【申请号】200810231044

【药物组成】滑石40%~60%；白芍40%~60%；知母5%~10%；黄柏5%~10%

【制备方法】将滑石、白芍、知母、黄柏粉碎，过筛，混合，烘干，制粒，装袋，即得。

【主治】利尿排石，用于治疗尿路结石。

3. 【申请号】200610070257

【药物组成】磁石10~30；金钱草15~60；石韦9~20；海金沙9~30；冬葵子6~15；瞿麦3~10；滑石9~24；车前子5~25；鸡内金3~20；穿山甲3~10；芒硝10~15

【制备方法】将磁石、金钱草、石韦、海金沙、冬葵子、瞿麦、滑石、车前子、鸡内金、穿山甲、芒硝按常规方法制成汤剂、丸剂、散剂、胶囊剂即可。

【主治】用于治疗泌尿系统结石。

4. 【申请号】200810108235

【药物组成】石韦10g；金钱草30g；虎杖10g；海金沙10g；牛膝10g；赤芍10g；乌药10g；薏苡仁10g；瞿麦10g；冬葵子10g；滑石15g；枳壳10g

【制备方法】由石韦、金钱草、虎杖、海金沙、牛膝、赤芍、乌药、薏苡仁、瞿麦、冬葵子、滑石、枳壳经过煎煮、取汁服用。

【主治】用于治疗泌尿结石。

5. 【申请号】201010592070

【药物组成】海金沙10~20；鸡内金10~20；金钱草15~60；威灵仙9~15；滑石10~20；甘草3~9；萹蓄9~15；通草3~10；王不留行9~15；桃

仁 5～10；瞿麦 9～15；玉米须 10～20

【制备方法】将海金沙、鸡内金、金钱草、威灵仙、滑石、甘草、萹蓄、通草、王不留行、桃仁、瞿麦、玉米须混合均匀，用水煎煮，即可。

【主治】消石利湿，用于治疗泌尿系统结石。

6.【申请号】200710117936

【药物组成】金钱草 1.5～6；泽泻 1.5～6；石韦 1.0～4；生地黄 1.5～6；萹蓄 1.0～4；莪术 1.0～4；白茅根 1.0～4；瞿麦 1.0～4；茯苓 1.0～4；鸡内金 0.1～2；三棱 0.1～2；黄柏 0.1～2

【制备方法】将金钱草、泽泻、石韦、生地黄、萹蓄、莪术、白茅根、瞿麦、茯苓、鸡内金、三棱、黄柏加水煎煮而成。

【主治】清热利湿、活血通淋，用于预防和治疗尿路结石。

7.【申请号】201010506530

【药物组成】玉米须 30～50；鸡内金 20～40；石韦 10～20；柴胡 20～40；琥珀 10～20；滑石 20～30；木通 20～30；大枣 10～20

【制备方法】由玉米须、鸡内金、石韦、柴胡、琥珀、滑石、木通、大枣加水煎煮，取汁服用。

【主治】用于治疗尿路结石。

十、疲劳

1.【申请号】200610200097

【药物组成】制何首乌 300～700 份；制黄精 300～700 份；旱莲草 150～400 份；酒蒸女贞子 150～400

【制备方法】将制何首乌、制黄精、旱莲草和酒蒸女贞子加辅料制成。

【主治】补肝肾、益精血、壮筋骨，用于治疗慢性疲劳综合征。

2.【申请号】02144889

【药物组成】红景天 2～8；灵芝 1～6；刺五加 1～7；丹参 1～6

【制备方法】将红景天、刺五加、丹参分别用乙醇和水煎煮，煎煮液浓缩，减压干燥成浸膏粉，与灵芝的水提取物混合、制粒、压片即可。

【主治】用于治疗慢性疲劳综合征。

3.【申请号】201110085453

【药物组成】白芍 1g；黄芪 0.5～1.5g；灵芝 0.5～1.5g；红景天 0.5～1.5g

【制备方法】由白芍、黄芪、灵芝、红景天制成。

【主治】用于治疗各种原因引起的疲劳。

4. 【申请号】200810072915

【药物组成】阿魏1400~1800；西洋参150~260；枸杞子200~460；淫羊藿200~460；刺五加260~500

【制备方法】将阿魏、西洋参、枸杞子、淫羊藿、刺五加粉碎，用乙醇提取，浓缩，制成胶囊、片剂或冲剂等。

【主治】用于治疗各种原因引起的疲劳。

5. 【申请号】201110199029

【药物组成】红景天30~50；木瓜20~40；茯苓20~30；麦冬10~20

【制备方法】将红景天、木瓜、茯苓、麦冬提取，制成片剂、颗粒剂、口服液。

【主治】用于治疗各种原因引起的疲劳。

6. 【申请号】201010182455

【药物组成】石菖蒲3~8；远志1~7；益智仁1~7

【制备方法】将石菖蒲、远志、益智仁提取，制成片剂、胶囊剂、颗粒剂等。

【主治】用于治疗各种原因引起的疲劳。

7. 【申请号】200510136455

【药物组成】酸枣仁1.5~3；益智仁1~3；沙棘1~2；生姜1~2；菊苣2~3；枸杞子2~4

【制备方法】将酸枣仁、益智仁、沙棘、生姜、菊苣、枸杞子提取，浓缩，加入乳糖，干燥即得。

【主治】用于治疗各种原因引起的疲劳。

8. 【申请号】201010529501

【药物组成】巴戟天2~9；红景天1~6；西洋参1~6

【制备方法】由巴戟天、红景天、西洋参制成。

【主治】用于治疗各种原因引起的疲劳。

9. 【申请号】200910085241

【药物组成】炮附子100~200；干姜50~150；炙甘草100~150；肉桂5~15；山茱萸50~150；红参50~150

【制备方法】将炮附子、干姜、炙甘草、肉桂、山茱萸、红参混合，加水浸泡，煎煮，过滤，即得。

【主治】用于治疗各种原因引起的疲劳。

10.【申请号】200610070208

【药物组成】三七2~6g；人参1~6g；黄芪5~15g；葛根5~15g；白芍3~12g；陈皮3~9g；枳壳3~9g；炒麦芽3~9g；焦山楂3~6g

【制备方法】将三七、人参的乙醇提取物与黄芪、葛根、白芍、陈皮、枳壳、炒麦芽、焦山楂的水提醇沉物混合，制成合剂、口服液、片剂、胶囊或颗粒剂。

【主治】用于治疗各种原因引起的疲劳。

11.【申请号】03146966

【药物组成】鹿角胶10~20；龟甲胶10~20；阿胶10~20；洋参10~20；冬虫夏草2~10；山茱萸10~20；熟地黄10~20；白蔻5~15

【制备方法】由鹿角胶、龟甲胶、阿胶、洋参、冬虫夏草、山茱萸、熟地黄、白蔻为原料，分别以水和醇提取后，按比例配制成口服液、胶囊或片剂等制剂。

【主治】用于防治肝肾不足、肾精亏损型的慢性疲劳综合征。

十一、腮腺炎

1.【申请号】03156335

【药物组成】马钱子15~30；甘草13~25；麻黄12~23；紫草10~22

【制备方法】由马钱子、甘草、麻黄、紫草经炮制后，制成散剂。

【主治】用于治疗流行性腮腺炎。

2.【申请号】93111521

【药物组成】吴茱萸35%~45%；胡黄连22%~31%；川大黄13%~27%；胆南星8%~18%

【制备方法】由吴茱萸、胡黄连、川大黄、胆南星研细末后，制成散剂。

【用法用量】使用时用食用陈醋调成糊状，敷于涌泉穴。

【主治】用于治疗腮腺炎、流行性腮腺炎。

3.【申请号】201010520159

【药物组成】蒲公英30；冰片1；鸡蛋清25

【制备方法】将蒲公英、冰片粉碎成粉，用鸡蛋清调匀，即可。

【主治】清热解毒、消肿散结，用于治疗流行性腮腺炎。

4.【申请号】200910074718

【药物组成】白及90~110；青黛18~22；雄黄18~22；大黄18~22

【制备方法】由白及、青黛、雄黄、大黄研成细粉，混合均匀，即可。

【主治】用于治疗流行性腮腺炎。

5.【申请号】201110222768

【药物组成】蒲公英 10；仙人掌 12；马齿苋 12；岗梅 10；三桠苦 10；紫花地丁 10；大青叶 10；板蓝根 10；金花草 10；薄荷 12

【制备方法】将蒲公英、仙人掌、马齿苋、岗梅、三桠苦、紫花地丁、大青叶、板蓝根、金花草、薄荷混合均匀，粉碎过筛即可。

【用法用量】药粉用生蜂蜜或鸡蛋清调制，外敷在患处。

【主治】清热解毒、消痈散结，用于治疗流行性腮腺炎。

6.【申请号】201010603510

【药物组成】薄荷 20～40；连翘 20～40；金银花 20～40；青黛 10～30；黄连 10～30；蒲公英 10～30；柴胡 10～20；玄参 10～20；甘草 10～20

【制备方法】将薄荷、连翘、金银花、青黛、黄连、蒲公英、柴胡、玄参、甘草粉碎，过筛，混匀，然后加入蜂蜜调和成糊状，即得。

【主治】用于治疗流行性腮腺炎。

7.【申请号】200910014092

【药物组成】冰片 50±10g；肉桂 50±10g；芙蓉叶 50±10g；大黄 50±10g；天花粉 50±10g；板蓝根 60±10g

【制备方法】由冰片、肉桂、芙蓉叶、大黄、天花粉、板蓝根研磨成粉，过筛，混匀，即可。

【主治】用于治疗流行性腮腺炎、病毒性腮腺炎。

8.【申请号】200710150951

【药物组成】雄黄 5～25；白矾 5～25；冰片 1～10

【制备方法】将雄黄、白矾、冰片研成细末即可。

【用法用量】以酒精调成半固体糊状，外敷于患处。

【主治】清热解毒、散淤止痛，用于治疗流行性腮腺炎。

十二、肾结核

1.【申请号】200610017122

【药物组成】蛤蚧 5～7.5g；紫河车 15～25g；西红花 10～15g；蜈蚣 10～15g；炙百部 10～15g；杏仁 10～15g；大黄 10～15g；川芎 5～10g；守宫 6～15g；麦冬 15～25g；猫爪草 15g

【制备方法】由蛤蚧、紫河车、西红花、蜈蚣、炙百部、杏仁、大黄、川芎、守宫、麦冬、猫爪草制成。

【主治】用于治疗肾结核。

2.【申请号】201010520708

【药物组成】党参20～25g；熟地黄23～30g；煅牡蛎20～27g；红花20～30g；生地榆20～25g；川牛膝20～30g；车前子20～25g；莪术24～28g；白茅根20～26g；菟丝子20～25g

【制备方法】将党参、熟地黄、煅牡蛎、红花、生地榆、川牛膝、车前子、莪术、白茅根、菟丝子混合，用水煎服。

【主治】滋阴补肾、清热，用于治疗肾结核。

十三、肾结石

1.【申请号】200910057201

【药物组成】穿破石5～10g；独活5～15g；滑石1～4g；小叶金钱草20～40g

【制备方法】将穿破石、独活、滑石、小叶金钱草加工成粉末，制成水蜜丸，装瓶，即可。

【主治】用于治疗肾结石。

2.【申请号】200510032224

【药物组成】蝼蛄5～10；夏枯草80～100；威灵仙100～150

【制备方法】将蝼蛄、夏枯草、威灵仙分别干燥粉碎成干粉，混匀，加入适宜辅料，充分搅拌，制成制剂即可。

【主治】用于治疗肾结石。

3.【申请号】200710170991

【药物组成】琥珀1～15；甘草1～15；滑石粉1～40；小叶金钱草1～20

【制备方法】取琥珀、甘草、滑石粉、小叶金钱草，干燥，粉碎即制成排石散剂，或按常规方法制成丸剂、片剂、冲剂、胶囊。

【主治】用于治疗肾结石。

4.【申请号】201010221753

【药物组成】夏枯草10～15g；车前草10～15g；鳖甲5～10g；五味子10～15g；赤芍5～10g；泽泻5～10g；威灵仙10～15g；甘草5～10g；鸡内金10～15g

【制备方法】将夏枯草、车前草、鳖甲、五味子、赤芍、泽泻、威灵仙、甘草、鸡内金用水煎煮，即可。

【主治】用于治疗肾结石。

5.【申请号】200710087175

【药物组成】石韦 10~18；白芍 12~20；山甲珠 5~15；怀牛膝12~40；大黄 2~6；甘草 5~12

【制备方法】将石韦、白芍、山甲珠、怀牛膝、大黄、甘草等用水浸泡，煎煮，合并滤液，过滤，浓缩，加适宜辅料，制成所需制剂即可。

【主治】用于治疗肾结石。

6.【申请号】200810018713

【药物组成】连钱草 40~60；车前子 5~10；木通 5~10；徐长卿5~10；石韦 5~10；忍冬藤 10~18；滑石 10~18；瞿麦 5~10；苘麻子 5~10；甘草 10~18

【制备方法】将连钱草、车前子、木通、徐长卿、石韦、忍冬藤、滑石、瞿麦、苘麻子、甘草提取后制成胶囊剂。

【主治】用于治疗肾结石。

7.【申请号】95107895

【药物组成】木贼 20%~30%；金钱草 20%~35%；车前草 10%~25%；白茅根 10%~25%

【制备方法】将木贼、金钱草、车前草和白茅根混合，加水蒸煮、过滤取汁、浓缩、干燥，可制成丸剂。

【主治】用于治疗肾结石。

8.【申请号】200410075299

【药物组成】莱菔子 100g；小茴香 10g；郁金 20g；陈皮 25g

【制备方法】将莱菔子、陈皮、郁金、小茴香，经微火炒烘至干，研磨成粉，用清水，中火煎得。

【主治】清热解毒、去湿利尿、行气活血、去屈抑湿，用于治疗和预防肾结石。

十四、水肿

1.【申请号】201110271243

【药物组成】牡丹皮 2~8；白芍 3~7；白术 3~15；防己 3~20；大腹皮 5~10；黄柏 4~10；泽泻 7~10；熟地黄 6~16

【制备方法】将牡丹皮、白芍、白术、防己、大腹皮、黄柏、泽泻、熟地黄加水煎煮而成。

【主治】用于治疗水肿。

2.【申请号】201110414145

【药物组成】茯苓10~40；桂枝10~40；白术10~40；猪苓10~40；泽泻10~40；山茱萸10~30；桑寄生5~25；川牛膝5~25；泽兰10~40

【制备方法】由茯苓、桂枝、白术、猪苓、泽泻、山茱萸、桑寄生、川牛膝、泽兰制成。

【主治】健脾补肾、温通经脉、利水渗湿、泄热通淋，用于治疗水肿。

3.【申请号】200810156706

【药物组成】巴豆霜25%~30%；轻粉45%~50%；生硫黄25%~30%；葱白

【制备方法】将巴豆霜、轻粉、生硫黄共碾成粉末，密封贮存，用时取粉与葱白共捣烂如泥，贴在肚脐孔上，用纱布覆盖固定，即可。

【主治】用于治疗水肿。

4.【申请号】200810180643

【药物组成】砂仁10~100g；鸡内金10~100g；黑豆50~300g；大枣50~300g；谷芽50~300g；青蛙1~50只

【制备方法】将青蛙外用黄泥包好，用火焙焦，再与砂仁、鸡内金、黑豆、大枣、谷芽混合，研细末，即可。

【主治】用于治疗水肿。

5.【申请号】200610115312

【药物组成】白术25~30g；黄芪25~30g；茯苓皮12~15g；大腹皮12~15g；生姜皮12~15g；陈皮8~10g；砂仁8~10g

【制备方法】将白术、黄芪、茯苓皮、大腹皮、生姜皮、陈皮、砂仁放入煎药器具内，加水浸泡，煎熬，除去药渣，取汤剂即成。

【主治】理气调中、健脾利水，用于治疗脾虚型妊娠水肿。

6.【申请号】200610115322

【药物组成】白术25~30g；黄芪25~30g；桑寄生25~30g；茯苓皮12~15g；大腹皮12~15g；生姜皮12~15g；补骨脂12~15g；陈皮8~10g；砂仁8~10g；杜仲8~10g；黑豆衣5~7g

【制备方法】将白术、黄芪、桑寄生、茯苓皮、大腹皮、生姜皮、补骨脂、陈皮、砂仁、杜仲、黑豆衣加水煎煮即可。

【主治】温肾健脾、化气行水，用于治疗肾虚型妊娠水肿。

7. 【申请号】02145977

【药物组成】大黄 40g；木香 18g；黑丑 30g；白丑 30g；甘遂 15g；陈皮 30g；槟榔 18g；蜂蜜 100g

【制备方法】将大黄、木香、黑丑、白丑、甘遂、陈皮、槟榔研细，与蜂蜜一起制成丸剂。

【主治】用于治疗水肿。

8. 【申请号】201010229649

【药物组成】大黄 50g；甘遂 25g；牵牛子 100g；青皮 25g；木香 12g；轻粉 3g

【制备方法】将大黄用酒浸 4 小时，炒干，甘遂酒浸 2 小时，微火炒黄，再与牵牛子、青皮、木香、轻粉，一起粉碎，研成 200 目的细末，分服，白开水送下。

【主治】用于治疗水肿。

十五、绦虫病

1. 【申请号】200710133081

【药物组成】槟榔 12g；大腹皮 10g；芒硝 10g；花椒 15g；乌梅 15g；仙鹤草 15g；南瓜子 50g；大黄 30g

【制备方法】由槟榔、大腹皮、芒硝、花椒、乌梅、仙鹤草、南瓜子、大黄煎汤后服用。

【主治】用于治疗绦虫病。

2. 【申请号】94116363

【药物组成】槟榔 60%～78%；花椒 9%～12%；大黄 10%～20%；乌梅 0%～7%

【制备方法】将槟榔、花椒、大黄、乌梅粉碎、浸泡、煎煮、浓缩、烘干、制冲剂、灭菌、分装得成品。

【主治】用于治疗绦虫病。